AF468174

A la Bibliothèque Nationale
Hommage de l'auteur

APERÇU HISTORIQUE

SUR LES

FERMENTS ET FERMENTATIONS

NORMALES ET MORBIDES

38112

Td 11
237

APERÇU HISTORIQUE

SUR LES

FERMENTS ET FERMENTATIONS

NORMALES ET MORBIDES

DON. Nº 103020

S'étendant des temps les plus reculés à l'année 1900

ACCOMPAGNÉ DE QUATRE MÉMOIRES :

1° Pathogénie de la Fièvre (avec trois Planches) ;
2° Théorie générale sur les Ferments Chimiques ;
(Couronnés du Prix Perron, par l'Académie de médecine de Paris)
3° Théories actuelles sur la Pathogénie de la Fièvre ;
4° Les Progrès de la Science et leurs Volontaires délaissés.

PAR

Le Docteur **ROUSSY**

Maître de Conférences à l'Ecole pratique des Hautes-Etudes,
(au Collège de France).
Lauréat des Facultés de médecine de Bordeaux et de Paris, de l'Académie
de médecine de Paris. Etc. ; Etc.

PARIS
JULES ROUSSET, ÉDITEUR
36, Rue Serpente, 36
En face la Faculté de Médecine

1901

TRAVAUX DU MÊME AUTEUR

A. — VOLUMES ET PLAQUETTES.

1. — **Recherches cliniques et expérimentales sur la pathogénie de l'Angor Pectoris par rétrécissement ou occlusion des artères coronaires du cœur.** — Thèse pour le doctorat en médecine. Paris, 1881. Derenne, éditeur (*Couronnée par la Faculté de médecine de Paris*). Epuisé.

2. — **Microbes, Ptomaïnes et Maladies.** Vol. in-8 de 235 pages. Doin, édit. Paris, 1886. Ouvrage portant le millésime de 1887, mais publié au début de 1886. Traduit de l'Allemand, en collaboration. Arrangé et augmenté d'une *Préface*, d'une *Introduction* et de *nombreuses Notes*. Prix : 3 fr. 50.

3. — **Ptomaïnes et Leucomaïnes.** Revue générale de 63 pages in-4 (composition très compacte en caractères n° 7). — In « *Revue des Sciences médicales* » de janvier et avril 1888, t. XXXI, p. 296, 704.

4. — **TRAVAUX DE LABORATOIRE.**—T. Ier. **Nouveau Matériel de Laboratoire et de Clinique à l'usage des Physiologistes expérimentateurs, Médecins praticiens, Vétérinaires, Anatomistes, etc.**, 1 vol. grand in-8° raisin de 342 pages, avec 54 planches, comprenant 85 figures, dans le texte. — (*Honoré d'une Mention, par l'Institut de France*, (*Académie des Sciences*)). Doin, Edit. Paris. Prix : 7 fr.

*

B. — BROCHURES.

5. — **Les alcaloïdes animaux devant la médecine légale.** Revue générale de 11 pages in-4 (composition très compacte en caractères n° 7). — In « *Revue des Sciences médicales* », octobre 1888, t. XXXII, p. 729.

6. — **Etude critique sur le service médical des Bureaux de bienfaisance de Paris.** 12 grandes colonnes du « *Progrès médical* » de 1891, (nos des 11 juillet, 1er et 8 août).

7. — **Nouveau matériel d'Attache, de Contention, d'Immobilisation, d'Enregistrement et d'Inscription.** Mémoire de 75 pages, avec planches, déposé à l'*Académie des Sciences*, en janvier 1893 (Section du Prix Montyon).

8. — **Auto-observation et Auto-expérimentation tendant à démontrer la nature et le mode d'action de l'Agent pathogène de l'Influenza, ainsi qu'à établir un traitement curatif et préventif de cette maladie.** Mémoire lu devant l'Académie de Médecine de Paris. (Séance du 10 juillet 1894). In *Revue de Médecine*, 10 août 1895.

C. — MÉMOIRES.

9. — **Arrêt rapide des contractions rythmiques des ventricules cardiaques sous l'influence de l'occlusion des artères coronaires.** (*Comptes-Rendus de l'Académie des Sciences, 10 janvier 1881*).

10. — **Muselière Immobilisatrice métallique universelle pour chiens, etc.** Comptes-Rendus de la Société de Biologie de 1894 (*Séance du 17 mars*).

11. — **Présentation de 18 appareils nouveaux pour physiologistes expérimentateurs, médecins vétérinaires, etc., au Congrès médical international de Rome (Section de Physiologie), le 5 avril 1894.** — Voir : Atti Dell. XI, Congresso medico internazionale, **T.** II, p. 196.

12. — **Mors ouvre-gueule pour chiens, etc.** — Comptes-rendus de la Société de Biologie de 1894 (*Séance du 19 mai*).

13. — **Chaîne-Collier universel stérilisable.** — Comptes-rendus de la Société de Biologie de 1894 (*Séance du 9 juin*).

14. — **Immobilisateur-Suspenseur.** — Comptes-rendus de la Société de Biologie de 1894 (*Séance du 9 juin*).

15. — Nouvelles recherches sur la Pyrétogénine. — In Comptes-Rendus de la Société de Biologie (*Séance du 30 mars 1895*).

16. — Action des agents physiques sur les propriétés pyrétogène et diastasique de l'invertine. — *Action de la chaleur sur la propriété pyrétogène de l'invertine.* — In Comptes-Rendus de la Société de Biologie (*Séance du 27 avril 1895*).

17. — Procédé permettant d'éviter les erreurs dues à l'altérabilité de la liqueur de Fehling. — In Comptes-Rendus de la Société de Biologie de 1895 (*Séance du 25 mai*).

18. — Résistance de la propriété diastasique de l'invertine à l'action destructive de la chaleur. — Comptes-Rendus de la Société de Biologie de 1895 (*Séance du 25 mai*).

19. — Grand Enregistreur polygraphique, à mouvement réversible, pour inscriptions de longues durées. — Comptes-Rendus de la Société de Biologie de 1898 (*Séance du 24 décembre*).

20. — Tambour à encrier inscripteur équilibré. — Comptes-Rendus de la Société de Biologie de 1899 (*Séance du 28 janvier*).

21. — Dérouleur-Enrouleur, à mouvement réversible, permettant de faire l'étude des courbes sur de grandes étendues. — Comptes-Rendus de la Société de Biologie de 1899 (*Séance du 28 janvier*).

22.— **Grand Enregistreur, à mouvement réversible, pour inscriptions de courtes et de moyennes durées, avec styles secs ou avec styles à encre, sur papier fumé ou non fumé.** — Comptes-rendus de la Société de Biologie de 1899 (*Séance du 11 février*).

23.—**Mors ouvre-bouche pour chevaux, etc.** — Comptes-Rendus de la Société de Biologie de 1899 (*Séance du 15 avril*).

24.—**Mors ouvre-gueule pour chiens, etc.** (*Nouveau modèle très perfectionné*). — Comptes-Rendus de la Société de Biologie de 1899 (*Séance du 22 avril*).

25.—**Mors immobilisateur.** — Comptes-rendus de la Société de Biologie de 1899 (*Séance du 22 avril*).

26.— **Table d'immobilisation pour chiens, etc.** — Comptes-Rendus de la Société de Biologie de 1899 (*Séance du 29 avril*).

27.— **Attache-pattes pour immobiliser les animaux, sans les blesser** — Comptes-rendus de la Société de Biologie de 1899 (*Séance du 29 avril*).

28.—**PELLIPLANIMÈTRIE. — Nouvelle Méthode de mensuration directe de la surface de la peau humaine, etc., au moyen d'un nouvel appareil : Le Pelliplanimètre à compteur totalisateur et à surface variable.** — Comptes-Rendus de la Société de Biologie de 1899 (*Séance du 13 mai*).

29.—Nouvel Ouvre-bouche permettant d'ouvrir la bouche de l'homme sans rien y introduire. — Comptes-Rendus de la Société de Biologie de 1899 (*Séance du 20 mai*).

30.—Tablettes d'Immobilisation pour petits quadrupèdes : lapins, cobayes, grenouilles, etc. — Comptes-Rendus de la Société de Biologie de 1899 (*Séance du 20 mai*).

31.—Table de Dissection et de Démonstration. — Comptes-Rendus de la Société de Biologie de 1899 (*Séance du 20 mai*).

32.—Nouvelle Niche hygiénique, démontable et stérilisable, pour chiens, etc. — Comptes-Rendus de la Société de Biologie de 1899 (*Séance du 3 juin*).

33.—Nouvelle cage métallique pour chiens, etc. — Comptes-Rendus de la Société de Biologie de 1899 (*Séance du 10 juin*).

34.—Cage métallique pour lapins, cobayes, etc. — Comptes-Rendus de la Société de Biologie de 1899 (*Séance du 10 juin*).

35.—Collier-Préhenseur pour chiens, etc. — Comptes-Rendus de la Société de Biologie de 1899 (*Séance du 17 juin*).

36.—Collier-Préhenseur perfectionné, rétrécissable et limitable à distance, pour chiens, etc. — Comptes-Rendus de la Société de Biologie de 1899 (*Séance du 24 juin*).

37.— **Muselière immobilisatrice universelle pour oiseaux, etc.** — Comptes-Rendus de la Société de Biologie de 1899 (*Séance du 24 juin*).

38.— **Muselière immobilisatrice universelle, rétrécissable et limitable à distance, permettant de museler les animaux dangereux, à distance et sans danger.** — Comptes-Rendus de la Société de Biologie de 1899 (*Séance du 1er juillet*, p. 582 et 583).

39.— **PELLIPLANIMÈTRIE. — Essai de détermination de la part d'erreur que comporte la Nouvelle Méthode pelliplanimétrique.** — Communication faite à la Société de Biologie (*Séance du 15 juillet 1899*).

40.— **Nouvelle Méthode de Recherches physiologiques basée sur un Nouveau Matériel applicable à l'Etude dynamique et statique du Système vivant humain, en état de Santé ou de Maladie.** — Pli cacheté déposé à la Société de Biologie (*Séance du 15 juillet 1899*).

POUR PARAITRE INCESSAMENT :

41. — **Les Progrès de la Science et leurs Volontaires délaissés. Projet de réorganisation.** 1 vol. in-8° de 200 pages, environ, Jules Rousset, édit. 36, rue Serpente, Paris, 1901. Prix : 4 fr.

Remarques. — Ce Travail (n° 41 ci-dessus) devait paraître, sous le titre : « *La Science et ses Progrès* », vers la fin de l'année 1900, avant le présent « *Aperçu historique sur les Ferments et les Fermentations*, etc. »

Sa publication, pour l'époque fixée, paraissait si certaine, lorsque les premiers cahiers de cet *Aperçu historique* ont été définitivement tirés, qu'elle a été annoncée, par anticipation, dans le premier cahier de cet *Aperçu historique*, au bas de la page 13.

Pour différentes raisons qu'il est inutile d'exposer ici, l'impression de ce travail a été suspendue pendant quelques mois, de sorte que c'est l'*Aperçu historique* qui a été publié le premier. De là, la nécessité de faire la présente rectification.

INTRODUCTION

Un grand mouvement scientifique nouveau s'est développé, depuis le commencement de l'année 1889, sur la question actuellement la plus fondamentale de la biologie, peut-être : la question des *Diastases* ou *Ferments solubles*.

Ce champ d'investigation, alors presque vierge, a été, depuis, labouré, creusé, fouillé en de nombreuses directions, ensemencé. Et la récolte a été abondante, surprenante même, parfois. Elle se multiplie sans cesse et l'avenir paraît gros de découvertes.

Quelques écrivains scientifiques ont présenté, au public, des vues plus ou moins larges sur ce grand mouvement.

Certes, ils ont fait des publications qui, à différents points de vue, offrent un grand intérêt.

Cependant, en les parcourant, on ne peut s'empêcher de regretter les omissions fort importantes qu'on y constate.

Il ne me plaît point de rechercher, ici, les raisons de telles omissions.

D'autre part, il semble que l'on se fait, dans ces publications, une idée trop étroite des *Ferments* et des *Fermentations*, et qu'on enferme leur *Histoire* dans des limites trop restreintes.

C'est pourquoi il m'a paru juste et utile d'essayer de combler ces différentes lacunes dans le présent volume.

Ce volume est divisé en *Trois Parties* qui, malgré

les apparences contraires, sont liées assez étroitement.

Dans la *Troisième Partie* qui constitue le fond proprement dit de l'Ouvrage, l'*Histoire des Ferments et des Fermentations* est embrassée, dans un *Aperçu sommaire*, depuis les temps historiques les plus reculés, depuis *Noé, Abraham*, etc., jusqu'à l'année 1900.

J'ai recherché les *Notions* de *Ferment* et de *Fermentation* dans toutes les branches, normales ou morbides, qui ont poussé, depuis cinq mille ans, environ, sur le vieux tronc de la Biologie.

Puis, j'ai essayé de dégager ces *Notions*, tantôt des brouillards épais de la vieille *Métaphysique ontologique*, tantôt du *Dogmatisme biologique* encore hésitant, élaboré sous la féconde influence de *l'Esprit Scientifique* successivement soufflé, de toutes parts, par *les Génies scientifiques* et *philosophiques* :

De *Copernic, Ticho-Brahé. François Bacon, Galilée, Képler, Descartes, Leibnitz, Newton, Pascal, d'Alembert, Euler, Lavoisier, Berthollet, Laplace, Lagrange, Monge, L. Carnot*, etc., etc., sur les domaines respectifs de la Mathématique et de la Logique, de l'Astronomie et de la Mécanique, de la Physique et de la Chimie ;

De *Buffon, Linné, Daubenton, Cuvier, Lamarck, Gœthe, Lacépède, Bichat, Humboldt, G. Saint-Hilaire, de Blainville, Owen, Agassiz, Darwin, Schleiden, Schwann, Cl. Bernard, Milne-Ewards*, etc., etc., sur le domaine de la Biologie ;

De *Montesquieu*, *Voltaire*, *David-Hume*, *Diderot*, *J.-J. Rousseau*, *d'Holbach*, *A. Smith*, *Turgot*, *Condorcet*, *A. Comte*, sur les domaines de la Sociologie et de la Morale.

Esprit scientifique qui, pendant le cours des quatre derniers siècles, s'est de plus en plus développé dans les Académies, les Universités, les Ecoles et toutes les Sociétés savantes.

Les *Fermentations Panaire*, *Vineuse*, *Putride*, *Digestive*, *Nutritive*, *Spermatique*, *Protoplasmique*, *Oxydante*, *Hydrogénante*, *Morbide*, *Humorale*, *Infectieuse*, *Vaccinante*, etc, ont été, ainsi, successivement et sommairement, passées en revue. Et cette revue montre, clairement, que les *Fermentations* constituent les bases mêmes de la vie tout entière, c'est-à-dire, de la *Biologie*.

Chemin faisant, je montre comment les progrès des *Notions* de *Ferment* et de *Fermentation* contenues dans le *Chimisme*, qui sert de base aux *Dogmes* de l'*Humorisme*, ont été enrayés, successivement :

Par l'*Empirisme*, le *Pneumatisme*, le *Méthodisme*, dans l'Antiquité et le Moyen-Age ;

Par le *Nosologisme syndromatique*, l'*Animisme*, le *Vitalisme*, le *Dynamisme*, le *Naturisme*, le *Solidisme* et le *Nosologisme anatomo-pathologique*, le *Mécanicisme mathématique*, surtout dans l'Epoque Moderne ;

Par le *Physiologisme solidiste*, l'*Organicisme*, etc., dans le cours du 19e siècle.

L'histoire de la médecine nous apprend, en effet, que ces différentes doctrines ont, tour à tour ou simultanément, disputé l'omnipotence à la vieille doctrine des humeurs, à l'*Humorisme*.

Il ressort, particulièrement, de cet *Aperçu historique*, que les fermentations, considérées, pendant de nombreux siècles, comme des processus purement chimiques profondément mystérieux, furent, de plus en plus, à partir de 1836, attribués au développement et à la multiplication de microorganismes d'espèces fort différentes.

« *La Fermentation est corrélative de la vie des microorganismes* » disait-on, généralement, avec *Cagnard-Latour* et *Pasteur* qui avaient, successivement, découvert et démontré cette grande *loi*.

Mais, cette *loi*, tout en contenant une très large part de la vérité, était, comme toute *loi*, du reste, encore insuffisante, incomplète.

Quoiqu'il en fut, elle était, à peu près, universellement admise, lorsque je publiai, au commencement de l'année 1889, avec mes recherches sur la « *Pathogénie de la Fièvre* », la *Théorie générale sur la nature et les rôles physiologique, pathogène et thérapeutique des Diastases ou Ferments solubles* » qui en découlait naturellement, recherches consignées dans les deux

Mémoires qui constituent la *Deuxième Partie* de ce volume.

Le *fait dominant* qui résulte de ces recherches est, précisément, la *démonstration* de l'existence du *Ferment chimique*, existence soupçonnée pendant des siècles, affirmée de nouveau, à différentes reprises, dans la première moitié du XIXe siècle, puis combattue et victorieusement réfutée par la *Théorie microbienne*, abandonnée, enfin, parce qu'il avait été impossible d'en *démontrer*, expérimentalement, la réalité objective.

Les 12 février et 12 mars 1889, je me suis efforcé de faire ressortir la haute importance de ce *fait dominant*, tout en attirant, spécialement, l'attention des investigateurs, sur la nécessité de rechercher, d'isoler et d'étudier avec soin, les différentes *Diastases* ou *Ferments chimiques* que chaque cellule, chaque microbe, chaque unité vivante, me paraissait, avec évidence, devoir nécessairement élaborer, *pour assurer les besoins de sa nutrition et de sa défense.*

Je faisais, nettement, et mes mémoires le prouvent, de la *Diastase* élaborée par chaque unité vivante, une « *Arme de vie* », pour cette unité vivante, et une « *Arme de mort* », à l'égard des autres unités vivantes, concurrentes ou ennemies, ou les autres corps capables de lui nuire.

Et c'est un fait indéniable, évident, qu'à partir de cette époque, a commencé le grand mouvement scientifique qui est la caractéristique des merveilleux progrès biologiques accomplis dans le cours de ces dix dernières années.

Plus de quatre cents mémoires ont été publiés. Parmi eux, il convient de citer, tout spécialement, ceux du Professeur *Buchner*, de Berlin, parce qu'ils démontrent qu'une quantité, relativement infime, de la *Diastase* extraite du même micro-organisme (la levure de bière) qui m'a fourni la *Diastase* à laquelle j'ai donné le nom de *Pyrétogénine*, suffit, pour déterminer une *véritable fermentation*, dans une solution de sucre de canne (saccharose), à 40 pour cent.

Presque tous, sinon tous ces mémoires, confirment, en les développant souvent, et mes propres recherches sur la « *Pathogénie de la Fièvre* », c'est-à-dire la *Fermentation fébrile*, et les différentes *prévisions* contenues dans la *Théorie générale sur les Ferments chimiques* que j'en ai tirée.

La « *Diastasologie* » dont j'annonçais la création certaine, dès le début de l'année 1889, est, maintenant, largement fondée.

Est-il possible de méconnaître que la publication de mes deux mémoires, ainsi que la large diffusion qui, à différentes reprises, en a été faite par la *Presse*, de 1889 à 1892, ait eu une sérieuse influence sur l'orientation des investigateurs, sur la détermination du grand mouvement scientifique qui en a été la conséquence, et sur la fondation de cette nouvelle branche de la Science ?

Nier cette influence serait, sûrement, aussi déraisonnable qu'injuste.

Dans la *Première Partie* de ce volume, j'indique quelques-unes des principales raisons qui, à mon grand regret, m'ont empêché de poursuivre mes recherches dans la direction où je m'étais, tout d'abord, engagé.

J'y saisis l'occasion qui se présente, ainsi, naturellement, pour faire ressortir, à mon tour, après les *Thénard*, les *Pasteur*, les *Frémy*, les *J.-B. Dumas*, les *E. Lavisse*, etc., le *déplorable* et *pernicieux délaissement*, délaissement pernicieux, surtout, pour la grandeur et la puissance de la *Patrie*, pour son avenir, au milieu des nations rivales et de plus en plus redoutables, *délaissement* dont souffrent, encore, beaucoup trop souvent, dans leurs travaux scientifiques, comme dans la satisfaction de leurs besoins matériels, ceux qui se consacrent, corps et biens, à la recherche des vérités scientifiques, au Progrès de la Science, les *Volontaires du Progrès de la Science*, comme il convient de les appeler.

J'y fais ressortir, aussi, la nécessité de *réorganiser le travail d'investigation et de conquête scientifiques* et de créer un budget spécial, le *Budget du Progrès de la Science*, pour remédier, efficacement, à cette funeste situation.

L'*Armée de la Lance* étant réorganisée, il faut réorganiser l'*Armée de la Science*.

Une *Grande Doctrine scientifique*, philosophique,

artistique, économique, politique et sociale, soutenue, au besoin, par une *Grande Armée*, tel doit être l'*Idéal* de la France.

La *Pensée* et l'*Outil*, l'*Epée*, le *Canon* et l'*Hélice*, voilà les bases nécessaires de la *Suprématie* de notre bien-aimée *Patrie* sur le reste de l'*Humanité*.

Après avoir établi la *légitimité* de la *Propriété scientifique*, j'y fais ressortir, enfin, les *Devoirs* qui incombent aux historiens de la Science, en présence de cette propriété, parce que certains de ces historiens qui, sans doute, se sont fait une *Morale* à leur usage personnel, paraissent s'en soucier fort médiocrement.

Certes, je n'ignore pas que mon travail présente de nombreuses et grandes lacunes. Je sais que certains chapitres manquent complètement, que d'autres ne sont qu'effleurés, que d'autres, encore, sont incomplets, que les considérations qui s'y trouvent exposées sont très sommaires, qu'un monde d'idées et de faits est, souvent, exprimé par *un seul* mot.

Que ceux qui seraient disposés à s'en étonner veuillent bien me permettre de leur faire remarquer, encore ici, que je me suis donné pour tâche de présenter un simple *Aperçu sommaire sur l'Histoire des Ferments et des Fermentations*, que cet *Aperçu* n'est, à mes yeux, qu'une première approximation, qu'un *Essai*, et que je compte pouvoir, avant longtemps, le compléter et le developper convenablement.

Paris, le 26 décembre 1900.

PREMIÈRE PARTIE

SIMPLES REMARQUES

SIMPLES REMARQUES

CHAPITRE I

LE PROGRÈS DE LA SCIENCE ET SES VOLONTAIRES DÉLAISSÉS (1)

§ 1. — Premières bases positives de la Théorie générale sur la Nature et les Rôles des Diastases ou Ferments solubles.

I

Le 12 février et le 12 mars de l'année 1889, j'ai publié un *fait nouveau* que j'avais déjà dégagé, depuis longtemps, après 4 ans, environ, de recherches expérimentales et de méditations presque continues.

(1) J'appelle *Volontaire du Progrès de la Science*, celui qui, animé d'un amour désintéressé et pur, sincère et profond, pour la recherche des *Vérités scientifiques*, passionné pour un *Idéal scientifique*, *veut* s'efforcer et s'efforce, avec persévérance, d'étendre, de plus en plus, l'empire de la *Science positive* sur l'immensité de l'*Inconnu*. Il est possédé du pur *Feu sacré*.

Son dévouement est mesuré par l'énergie de sa volonté qui,

Ce *fait* consiste en ceci :

« *Une Diastase extraite à l'état de pureté, l'In-* « *verline sécrétée par un micro-organisme, la levure* « *de bière, injectée dans la circulation sanguine* « *d'un chien par une veinule de l'oreille, à raison* « *de moins de 1/2 milligramme par kilogramme* « *d'animal (2 milligr. dissous dans 1 cent. cube d'eau* « *distillée, pour un chien de 5 kilogr., par exemple),* « *fait surgir, rapidement, un accès de fièvre typi-* « *que et des plus intenses, qui est tout à fait sem-* « *blable à ceux que l'on observe chez l'homme atteint* « *d'impaludisme, et qui évolue, comme eux, en trois* « *phases et, souvent, en 10 ou 12 heures, pour* « *disparaître, sans laisser de trace apparente.* »

Ce *fait*, méthodiquement et positivement dégagé, était, alors, *unique* en son genre et dans les Annales de la Science.

Il m'apparaissait très gros de conséquences, non seulement pour la *Pathologie générale*, mais, aussi, pour la *Thérapeutique* et la *Physiologie générales.*

elle-même, est mesurée par l'étendue des sacrifices qu'il s'impose pour la Science. Et ces sacrifices, toujours grands, sont, souvent, sans bornes.

Sachons chercher, voir, reconnaître, respecter, soutenir, honorer et encourager, de toutes nos forces, ce précieux *Feu sacré.*

Sachons, aussi, ne pas confondre ce *vrai Volontaire des*

II

Me basant sur ce *fait* et, aussi, sur de nombreuses considérations logiques, j'ai construit, formulé et publié, une « *Théorie générale sur la nature et les « rôles physiologique, pathogène et thérapeutique « des Diastases ou Ferments solubles.* »

Personne ne me paraissant, alors, s'occuper d'une

Progrès de la Science avec le *faux Volontaire* qui, lui, ne cultive la Science, à peu près uniquement, que pour s'en parer, et, surtout, pour en tirer profit, se faire une belle situation, très lucrative, et en jouir très largement.

Le *faux Volontaire de la Science* est tout-à-fait comparable au *faux Volontaire de la Lance* qui, lui aussi, n'embrasse la noble carrière militaire que pour vêtir son brillant uniforme et jouir des multiples avantage qu'elle procure.

La différence est grande entre ces deux espèces de Volontaires. En effet, le *vrai Volontaire de la Science ou de la Lance* en meurt souvent, ou, tout au moins, souffre, presque toujours, de toutes les misères, alors que le *faux Volontaire* en vit, et presque toujours *bien*.

J'ai donné, aussi, une définition originale du *Savoir*, c'est-à-dire, de la *Science* ou *Vérité positive* que je divise en trois ordres fondamentaux de degrès, ordres susceptibles d'être indéfiniment perfectionnés, et j'ai ajouté une définition du *Progrès de la Science.*

D'autre part, j'ai exposé les principales raisons qui, selon moi, font naître la *Vocation scientifique* qui engendre, à son tour, les *Volontaires du Progrès de la Science.*

Je prie le lecteur qui désirerait avoir de plus amples renseignements sur ces différentes questions de vouloir bien se reporter aux cinq premiers paragraphes de mon travail, intitulé : « *La Science et ses Progrès* », etc., vol. in-8°, 1900, Rousset, édit., Paris.

question aussi importante, je me suis efforcé d'attirer l'attention des expérimentateurs sur cette *Nouvelle voie d'investigations*, parce qu'elle me semblait devoir être très féconde pour la science, en les engageant à y pénétrer.

Moi-même, je nourrissais de grandes aspirations. Je m'étais tracé un vaste plan de recherches que je comptais bien pouvoir exécuter. J'espérais pouvoir contribuer, largement, à résoudre les problèmes importants qui se posaient.

Hélas ! dans mon inexpérience des hommes et des choses, j'avais, naïvement, fait mes calculs, sans tenir compte des multiples embarras que la malveillance, ainsi que d'autres vilains sentiments, pouvaient me créer.

§ 2. — Simples Remarques sur la déplorable situation de l'auteur

Placé dans les conditions de travail les plus déplorables et les plus décourageantes, plongé dans une grande pauvreté de ressources expérimentales, j'ai vu paralyser, étouffer, toutes mes premières aspirations. On aurait pu penser que les circonstances s'acharnaient à me dégoûter, que j'étais le jouet et la victime de quelque *génie malfaisant*.

Que de choses j'aurais à exposer sur cette triste et irritante question ! Mais, passons. Malgré tout, je ne veux pas récriminer.

Une des fâcheuses conditions qui ont le plus fortement gêné, paralysé, ma bonne volonté et mes efforts, a été, assurément, la *privation d'un garçon de Laboratoire*.

Cet aide, toujours utile et quelquefois précieux, dans un Laboratoire, devient indispensable, quand on veut entreprendre et poursuivre, sur les animaux, des travaux de *physiologie* ou de *pathologie expérimentales*.

Il est particulièrement nécessaire, pour aller chercher et acheter les animaux, pour procurer leur nourriture, les surveiller et les soigner, préparer et servir leurs repas, nettoyer leurs logements, ainsi que l'outillage sali et le Laboratoire, les immobiliser sur les appareils d'immobilisation, seconder l'expérimentateur, au cours de ses expériences, préparer les feux, pendant l'hiver, faire les courses, etc., etc.

Un physiologiste expérimentateur robuste et courageux peut bien, à la rigueur, ajouter tous ces travaux d'ordre inférieur, aux recherches bibliographiques très souvent longues et pénibles, à l'invention des expériences originales et des méthodes de travail capables de les exécuter, à l'étude si absorbante des résultats aquis, à leur enseignement oral ou à la rédaction et à la publication des Mémoires qui en fixent l'acquisition dans la littérature.

Mais, on voudra bien admettre, sans difficulté, je pense, qu'une telle situation est *extrêmement pénible* et que, dans tous les cas, elle ne peut être que provisoire.

Si elle dure trop longtemps, celui qui la subit se voit, fatalement, plus ou moins réduit à l'impuissance, sur le terrain de la physiologie expérimentale. Et voilà plus de *dix ans* qu'une telle situation dure pour moi.

Que d'expériences intéressantes et, je le crois, profitables à la Science, j'aurais pu faire, pendant ce trop long temps, si j'avais eu, comme avant ces dix ans, au moins, le principal de ce qui m'était nécessaire !

Malheureusement, dans les rudes et tristes conditions où je me suis trouvé, j'ai dû remettre, chaque année, à plus tard, la réalisation de mes premiers projets de pathologie expérimentale.

Aussi, malgré tout ce qui a été fait, jusqu'ici, pour la Science expérimentale, je ne puis m'empêcher de penser que, trop souvent, encore, il semble que l'on comprenne *insuffisamment* les grandes exigences de la physiologie et de la pathologie expérimentales.

Certes, je sais qu'il ne faut pas trop faciliter l'élévation de ceux qui aspirent à monter. Je sais même qu'il est sage de leur rendre la voie difficile, pour éprouver la solidité de leurs forces. Mais, je suis convaincu, aussi, qu'il n'est, ni sage, ni juste, ni profitable à la science, d'*abuser*, sur eux, des dures et longues épreuves.

Si mon cas était isolé, le mal, tout déplorable qu'il est, serait minime. Mais, il est loin d'être unique. Il y a, malheureusement, encore, un grand nombre de *Volontaires des Progrès de la Science* qui sont, aussi, beaucoup trop délaissés.

Et cependant, de grandes voix pleines d'autorité et de sympathie, se sont élevées, à différentes époques encore peu éloignées de la nôtre, pour protester contre cette sorte d'abandon, avec une grande élévation de sentiment et de pensée, quelquefois, aussi, avec indignation, au nom des intérêts sacrés de la Science, de la Justice et de l'Humanité.

§ 3. — Doléances de Pasteur (1)

Rappelons, tout d'abord, les doléances de notre

(1) *Le Budget de la Science*, par *L. Pasteur*, membre de l'Académie des Sciences de Paris. Brochure in-8, Carré (45 × 56) de 1868, Gauthier-Villard, édit. Paris.

Si les doléances successivement exprimées par *Pasteur*, *Fré-*

immortel *Pasteur* qui, dans la seconde moitié du XIXe siècle, fut, assurément, le chef le plus grand, le plus fécond, le plus remarquable et le plus remarqué des *Volontaires du Progrès de la Science*.

Après avoir fait ressortir, avec une certaine amertume, la grande pénurie subie par les savants, la rareté des *Laboratoires*, alors scandaleuse, leur aspect misérable, la déplorable insuffisance de leurs ressources expérimentales, leur insalubrité si préjudiciable à la précision des recherches physiologiques et qui, trop souvent, fit de grandes victimes, telles que *Claude Bernard*, *Bineau*, etc.

Après avoir fait ressortir que toutes ces critiques s'appliquent, surtout, au *premier établissement d'instruction supérieure de la France*, celui qui porte le nom de la Patrie, comme si il voulait résumer, en lui seul, toute sa gloire scientifique et littéraire, le *Collège de France* (1), critiques encore plus justifiées, aujourd'hui, qu'à l'époque où les a publiées *Pasteur*.

Après avoir fait ressortir, aussi, que les nations

my, *Dumas*, *E. Lavisse*, sont exposées, dans le présent travail, sous des formes littéraires plus ou moins différentes de celles adoptées par ces auteurs, le lecteur peut être certain que, néanmoins, le *sens* et la *mesure* de leurs *pensées* sont rigoureusement respectées.

(1) Et en effet, « *docet omnia* », il enseigne *Tout*. Telle est sa fière devise.

étrangères, l'*Allemagne* surtout, ont consacré tous les ans, depuis longtemps, un grand nombre de millions, pour édifier des *Palais* à la Science, doter les savants de somptueux *Instituts*, couvrir leurs territoires de magnifiques *Laboratoires* puissament outillés, organisés et dotés, servis par un personnel d'élite, Laboratoires où les *Volontaires des Progrès de la Science*, tous les travailleurs, trouvent, toujours, toutes les commodités rassemblées, pour le plus grand profit de la Science et, par conséquent, de la *Puissance nationale*, pendant que chez nous, dans notre grand et riche pays, les *Dumas*, les *Foucault*, les *Fizeau*, les *Boussingault*, etc., n'avaient pu accomplir leurs immortels travaux qui ont tant enrichi la Science et l'Industrie, tant couvert la France de gloire, qu'en sacrifiant une grosse partie de leurs patrimoines, pour créer, organiser et entretenir, leurs Laboratoires personnels, sacrifices encore plus humiliants pour la nation qu'honorables pour leurs auteurs.

Après avoir fait ressortir, encore, beaucoup d'autres choses déplorables que leur grand nombre ne me permet pas de rapporter, ici, malgré leur grand intérêt, et, parmi ces choses, tout spécialement, que la France doit être assez riche, pour payer sa gloire, ainsi que les créateurs de sa fortune et de sa puissance, le grand savant s'écrie, enfin, avec une tristesse mêlée d'indignation :

« Je termine, par un autre exemple frappant de la « fâcheuse organisation de notre système scientifi- « que : les faits sont notoires et s'appliquent à un des « membres de l'Académie des Sciences.

« Depuis dix années, ce savant n'a pas eu, un seul « jour, à son service, un garçon de laboratoire, de « telle sorte qu'il n'a pas touché à un ustensile, qu'il « n'a pas sali un verre, sans avoir été contraint de « les nettoyer ensuite de ses mains.

« Que l'on imagine le temps matériel qu'il a dû « perdre dans ces occupations de domesticité, temps « qu'il aurait employé au profit de tous, en enrichis- « sant, peut-être, la Science et l'Industrie, de nouvelles « découvertes !

« A toutes les demandes qu'il a adressées, pour « s'affranchir de cet office subalterne, il lui a été ré- « pondu — et c'était vrai, — qu'il n'y avait pas de « rubrique, au budget, qui pût motiver la création, « au profit de ses travaux, d'un emploi de garçon de « laboratoire. »

Et ce membre de l'Institut *si délaissé*, alors, veut-on savoir qui il est ? Eh bien, c'est notre grand et immortel *Pasteur*, lui-même.

J'en ai une preuve certaine, sur une des brochures que *Pasteur* a couverte de notes fort intéressantes et qu'il a signées de sa main.

Parmi elles, il s'en trouve une où il le déclare formellement. Du reste, une note manuscrite qu'il m'a remise, lui-même, le 6 juin 1883, démontre, avec évidence l'identité des deux écritures.

Lorsque *Pasteur* se plaint d'avoir été « contraint, « pendant dix ans, de perdre son temps dans des travaux de domesticité », il n'avait, encore, pu faire que des recherches de chimie et de bactériologie où les travaux de domesticité sont relativement très réduits. Mais, si il avait eu à exécuter des investigations sur des animaux vivants, ces travaux de domesticité se seraient accrus dans de très grandes proportions, de même, du reste, que les difficultés inhérentes aux investigations, elles-mêmes, et il aurait, certainement, dû renoncer à les poursuivres, tant ces travaux eussent été pénibles.

Pasteur a, très probablement, dû essayer ce genre d'investigations, car il est certain qu'il y pensait, alors, déjà depuis longtemps. Mais, il a dû les abandonner, c'est-à-dire, les ajourner.

Et pendant ce temps, ses émules et concurrents d'Allemagne, les *Kohn*, les *Klebs*, les *Tiegel*, les

Koch, etc., mieux aidés et mieux outillés, faisaient de belles découvertes dont l'honneur aurait dû, naturellement, appartenir à notre France.

Ce ne fut que près de dix ans plus tard, que notre grand *Volontaire des Progrès de la Science* put, enfin, entreprendre, sur la *Pathologie* et la *Thérapeutique expérimentales*, la longue série des immortelles recherches qui ont porté si haut, et la gloire de France, et la puissance de la Science, de la Thérapeutique, de l'Hygiène, etc.

§ 4. — Les Doléances de E. Frémy (1)

Ecoutons, maintenant, et surtout, méditons bien, les plaintes d'un autre grand *Volontaire des Progrès de la Science*, de *E. Frémy*, également membre de l'Académie des Sciences, comme *Pasteur*.

Après avoir démontré :

Que la France est loin de mettre à profit tous les avantages qu'elle pourrait tirer de l'ardeur qui anime nos savants et qu'*elle laisse perdre, ainsi, une grande partie de sa force scientifique* ;

Que si l'on donne, avec raison, de grands encoura-

(1) *Les Savants délaissés*, par *E. Frémy*, membre de l'Académie des Sciences de Paris, brochure in-4° carré (15 + 56) de 1884, Gauthier-Villars, édit. Paris.

gements aux Professeurs de l'Université qui se destinent à l'enseignement, on ne fait, comparativement, rien ou presque rien, pour toute une pléiade d'ardents et de courageux travailleurs, qui, animés du *Feu sacré* le plus pur, en véritables *Volontaires des Progrès de la Science*, ont, souvent, renoncé à des carrières lucratives et certaines, pour se livrer, entièrement et de la façon la plus désintéressée, à la recherche des *Vérités scientifiques* ;

Que ces vaillants *Volontaires,* après avoir publié généreusement leurs découvertes, enrichi la Science et l'Industrie de leurs originaux, brillants et féconds travaux, augmenté la gloire de leur Patrie, donné, à l'enseignement public, ses principaux éléments, sont réduits à une *mendicité* plus ou moins déguisée, lorsqu'ils se trouvent en présence des difficultés matérielles de la vie que leur amour pour les progrès de la Science et la gloire de leur pays ne leur avait pas permis de prévoir, et qu'ils sont condamnés, ainsi, à mourir, en laissant leurs femmes et leurs enfants dans une profonde misère.

Après avoir démontré, enfin, que les grands *Pouvoirs publics* responsables commettent, ainsi, à la fois, et une faute énorme envers les intérêts supérieurs de la Patrie, intérêts qu'ils ont spécialement la mission de sauvegarder et de développer, et de grandes injustices envers une pléiade d'hommes d'élite qui, eux, donnent, sans marchander, tout ce qu'ils ont de meilleur, le grand et généreux savant, n'ayant pu rien obtenir du Budget, alors surchargé, et après avoir versé la respectable somme de 5000 francs, fait un chaleureux appel à *l'initiative individuelle* pour créer une caisse capable de soutenir dignement les *Volontaires des Progrès de la Science* et de leur permettre de contribuer plus efficacement, encore, au développement de cette Science et, conséquemment, d'accroître la puissance et la gloire de la Patrie et de l'Humanité.

§ 5. — Doléances de J.-B. Dumas (1)

Ecoutons, encore, la grande voix d'un autre *Volontaire des Progrès de la Science*, de l'illustre *Dumas*, l'une des plus grandes figures de la Science française, membre de l'Académie française et secrétaire perpétuel de l'Académie des sciences de Paris, lorsqu'il soutient et qu'il s'efforce de développer la belle œuvre de justice et de philanthropie dont il est le président et qui a été fondée, en 1860, par un autre grand et généreux savant, le Baron *Thénard*, sous le nom de « *Société de Secours des amis de la Science.* »

(1) *Lettre publique du 25 janvier*, 1881.

Tout d'abord, *Dumas* fait remarquer, fort logiquement, dans, sa longue et admirable lettre, que les séductions inhérentes à la Science, les éloges, de plus en plus fréquents, que l'on fait de sa puissance, les chaleureux appels officiels ou officieux, adressés de toutes parts, à l'élite de la jeunesse studieuse pour l'engager à se consacrer aux études scientifiques, exaltent, encore, ses enthousiasmes naturels et déterminent un nombre, sans cesse croissant, de *vocations scientifiques*.

Il fait ressortir, ensuite :

Que tous ces *Volontaires des Progrès de la Science*, soutenus *seulement* par leur *Foi scientifique*, se lancent dans les recherches les plus pénibles, à leurs risques et périls ;

Qu'après de longs et douloureux efforts, après de grands sacrifices, ils arrivent à « doter leur pays de « découvertes que le temps se chargera de faire fru- « ctifier — *mais non à leur profit* » ;

Que ces découvertes profitent toujours, en somme, à tout le monde, qu'elles sont des sources de progrès pour toutes les branches de l'économie sociale, de bien-être, pour le public, de prospérité, de fortune et même de grandeur pour quelques hommes ou quelques groupes d'hommes.

Après avoir fait ressortir, enfin, d'une façon spéciale, que la plupart de ces inventeurs, de ces généreux *Volontaires des Progrès de la Science*, sinon tous, « *meurent, victimes de la Science, dans le dénument et le désespoir* », il termine par un ardent appel, en faveur de ces talents trahis par le sort, de ces inventeurs imprudents, de ces génies imprévoyants, de tous ces généreux insensés qui, s'oubliant eux-mêmes, n'ont pensé qu'à la grandeur, à la prospérité et à la puissance de la *Science* et de leur *Patrie*.

Et son grand cœur d'homme et de *Volontaire de la Science* gémit de ne pouvoir « *payer, au génie délaissé, la dette de la Société française* » et de l'Humanité.

§ 6. — Doléances de M. E. Lavisse

Ecoutons, enfin, les patriotiques doléances exprimées, tout récemment (1), par l'un des maîtres les plus autorisés, les plus estimés et les plus sympathiques de l'*Université de Paris*, M. *E. Lavisse*, professeur à la Sorbonne et Membre de l'Institut de France (Académie Française), qui, comme on sait, a

(1) Bulletin de la *Société des Amis de l'Université de Paris* de l'année 1900.

déjà tant fait, pour répandre, dans la population étudiante des grandes Ecoles du quartier latin, l'esprit de solidarité et de dévouement universitaire, ainsi qu'un amour jaloux de la grandeur et de la puissance de l'Université, solidarité, dévouement et amour qui, depuis longtemps, sont les principaux éléments de la force si remarquable et si féconde des Universités de l'Allemagne.

L'éminent historien dit, en effet, dans différents passages de son chaleureux appel :

L'*Université de Paris* a droit à des amis et elle a besoin d'en avoir.

Si on la compare aux grandes Universités d'Allemagne, elle est loin de soutenir, toujours avec avantage, la comparaison, quand au nombre et à la variété des disciplines enseignées.

Veut-on que l'Université soutienne et développe l'effort commencé pour mettre, au service de l'Industrie française, ces *Savants pratiques*, par l'aide desquels l'Industrie allemande est en train de conquérir le monde ? Il faut ouvrir de *nouveaux Laboratoires*, créer de *nouveaux Instituts*.

L'Université ne le peut, si elle n'est aidée. Comment ne trouverait-elle pas une aide efficace chez les grands industriels qui savent combien rude est la concurrence étrangère, et que le travail national a besoin d'être armé de Science ?

Jusqu'ici, l'Allemagne semblait être la métropole scientifique de l'Univers, pour décerner le doctorat universitaire spécial étabissant l'aptitude au travail Scientifique et qui fait, précisément, la force de ces industries et de son économie sociale tout entière.

Aujourd'hui, nous allons entrer en concurrence avec elle.

L'Université d'aujourd'hui a l'ambition d'honorer Paris et la France, tout comme l'Université d'autrefois, la vieille « *Ecole de Paris* » qui attirait, de toute l'Europe, des milliers d'étudiants et qui était une grande gloire pour la France.

C'est, là, la grande et noble tâche entreprise, depuis peu de temps, par la *Société des Amis de l'Université de Paris* qui « a pour but de favoriser le déve-
« loppement de cette Université et de contribuer à en
« faire, à tous égards, un Centre d'études digne de la
« capitale de la France. »

Les principaux moyens d'action de cette Association sont :

1° La Création de Chaires, de Cours et de Conférences dans différentes Facultés et Ecoles ;

2° L'Attribution de subvention aux Laboratoires et aux bibliothèques ;

3° L'Organisation de Conférences et de Cours faits en dehors des Facultés ou Ecoles ;

4° La fondation de prix et de récompenses destinés à encourager les études ;

5° La Création de bourses d'études et de voyages ;

6° L'attribution de secours, soit sous forme de prêts d'obligeance, soit sous toute autre forme, aux étudiants sans fortune ;

7° L'Institution ou l'encouragement de toute œuvre dans l'intérêt des étudiants ;

8° La publication d'un Bulletin périodique.

Cette Société, reconnue d'utilité publique, est présidée par M. *Casimir-Périer,* l'ancien Président de la République. Elle se compose de membres titulaires, de membres fondateurs et de membres donateurs. Son siège est à Paris et à la Sorbonne.

Pour en faire partie, il suffit de le demander au Secrétaire général ou à son Trésorier. Elle reçoit, aussi, tous les dons, quelle que soit leur importance.

On ne saurait trop engager ceux qui aiment la *Science* et qui ont le souci de la grandeur, de la prospérité et de la puissance de la Patrie, à lui apporter leur concours le plus ardent.

§ 7. — Histoire d'un vrai Volontaire des Progrès de la Science (1)

I

Si la situation s'est améliorée, depuis que les illustres et généreux représentants de la Science, cités dans le paragraphe précédent, ont lancé leurs cris d'alarme et de détresse, elle est encore, cependant, bien loin d'être bonne. Il serait facile d'étayer cette opinion avec de nombreuses preuves.

Je connais, en effet, des intelligences d'élite, de véritables *esprits scientifiques*, qui ont toujours eu un culte sincère pour la Science, qui lui ont consacré, longtemps et avec succès, tous leurs efforts, et qui, en présence de la pénurie de leurs ressources et de l'espèce de délaissement persistants où ils se trouvaient, ont dû, malgré toute la douleur que leur causait la résolution, renoncer à la lutte et porter, sur un terrain plus hospitalier, leur fructueuse activité.

Tout cela est bien regrettable, pour la Science, car

(1) Je prie *instamment* les lecteurs qui connaîtraient des Histoires du même genre, de vouloir bien m'en faire part, par sollicitude pour la Science et ses Volontaires. Je les recevrai avec une vive reconnaissance *(Prière d'écrire à l'Auteur, 38, quai d'Orléans, Paris).*

ces esprits d'élite lui auraient certainement rendu, au moins, de bons services.

Parmi tous les cas qu'il m'a été donné d'observer, et de noter, il en est un qui, je crois, mérite d'être rapporté avec quelques détails, parce qu'il est *typique* et vraiment propre à faire ressortir le *délaissement* dont souffrent ou peuvent avoir à souffrir de vrais et bons *Volontaires de la Science.*

Ce cas m'ayant particulièrement intéressé, j'ai fait une *enquête approfondie* et je puis affirmer sa réalité, jusque dans ses plus petits détails. Du reste, il serait facile de *faire la preuve* à ceux qui seraient tenté de douter ou qui désireraient s'éclairer plus complètement.

Qu'il me soit donc permis de l'exposer, au moins, succinctement. Le voici :

II

Un enfant naît dans la plus humble famille d'un tout petit village de France. Sa mère, restée seule et déjà âgée, se tue au travail pour l'élever. Plusieurs fois, alors, ils ont failli mourir de misère et de maladie tous deux.

Malgré tout, l'enfant grandit et fait déjà concevoir des espérances.

A 9 ans, il entre, gratuitement, à l'Ecole communale du bourg voisin et en occupe rapidement la tête.

Déjà, les phénomènes de la nature excitent sa jeune attention. Les êtres vivants, leurs maladies surtout, le frappent particulièrement. Il nourrit la haute ambition d'être médecin. Mais, comment faire?

A peine âgé de 11 ans, il va, spontanément, trouver le pharmacien du bourg et le prie de lui enseigner la pharmacie. Celui-ci y consent et se réjouit, dans la suite, de l'application soutenue de son jeune élève, qui, tout seul, commence à étudier les grammaires française, latine et grecque.

A 14 ans, la pharmacie du bourg ne lui suffit plus. Il songe à l'Ecole de médecine et de pharmacie de la grande ville régionale. Mais, il est bien jeune, et, de plus, il n'a aucun titre. On lui fait toutes sortes d'objections excellentes. Aucune ne l'arrête. Il veut absolument s'instruire, et, à ses yeux, la grande ville régionale peut, seule, le lui permettre.

A la fin de sa 14e année, un petit paquet de linge et de vêtements sous le bras et le porte-monnaie mal garni, mais le cœur rempli de courage, d'ambition et d'espérance, il s'y rend.

Puis, arrivé là, que de difficultés pour se faire admettre dans une pharmacie. Partout, on le trouve trop jeune. Longtemps, il reste sans place, très malheureux, désespéré, parfois.

Enfin, il trouve une petite officine où on consent à l'accepter. Il gagne 15 francs par mois. Fort heureusement, le pharmacien est un homme assez instruit, en lettres comme en sciences.

Notre jeune élève consacre tout son salaire à acheter des livres classiques d'enseignement secondaire. Il les porte partout, il les étudie partout, autant qu'il peut, nuit et jour, toujours avec la plus grande application. Grammaires, dictées, thèmes et versions en langues grecque et latine, histoire et géographie, éléments de mathématiques, etc., etc., rien n'est négligé. Le pharmacien, ému par tant d'ardeur et de persévérance, lui prête son concours, de bonne grâce. Il suit, aussi, l'enseignement de quelques cours du soir.

A 16 ans, il affronte les épreuves de l'*Examen* dit de « *grammaire* » ou de la classe de 4e des lycées. Il est reçu. Il pourra, enfin, être, au moins, officier de santé ou pharmacien de 2e classe.

Mais, cela ne lui suffit point. Il veut posséder les grades supérieurs. Il veut être *docteur* et *pharmacien de 1re classe*. Mais, pour pouvoir prétendre à ces titres, il faut, tout d'abord, être en possession des *deux diplômes de bachelier*. Il continue donc à travailler, toujours avec la même application, tout en restant dans l'officine.

III

Cependant, pour se mieux préparer aux épreuves redoutables du baccalauréat et avoir des ressources pécuniaires plus considérables qui lui permettront de payer les leçons particulières d'un bon maître, il abandonne l'officine, pour faire un petit service de nuit, qui consiste à enregistrer la rentrée en gare des wagons, dans les Bureaux de la petite vitesse des chemins de fer du midi.

Il obtient la place par faveur, grâce à la protection du chef de gare qui connaît son passé et son but.

Il commence le service à 6 heures du soir et le termine à 6 heures du matin. Il a, seulement, 1 ou 2 heures pour dormir, chaque nuit.

Le traitement est de 75 francs, par mois.

De plus, un ami de sa famille lui procure, chez un petit marchand de vins fins et de spiritueux, la tenue de quelques livres de commerce. Ce travail lui prend 1 ou 2 heures par jour, le matin de 7 à 9 heures, et lui rapporte 20 francs par mois.

Il a donc 95 francs en tout, par mois, pour se nourrir, se loger, s'entretenir et payer quelques leçons.

C'est bien court ? C'est même tout à fait insuffisant! Il y remédie, en grande partie, en ne faisant que le repas de midi, au restaurant. Le soir, il prend un repas froid, dans sa petite chambrette, et ne boit que de l'eau.

Tout le temps qui lui reste, entre ces deux repas et la reprise de son service, est employé, avec toute l'application possible, à travailler les matières du baccalauréat.

Bien souvent, il lui arrive de tomber sur ses livres ou ses devoirs, exténué de sommeil, de privations et de fatigue.

Après quelques mois de ce dur régime, il est devenu méconnaissable. Sa santé paraît compromise. Ses amis s'alarment et lui conseillent vivement de le cesser. Il n'écoute personne et continue.

La période des examens va s'ouvrir à la Faculté. Il est décidé à les subir et se fait inscrire, en consignant preque toutes ses petites économies.

Il est profondément amaigri, très pâle, malade.

A 17 ans, il affronte les épreuves du *baccalauréat ès-sciences* et il est reçu bachelier.

Cette 2e étape franchie, il commence immédiatement à se préparer aux épreuves du *baccalauréat ès-lettres*. Mais, cette préparation lui paraissant, encore, plus difficile que la précédente, il change ses moyens de travail, en se faisant admettre, comme *Maître-d'Etudes,* dans une grande institution d'enseignement secondaire. Là, il a beaucoup moins de difficultés pour se préparer. Cela se comprend facilement.

A 19 ans il affronte les épreuves du *baccalauréat ès-lettres* et il est reçu. Il se sent sauvé. Le reste lui semble facile à faire.

Il prend, immédiatement, ses premières inscriptions pour le *doctorat,* auprès de la Faculté de Médecine. Puis, il suit l'enseignement de l'hôpital et de cette faculté, autant que le lui permettent ses fonctions de *Maître-d'Etudes.*

A 25 ans, il est reçu *Docteur en médecine*, par la Faculté de Paris, et sa *Thèse,* basée sur l'*Observation clinique* et la *Pathologie expérimentale,* reçoit les éloges du Jury avec sa plus haute note : « *extrêmement satisfait* ».

IV

Au cours de ces longues études classiques mêlées de recherches originales, il a senti naître et grandir, en lui, l'*Amour de la Science pure.* Cette science lui fait éprouver de véritables émotions intellectuelles. Il l'aime, non pas seulement à cause des immenses services qu'elle rend, de plus en plus, aux hommes, mais aussi, pour elle-même.

Cependant, étant sans fortune, n'ayant que son titre de docteur, il ne peut lui consacrer tout son temps. Il est obligé de songer, de plus en plus sérieusement, à gagner ses propres moyens d'existence et à supporter, en outre, certaines charges de famille.

Il doit se résoudre à faire de la pratique médicale. Mais, il faut toujours un certain temps, relativement long, pour arriver à grouper, autour de soi, à Paris où la lutte est très dure, un nombre de clients capable de satisfaire seulement les besoins élémentaires de l'existence.

Heureusement, une bonne fonction de médecin praticien se présente à lui, dans une grande administration. Elle n'estpas trop mal rétribuée. Elle est sûre et très honorable. L'avenir paraît devoir être brillant.

Mais, le poste est en province et relativement peu stable. De plus, il faut renoncer aux recherches expérimentales des vérités scientifiques, à la Science pure, et cela, à peu près complètement. C'est très dur, déchirant. Mais il faut accepter.

Le poste est envié et donné au concours. Notre concurrent remporte un brillant succès et il est nommé. Il accepte... Il va essayer...

V

Après un an de ce nouveau régime, il ne peut plus y tenir. La passion pour la science est plus forte que tout. Il sent, en lui, une *véritable vocation* pour la recherche des vérités scientifiques, expérimentales et théoriques, un *vrai Feu sacré.*

Lui, aussi, il aspire, de toutes les forces de son cœur et de son intelligence, à collaborer aux *Progrès de la Science* et à concourir, ainsi, directement, à l'édification de la grandeur, de la prospérité et de la puissance de sa Patrie et de l'Humanité.

Il donne sa démission. Il abandonne tous ses avantages, une bonne et brillante position, pour prendre une fonction infime, avec un traitement de 95 francs par mois qui, un peu plus tard, est élevé à 190 francs. C'est et ce sera tout.

Mais, le poste a, à ses yeux, l'immense avantage d'être dans une très grande Ville, dans une grande Ecole qui est un centre d'activité scientifique important. Et là, si la fonction est très mal rétribuée, il pourra, au moins, donner libre cours à ses aspirations pour la Science.

En véritable *Volontaire de la Science*, avec toute

l'ardeur et la persévérance dont il est capable, il se met au travail, plein de confiance dans l'avenir. Seule, sa *Foi scientifique* le soutient et l'excite.

Il entreprend l'étude de quelques uns des problèmes les plus difficiles, sur le terrain expérimental, comme sur le terrain théorique. Il la poursuit sans défaillance, sans relâche.

Il fait des publications laborieuses, assez étendues et vraiment originales. De plus, il s'efforce de rendre toujours plus de services à l'Ecole qui l'a accueilli, Ecole dont le Chef Officiel, mort depuis, l'a demandé, bien plus, attiré. Il aide, de son mieux, son chef immédiat. Enfin, il est tout dévoué à l'Ecole, comme à ses chefs.

Après de nombreuses années d'un travail acharné, sur le rude terrain de l'expérimentation, travail entièrement consacré à la poursuite de son *Idéal*, il arrive, enfin, à un succès relativement très satisfaisant :

Il a découvert, en effet, une série de *faits nouveaux* qui excitent, vivement, l'attention du monde savant. Ces faits sont officiellement vérifiés et publiquement reconnus vrais, importants et inattendus. Les *Théories* qu'il a déduites de ces faits nouveaux et proposées, comme sujet et comme guide de nouvelles recherches expérimentales, sont séduisantes et promettent d'être fécondes. Il s'efforce de faire ressortir toutes ces choses et d'entraîner les expérimentateurs dans la *nouvelle voie de recherches.*

Une Académie célèbre couronne les efforts du chercheur et leurs résultats de l'un de ses principaux prix et de ses éloges. Un mouvement d'investigations nouvelles se forme, parmi les expérimentateurs, dans le sens indiqué par les théories posées. La voie nouvelle est, en effet, très féconde et le mouvement scientifique y prend de grandes proportions, à l'étranger, comme en France. La science y fait des progrès de plus en plus remarquables, surprenants, tant sur le terrain de l'*Expérimentation* que sur celui de la *Théorie.*

VI

Et pendant ce temps, que devient notre *Volontaire*? Le malheureux ! il a eu l'infortune de froisser, sans le vouloir, assurément, certains grands chefs. Dès le début du mouvement, pendant la publication même, peut-être maladroite, de ses travaux, il est tombé dans une disgrâce terrible.

On a prétendu qu'il avait un langage et des allures trop libres, que son caractère n'était point parfait, qu'il manquait de soumission, que sais-je, encore...? Bref, on connait le vieux procédé : quand un mauvais maître veut tuer son chien, il dit qu'il est *enragé*. Cependant, tout cela pourrait bien avoir quelque fondement réel. Ces défauts là sont, en effet, si fréquents dans les esprits originaux, fermes, courageux et passionnés pour un *Grand Idéal*, et même, chez beaucoup qui n'ont qu'un petit ou aucun *Idéal* !

Certains se sont même souvenus, et ils n'ont pas manqué de faire remarquer, que notre *Volontaire* n'était pas passé par la *filière*, alors que M. X... qui désirait bien sa place, en était sorti, lui, brillant comme un fil de laiton tout neuf qui sort de la sienne. Ils ont fait ressortir que, au fond, il était un étranger dans l'Ecole, et cela malgré lès nombreuses années d'une fructueuse collaboration pour cette Ecole. Comme si, du reste, tous ceux qui ont les mêmes aspirations, qui poursuivent le même *Idéal*, le *Progrès de la Science*, n'étaient pas, naturellement, ralliés par cet *Idéal*, comme si ils n'étaient pas les membres d'une même grande *famille intellectuelle* : l'*Armée de la Science et du Progrès* !

On lui a retiré, enfin, sa petite situation, situation pour laquelle il avait tout sacrifié, parce qu'il devait y trouver les ressources expérimentales qui lui étaient nécessaires pour poursuivre son Idéal scientifique. Il a été relégué dans une autre situation où il lui a toujours été impossible de poursuivre ses recherches expérimentales, malgré toute sa bonne volonté, toute son énergie. On lui a même fait remarquer qu'il devait s'estimer fort heureux de n'avoir pas tout perdu, jusqu'à son misérable et infime traitement.

Et en effet, il s'estime heureux qu'on ne l'ait pas rendu encore plus malheureux, qu'on ne l'ait point tout à fait tué et enterré.

VII

Ainsi, malgré son passé si remarquable et si honorable, son réel dévouement à la Science et à l'Ecole, ses nombreuses années de bons services, son ardeur notoire pour le travail, malgré sa pauvreté évidente et ses charges de famille, malgré ses travaux originaux, l'importance de leurs résultats et le grand intérêt qui leur avait été témoigné dans le public scientifique, malgré ses douloureuses protestations, malgré tout, notre pauvre *Volontaire* a été arrêté, paralysé, dans sa carrière. On a cherché à le briser.

Et tout cela fut fait, tout au plus, à cause de quelques *misérables froissements* d'amour propre, de vanité et d'orgueil, à cause, aussi, peut-être, de quelques manquements aux *Convenances*, manquements non pas prémédités, combinés, *voulus*, mais uniquement dus à son inexpérience des usages du Monde, des hommes et des choses de la Société, inexpérience bien explicable et même excusable, on le comprend facilement, chez ce vaillant *Volontaire* qui s'était élevé tout seul, qui avait été vraiment, comme on dit, le *fils de ses Œuvres*.

Et tout cela fut fait par des hommes qui cultivent la Science, dont la profession est de n'obéir qu'à la *Vérité*, qu'à la froide et saine *Raison*, sans jamais se laisser entrainer par des considérations sentimentales d'ordre inférieur.

En vérité, si des hommes de haute culture, si des hommes de *Science* et de *Raison*, dont le rôle social, dont la suprême ambition, doit-être de se conduire toujours en *vrais Sages*, ne serait-ce que pour donner de grands et difficiles exemples à leurs semblables, agités de passions contraires, si de tels hommes, dis-je, ne sont pas plus raisonnables, s'ils se laissent aveugler, à ce point, par la mauvaise passion, que doit-on attendre des hommes incultes ou peu cultivés ? Et qu'elle confiance, ces mêmes hommes peuvent-ils prétendre inspirer, au public ignorant, peu ou mal instruit, qu'ils ont, aujourd'hui surtout, la mission sociale de conduire, mission noble et grande entre toutes, mais bien redoutable.

Bien plus, beaucoup de ces mêmes hommes dont l'amour pour le *Vrai* et, conséquemment, pour le *Juste* qui en découle nécessairement, criaient, bien fort, contre l'*Erreur* et l'*Injustice*, au Cours d'un procès célèbre qui a rempli notre chère France et le Monde de troubles, de discordes, de scandales et de hontes, Oui ! beaucoup de ces hommes se révoltaient contre l'*Injustice*, après avoir, eux, injustement méprisé, foulé aux pieds, tout ce que notre vaillant *Volontaire* avait de plus cher et de plus sacré.

Mais, après tout, pourquoi donc s'étonner de toutes ces choses ? Ne sont-elles pas, en effet, encore et malgré sa civilisation dont il est, peut-être, trop fier, le *propre* de l'homme. O pauvre Homme ! quand donc cesseras-tu d'être le jouet de tes passions et de tes contradictions ? Quand donc, seras-tu conséquent avec toi-même, avec tes sublimes aspirations vers toutes les perfections ? Quand donc seras-tu, enfin, un être uniquement pétri de *Raison* et de *Justice* ?

VIII

Mais, revenons à notre *Volontaire de la Science*.

On le comprendra, sans peine : c'était un véritable désastre pour lui.

Et malgré tous ses efforts, pour faire améliorer cette déplorable situation, il n'est arrivé qu'à des résultats toujours insuffisants, insignifiants même, dans l'espèce.

Malgré les titres sérieux qu'il avait à la bienveillance des hommes, il a rencontré, beaucoup plus d'hostilité que de protection.

On se fait, malheureusement, très souvent, une idée très insuffisante, ou même fausse, des cas où il faut protéger, encourager, blâmer, enrayer ou combattre. On fait l'une ou l'autre de ces actions bien plus par *sentiment*, par *sympathie* ou *antipathie*, ou par *intérêt*, encore, que par *raison*. Et c'est tout le contraire qui devrait être fait.

Quand on se trouve en présence d'un vrai *Volontaire de la Science* qui a rendu ou qui peut rendre des services à la Science, quelle que soit l'antipathie qu'il inspire, si, toutefois, il en inspire, on doit se garder de le gêner dans son travail. On a le *devoir* de lui faciliter sa tâche.

Cela est évident, puisqu'il travaille pour le *Progrès de la Science*, c'est-à-dire, pour la *Vérité* qui appartient à tout le monde.

Le protecteur n'a pas à faire des *faveurs*. Il n'a qu'à accomplir des *devoirs*.

Ces règles de conduite s'imposent plus que jamais, aujourd'hui qu'un nombre sans cesse croissant de bons esprits scientifiques et patriotiques signalent, avec douleur, que notre chère *France* est loin d'être toujours en avance sur les nations voisines et rivales, aujourd'hui que l'*Université de Paris*, elle-même, émue d'une telle situation, s'efforce d'y remédier, en faisant, par l'intermédiaire de la *Société des amis de l'Université*, un appel pressant, à la fois, aux *Volontaires de la Science* et à la libéralité des *Bienfaiteurs de la Science*.

Combattre, pour des motifs autres que des raisons d'ordre purement scientifique, un *Volontaire de la Science*, ne serait pas, seulement, une action exécrable, ce serait, pour ainsi dire, un crime de *lèse-Science* et de *lèse-Progrès*, un crime de *lèse-Patrie*.

Notre pauvre Volontaire ne semble pas avoir beaucoup profité de telles considérations, cependant fort logiques.

Les mois et les années passaient, et sa bonne volonté restait toujours paralysée dans sa funeste situation. On aurait pu penser qu'un mauvais génie s'acharnait aprés lui.

Il était dans la situation la plus *fausse*. En effet, il semblait pouvoir continuer ses recherches expérimentales, et les ressources dont il disposait ne le lui permettaient absolument pas.

De là, on le comprend, la possibilité de faire, sur son compte, toutes sortes de *suppositions calomnieuses*. Et ses adversaires, ses ennemis, ses concurrents, ceux là, surtout, qui avaient le plus fait pour le plonger ou le maintenir dans cette funeste position, prenaient un malin plaisir à les colporter.

Et, pendant que se déroulaient toutes ces choses, lui, paralysé au milieu des difficultés matérielles d'ordre inférieur, se voyait condamné et réduit à assister au grand développement du mouvement scientifique qu'il avait tant contribué à engendrer, sans pouvoir continuer à y participer expérimentatalement, comme il y avait toujours compté, ainsi qu'il aurait dû en avoir le *droit*.

Aussi, notre pauvre Volontaire, déjà surmené par de nombreuses années d'un travail acharné, accablé par les difficultés matérielles, les soucis, les injustices, les déceptions, les tortures morales, etc., est tombé malade, très malade. Il a failli en mourir.

Il s'est remis, heureusement, mais péniblement, très lentement.

IX

Après avoir éprouvé tant de déboires, il avait toutes sortes d'excellentes raisons, n'est-il pas vrai ? pour abandonner une voie où, malgré son dévouement, ses efforts et ses succès, il ne rencontrait, à peu près, que des souffrances. Et une telle résolution paraissait s'imposer d'autant plus, que ses charges et ses besoins ne faisaient qu'augmenter.

Eh bien ! il n'en fit absolument rien. Bien au contraire.

En effet, j'ai appris, et cela, de la façon la plus certaine, qu'il a trouvé, dans la *pratique*, plusieurs situations sures et très lucratives. L'une d'elles l'aurait certainement conduit à la fortune. Or, sans hésiter un seul instant, il les a toutes refusées et n'a jamais voulu en entendre parler.

En abandonnant la Science, c'eût été faire, à ses yeux, au moins une *double faillite*, une faillite, à la fois, *morale* et *intellectuelle*.

Pas un seul instant, il n'a détourné le regard de

son *Idéal scientifique*. Bien plus, pour le mieux contempler et le mieux poursuivre, il a complètement renoncé à la *pratique médicale* qui, cependant, lui assurait quelques ressources pécuniaires croissantes, mais qui tendaient, aussi, à l'éloigner de cet idéal, et, peut-être, à le lui faire perdre de vue.

Il a préféré tout souffrir, tout endurer, pour le poursuivre, quand même, malgré tout. Et il le poursuit toujours, sans relâche, sans défaillance, tant bien que mal, plutôt mal que bien, il est vrai, mais, enfin, le mieux qu'il peut. Et il s'en rapproche de plus en plus, toujours plus convaincu qu'il parviendra, un jour, à le réaliser et à l'offrir, tout d'abord et gracieusement, à ceux qui lui ont fait ou voulu faire du mal.

Profondément persuadé, malgré toutes les injustices qu'il a subies, que le *Mal* et le *Bien* sont contagieux, que le bien engendre le bien, comme le mal engendre le mal, il s'efforce, plus que jamais, de rendre le bien pour le mal.

C'est là, en effet, pour tout *penseur sage*, une *règle de sociabilité*, d'entente harmonieuse et de perfectionnement humain, qui ne sera, sûrement, jamais dépassée.

Que n'est-elle comprise et pratiquée, également, par tous ! La Société en retirerait, sans aucun doute, le bonheur qu'elle cherche, en vain, par la *violence*.

En attendant des jours meilleurs, il a dû porter, à regret, son activité, sur des terrains autres que celui de l'expérimentation où il avait acquis, cependant, des résultats si encourageants. Sur ces nouveaux champs d'investigations, il est parvenu, encore, à faire des travaux originaux, intéressants et utiles, mais qui, néanmoins, n'ont encore, aucunement, servi à améliorer sa déplorable situation.

Il continue à employer, le mieux qu'il peut, au service de la Science, en s'imposant bien des privations, toutes les ressources qu'il possède. Et voilà, maintenant, *dix-sept ans*, dont dix ans passés dans les plus mauvaises conditions, que ce *fidèle Volontaire de la Science* s'acharne, malgré tout, à lui donner tout ce qu'il a de meilleur.

Tout autre que lui, peut-être, serait devenu *Misanthrope*, se serait publiquement indigné, révolté. Et lui? pas du tout. Il ne se plaint de rien, tout en regrettant amèrement, cependant, de n'avoir pas, à sa disposition, toutes les ressources expérimentales nécessaires, afin qu'il puisse travailler, plus fructueusement, pour la Science et la Société. Il ne fait aucune récrimination.

Il attend et travaille toujours patiemment. Malgré tout, il a foi dans l'avenir et dans la justice dont on parle tant à notre époque, mais qu'on pratique si peu.

Ce n'est qu'après que je lui ai eu adressé toutes sortes de supplications, qu'il a consenti, enfin, à me faciliter mon enquête et à me laisser exposer son cas.

Mais, il m'a formellement interdit, et je lui ai formellement promis, de ne pas publier son nom. Il a *horreur* d'une discucssion tapageuse sur son nom. C'est même pour cela qu'il a tout souffert, dans l'ombre, sans se plaindre. Respectons sa volonté. C'est un *devoir*.

Tout ce que je sais de sa pensée intime, c'est qu'il pense comme ceux qui estiment que l'*Organisation du travail scientifique*, dont il est évidemment victime, après et comme tant d'autres, laisse beaucoup à désirer et qu'il y a lieu de la remanier, dans l'intérêt supérieur de la Science, de la France, de l'Humanité et de la Justice.

§ 8. — Les Volontaires de la Science dans l'Histoire du Progrès

I

Les doléances exposées par *Thénard*, *Pasteur*, *Dumas*, *Frémy*, *E. Lavisse*, etc, de même que l'Histoire authentique de mon *Volontaire*, démontrent combien est grand le mal dont souffrent beaucoup de *Volontaires de la Science*. Et cependant, malgré son étendue, ce mal semble être moins grand, à notre époque, que dans les époques du passé.

Pour se faire une opinion sur la question, il suffit de consulter l'*Histoire générale des inventions et de leurs inventeurs*.

On y verra que les *Initiateurs*, c'est-à-dire, les *premiers* et *seuls véritables inventeurs*, quelle que soit, du reste, la nature de leur invention, que cette invention soit de l'*ordre purement spéculatif*, ou de l'*ordre matériel et pratique*, quelle soit une simple *Idée-Mère* ou une grande *Construction théorique*, une *grande Doctrine*, quelle soit, encore, une simple *Construction matérielle élémentaire* ou une *grande Machine* plus ou moins compliquée, on y verra, dis-je, que les *Initiateurs* ont eu, presque toujours, sinon toujours, à lutter contre toutes sortes de difficultés et de maux, à subir les plus dures épreuves.

II

Les uns s'imposent un labeur surhumain, toutes sortes de privations, pendant toute leur vie, et meurent, sans avoir pu réaliser leur *Idéal*, sans avoir reçu la plus petite récompense. Cependant, s'ils ne sont pas parvenus à trouver la solution du problème étudié, ils l'ont, souvent, *préparée* et rendue plus ou moins facile à leurs successeurs qui, eux, recevront tous les avantages.

Les autres, après avoir poussé les sacrifices jusqu'à la ruine de leur patrimoine et de leur santé, arrivent, enfin, à réaliser leur *Idéal* à un degré satisfaisant, ils dotent leur pays et l'humanité d'un *Progrès* rempli d'avantages pour tous, mais eux, soit qu'ils ne veulent pas en tirer parti, soit qu'ils ne puissent pas l'exploiter, tant le vrai *Génie* s'allie mal à l'*Esprit commercial*, quand ce Génie et cet Esprit ne sont pas absolument incompatibles, ce qui est le cas le plus fréquent, ils achèvent leur vie dans la pauvreté et les privations, et, très souvent, meurent méconnus ou ignorés, dans un lit d'hôpital.

D'autres, encore, dont le *Génie* a fait un bond immense dans l'*Inconnu*, a dépassé, ainsi, d'un grand nombre de siècles, l'état mental de leur époque, mal ou point du tout compris de leurs contemporains, luttent, avec acharnement, contre l'indifférence et la routine, l'ignorance et l'erreur, ils subissent des résistances de toutes sortes, les risées, les vexations, les outrages, les aveugles et sauvages révoltes, ils endurent toutes les tortures morales et corporelles, et, souvent, meurent, enfin, sous les coups sacrilèges de ceux qui devraient le plus les protéger, les aimer, les admirer et les honorer.

Et vous voyez, ainsi, en tournant les feuillets de l'histoire, passer pêle-mêle, sous vos yeux consternés, indignés, révoltés, un grand nombre des apôtres créateurs des *Progrès*, tels que, par exemple, *Socrate*, *Jésus-Christ* et d'innombrables chrétiens, *Jeanne d'Arc*, *Paracelse*, *Van Helmont*, *Etienne Dolet*, *Galilée*, *Lavoisier*, *Condorcet*, *Auguste Comte*, et des centaines d'autres.

III

En vérité, on est tenté de croire, en réfléchissant à toutes ces horribles choses, que, pour fleurir, le *Génie* a besoin d'être arrosé de larmes et de sang.

Il est vrai que, souvent, sinon toujours, un jour vient, surtout à notre époque et parmi nos générations qui sont, de plus en plus, accessibles à l'*Esprit de justice*, où sonne, enfin, l'heure des justes réparations. Des hommes de cœur surgissent qui cherchent à effacer et à faire oublier ces *horreurs*. Au milieu d'une atmosphère remplie d'amers regrets, de chaleureux hommages et de toutes sortes de nobles sentiments, le martyr trouve, enfin, son apothéose, dans une statue de marbre ou d'airain qui restera, pour rappeler la grandeur de ses services.

Et voilà comment va, très souvent, le cours des choses humaines, pour les *Volontaires de la Science*, pour les *Créateurs du Progrès* :

On les persécute, on les tue.
Et, après un lent examen,
On leur érige des statues,
Pour glorifier le genre humain.

Mais, qu'on veuille bien le remarquer, pendant que ces grands justiciers s'efforcent de rendre et de faire rendre, au *Génie méconnu,* les hommages qui lui sont dus, souvent, ces mêmes justiciers, laissent renouveler, O contradiction humaine ! à l'égard d'autres victimes du progrès, dans les cœurs de ceux qui les entourent et jusque dans leurs propres cœurs, les mêmes injustices et les mêmes horreurs.

Ne vaudrait-il pas mieux, cent fois, au lieu de s'en remettre aux générations futures pour réparer les erreurs et les injustices des générations présentes, chercher, trouver et appliquer, les moyens propres à en éviter, surement, le retour ? C'est là mon humble avis.

CHAPITRE II

DEVOIRS DE L'ÉTAT ET DE LA SOCIÉTÉ ENVERS LES VOLONTAIRES DES PROGRÈS DE LA SCIENCE

---

§ 1. — Insuffisance ou absence des moyens propres à combattre les maux dont souffrent les Volontaires des Progrès de la Science.

I

Certes, on a beaucoup fait, depuis notre grande Révolution, pour atténuer les rudes épreuves de tous genres dont souffrent, presque toujours, les *Novateurs, Initiateurs des Progrès,* et souvent, aussi, un certain nombre de leurs continuateurs. Il serait injuste et ingrat de le méconnaître et je m'empresse, au contraire, de rendre hommage à tous ces hommes de cœur et de génie, vaillants et dévoués, qui ont combattu le mal de leur mieux. En agissant ainsi, ils ont été, du reste, eux-mêmes, dans leur genre, des véritables Créateurs de Progrès.

On a fait, en particulier, de grandes améliorations, dans toutes les catégories de *l'enseignement public, officiel, officieux* ou tout à fait *privé*. L'esprit de liberté, de justice, d'encouragement au progrès, etc., a soufflé dans toutes les directions, grâce à la formidable tempête révolutionnaire engendrée et soulevée par nos pères opprimés.

On a, surtout depuis une trentaine d'années, pieusement multiplié, et les autels où se célèbre le Culte de la Science, et ses fidèles de tous rangs. On a fait, aussi, beaucoup d'autres choses.

Et, malgré tout, que de grandes choses il reste, encore, à faire ! Et, parmi celles-là, il y a lieu, que dis-je, il est *urgent*, de fournir, sans lésiner, aux *Volontaires de la Science, toutes les facilités, tous les moyens propres* à leur permettre, aussi pleinement que possible, l'accomplissement de leur dure et grande mission sociale : la mission de trouver et de répandre le *Progrès de la Science*.

II

Mais, dira-t-on, probablement, ces moyens, les *Volontaires de la Science* les trouveront dans les fonctions de l'enseignement public. Ils trouveront surement, là, et des facilités pour donner libre cours à leurs aspirations scientifiques et progressites, et une situation sure, bien rétribuée, honorable, honorée, brillante même, etc.

A mon humble avis, non seulement le remède est tout à fait insuffisant, mais encore, il est même inapplicable à un *véritable Volontaire des Progrès de la Science.*

Je dirais plus, encore : dans l'intérêt supérieur de la Science, du Progrès et de l'Enseignement, il est préférable de ne pas l'employer.

Et pourquoi ? Parce qu'un même homme, ne doit pas, ne peut pas remplir, convenablement, *deux* fonctions aussi absorbantes et aussi différentes que celles de *Vulgarisateur* et de *Chercheur de Progrès.* Et, en effet, quels sont les rôles respectifs du *Professeur* et du *Volontaire des Progrès de la Science* ?

III

Le *Professeur* a pour premier *devoir*, de vérifier les *Vérités scientifiques* vraiment *positives*, classées dans sa spécialité, de s'en pénétrer profondément, d'en séparer nettement les *hypothèses*, les *vues* et les *constructions purement théoriques,* d'établir, autant que possible, les relations qu'elles affectent avec les vérités positives, hypothèses, vues, théories, de même ordre, qui appartiennent aux autres branches de la Science, et de *transmettre, d'enseigner* le tout, à ceux qui l'ignorent, au moyen d'un langage très clair et captivant, illustré des démonstrations expérimentales et des observations directes les plus propres à frapper la vue et tous les autres sens, de façon à faire naître, dans l'esprit de l'auditeur, la conviction la plus inébranlable et la plus inoubliable.

Il doit aussi s'attacher à indiquer, autant que possible, les diffrents avantages que l'on peut tirer de l'application de ses connaissances dans la *pratique*.

Le *Professeur,* quel que soit le degré de son enseignement, est, avant tout, un *Vulgarisateur du Connu.* C'est, là, sa fonction sociale.

Il a, pour second *devoir*, de se tenir constamment au courant des progrès accomplis dans sa spécialité et du mouvement général de la science.

Il *doit*, encore, s'efforcer, sans cesse, de perfectionner ses *Méthodes de Vulgarisation.*

Il doit, enfin, rassembler et rédiger toutes les acquisitions positives nouvelles, les fondre avec les anciennes, en les coordonnant, dans des *Ouvrages didac-*

tiques et classiques qui fixent l'état de la Science de son époque dans l'enseignement de sa spécialité.

IV

Il est évident qu'un tel rôle est assez laborieux et assez vaste, pour absorber, pleinement, l'activité de l'esprit le plus fort, surtout à notre époque où le travail scientifique prend des proportions colossales, et pour empêcher, ainsi, cette activité, de s'étendre, aussi, fructueusement, sur le terrain de l'*Inconnu*.

Il me paraît certain, que le *Professeur* qui se lancera, *sérieusement*, dans la voie des découvertes, sera forcé de négliger sa fonction sociale, de manquer à ses *devoirs* de *Vulgarisateur*.

Bien plus, il s'expose surement à remplir, plus ou moins mal, les *deux* fonctions, celle d'*Investigateur*, comme celle de *Vulgarisateur*.

Le plus sage, pour lui, et le plus avantageux, pour le public, c'est donc qu'il ne sorte pas de son grand rôle de *Professeur-Vulgarisateur*.

Qu'il enseigne bien les éléments de la Science dans l'Ecole primaire. Qu'il prépare de bons *bacheliers*, dans l'enseignement secondaire. Qu'il s'efforce de faire d'excellents *Praticiens*, dans l'enseignement supérieur : des *médecins*, des *chirurgiens*, des *hygiénistes*, des *médecins-légistes*, des *juristes*, des *artistes* de toutes catégories, des *magistrats*, des *ingénieurs*, des *architectes*, des *pédagogues*, des *Professeurs-Vulgarisateurs* de l'enseignement supérieur, etc., etc., qu'il s'efforce de préparer ces Praticiens, de façon à ce qu'ils soient toujours, de plus en plus capables de rendre, à la Société, à la Patrie, le maximum de services qu'elle a le droit d'exiger d'eux.

V

Toutefois, il me paraît sage d'introduire, ici, un correctif à ce qui précède.

Bien que je sois convaincu qu'il est *nécessaire* de créer, pour les *Volontaires des Progrès de la Science*, des *fonctions spéciales* où ils pourront se livrer, entièrement, à la recherehe et à la réalisation des progrès scientifiques rêvés par eux, et qu'il serait très avantageux, pour les progrès de la Science, et pour la Vulgarisation, de séparer les deux genres de fonctions, cependant, je ne crois pas qu'il faille être absolu et interdire, rigoureusement, la pratique simultanée des deux genres de fonctions.

La liberté, avant tout, en matière de recherches scientifiques et d'enseignement.

Je ne veux faire que poser la légitimité du principe de la séparation des deux fonctions, parce que je le crois juste et fécond.

Si, maintenant, il sugit de ces cerveaux extraordinaires qui soient capables de remplir les deux fonctions également bien, qu'ils agissent selon leurs goûts et leurs aptitudes exceptionnelles.

Si, encore, un *Professeur-Vulgarisateur* veut changer de genre et faire, uniquement, de l'Investigation originale, ou, si c'est l'*Investigateur* de profession qui, après un certain temps, préfère faire de la Vulgarisation, qu'ils agissent selon leurs goûts et leurs aptitudes.

L'essentiel est, pour moi, que les *Progrès de la Science* soient toujours sauvegardés.

VI

Quant au *Volontaire de la Science,* son rôle, quoique identique, au moins en principe, à celui du *Professeur-Vulgarisateur,* sur certains points, est cependant, bien différent. Ainsi, comme le *Professeur,* il doit vérifier certaines catégories de vérités scientifiques et s'en pénétrer profondément. Il devrait même posséder à fond, et l'*Histoire de la Science,* théorique et pratique, et l'*Histoire des méthodes* qui ont servi à l'édifier.

Et cependant, il peut se dispenser de tout cela, au préalable, pour le moins. Il peut n'avoir qu'un savoir général très restreint qui peut même être nul, dans certains cas.

Ce qui caractérise, par dessus tout, le *Volontaire des Progrès de la Science,* c'est l'*Idée originale,* l'*Idéal,* qui est née dans son esprit et qui le tourmente. C'est le *Génie.*

Il entrevoit, ou voit clairement, un *Progrès* à réaliser. Il *sent* (1), plus ou moins profondément, les avantages qu'il procurera aux hommes, le développement qu'il introduira dans le *Capital mental* de l'Humanité, et il se lance à sa recherche, dans le champ de l'inconnu.

Il lutte contre toutes les difficultés, contre tous les obstacles qui se trouvent, toujours, sur ce champ de surprises. Il invente des outillages, des procédés et des méthodes de recherches appropriés.

Il poursuit, nuit et jour, sans relâche et sans défaillance, *mentalement* ou *expérimentalement* le *Pro-*

(1) Je dis qu'il *sent,* parceque mes méditations me portent à croire qu'il y a un *Sens intellectuel* et que ce *Sens* n'est que le *Génie,* lui-même.

grès qui se dévoile, de mieux en mieux, a ses yeux. Il le serre de plus en plus près et ne cesse la poursuite que lorqu'il est parvenu, enfin, à s'en emparer.

Ce jour, là, le *Volontaire des Progrès de la Science* a arraché une parcelle ou un lambeau à l'immensité de l'*Inconnu.* Il l'a ajouté au petit domaine de nos connaissances, après l'avoir transformé en *Vérité positive.* Son Génie a agrandi la Science.

On en conviendra, je l'espère, sans difficulté : Ce rôle, là, est assez laborieux, assez rempli de difficultés de tous genres, pour absorber toute l'activité de celui qui l'exerce. Ce rôle est, aussi, assez noble et assez fécond, pour être considéré, non pas comme un rôle *accessoire*, mais comme le *premier* de tous les rôles exercés par le personnel scientifique d'une nation, comme une *fonction spéciale* et *dominante* dans la hiérarchie des fonctions scientifiques.

VII

D'autre part, le *Volontaire des Progrès de la Science* manquant, généralement, des qualités si précieuses et assez rares de l'*art oratoire* que doit posséder le *Vulgarisateur*, vouloir l'obliger à remplir, quand même, le rôle de *Professeur-Vulgarisateur*, c'est l'exposer, fatalement, à faire de la mauvaise vulgarisation, à mal remplir cette fonction spéciale et si importante.

C'est, aussi, enrayer la marche de la Science, puisque tout le temps employé à se préparer et à faire de la vulgarisation sera autant de rogné, sur le temps qui devrait être, entièrement, consacré au développement du *Progrès*.

Qu'on veuille bien se rappeler, par exemple, *Berthollet*, l'auteur de tant de travaux originaux et féconds, arraché à son *Laboratoire* et placé, devant les élèves de l'Ecole normale, comme *Professeur-Vulgarisateur*.

« Le respect, dit *Cuvier* (*Eloge de Berthollet*), « que l'on portait à la profondeur de son génie ne « put faire illusion sur l'obscurité et le peu d'ordre de « ses expositions. On aurait dit que, toujours maître « de sa matière, pouvant la prendre, à volonté, par tous « ses points, il supposait, dans ses auditeurs, la même « capacité ; et c'est toujours de la supposition con- « traire qu'un professeur doit partir ».

Il serait facile d'ajouter, à cet exemple, un grand nombre d'autres cas. Mais, est-ce bien nécessaire ? L'évidence n'est-elle pas suffisante ?

VIII

Il y a, encore, d'autres raisons fort importantes qui démontrent que la fonction de *Professeur-Vulgarisateur* de l'enseignement officiel ne peut pas être considérée comme une situation susceptible de convenir à tous les *Volontaires des Progrès de la Science.*

En effet, ces fonctions ne sont données, comme on sait, qu'après l'obtention d'une série de grades universitaires, ou qu'après une série de concours.

Tout cela est fort bien, assurément, mais est souvent contraire à la nature, aux diverses qualités, ainsi qu'aux défauts, de la plupart des *Volontaires des Progrès de la Science.*

Qu'on me passe l'expression : Ils constituent, souvent, des morceaux et des blocs beaucoup trop gros, pour passer dans les mailles de ces tamis-là. Cette sorte de *tamisage* expose fort ceux qui le pratique à mettre, au rebut, nombre de pierres précieuses encore mal définies et peu reconnaissables ou mal dégrossies.

Les exemples sont nombreux qui démontrent les méprises, les surprises et les injustices, auxquelles expose ce tamisage.

Je ne veux en citer, ici, qu'un seul, parce qu'il est bien notoire, celui de *Cl. Bernard*, notre célèbre physiologiste expérimentateur et philosophe, qui fut repoussé, dédaigné, au concours d'agrégation de physiologie, mais qui, bientôt après, éclipsait tous ses maîtres, concurrents et émules, puis, imprimait, pendant 20 à 30 ans, un éclat incomparable à la physiologie française, par l'originalité, la multiplicité et la fécondité de ses découvertes, ainsi que par l'ampleur de son enseignement.

Et pourquoi ces surprises, ces injustices criantes ? C'est que l'*uniformité* de pensée avec le Jury ou avec son membre le plus influent, la *subordination* de la pensée, surtout, sont les meilleures garanties de réussite, dans un concours.

Or, la qualité dominante du *Volontaire des Progrès de la Science*, ce n'est pas seulement de l'uniformité de pensée. C'est, très souvent, de la *différence* de pensée. C'est, toujours, de l'*originalité* et de la *supériorité* de pensée, c'est-à-dire, précisément, tout ce qu'il faut pour réaliser le *Progrès*.

Malheureusement, dans un concours, cette divergence, cette originalité, cette supériorité de pensée, sont, presque infailliblement, mortelles, pour le candidat qui les possède et qui est assez téméraire pour les exposer. Et plus cette divergence est grande, et plus elle est mortelle, dans beaucoup de cas.

Donc, le concours est, presque inévitablement, une façon de procéder contraire au *Progrès de la Science.*

Il peut devenir, aussi, très facilement, une source féconde en injustices, car il constitue une sorte de paravent, à l'abri duquel, peut, malgré les apparences contraires, s'exercer commodément le *favoritisme.*

IX

Si les *Volontaires du Progrès* manquent ou peuvent manquer, souvent, des connaissanges générales, des qualités oratoires, etc., exigées, avec raison, comme gages de l'aptitude à bien remplir la fonction de *Professeur-Vulgarisateur,* inversement, les examinateurs, les membres d'un jury de concours, peuvent manquer des moyens d'appréciation nécessaires, pour mesurer la valeur fondamentale de ces mêmes candidats.

La grandeur à mesurer risque fort de ne pas rencontrer, dans le Jury, d'appareil de mesure suffisant, ou de n'y trouver que des appareils de mesure qui ne sont point appropriés à sa nature.

Quel est donc, par exemple, l'examinateur ou le

jury de concours qui aurait pu apprécier justement, peser, la *valeur intellectuelle* d'un *Copernic* ou d'un *Galilée*, à l'époque où leurs génies élaboraient les grandes vérités astronomiques qui font notre admiration ?

Donc, cela est évident, si l'*Examen* ou le *Concours* sont des procédés de mesure admissibles, on peut même dire de bons procédés de mesure, pour une *certaine catégorie d'intelligences et de savoirs*, ils peuvent être, aussi, tout-à-fait insuffisants, pour un grand nombre, sinon pour tous les *Volontaires des Progrès de la Science*, et, par conséquent, *néfastes* à cette Science, ainsi qu'aux hommes qui en tirent leur puissance.

En somme, si le concours peut être un procédé de sélection utile, jusqu'à un certain point, pour les petites et les moyennes fonctions, il ne saurait être appliqué, sans de graves dangers, pour les grandes fonctions scientifiques destinées à créer le *Progrès de la Science*.

C'est, sans doute, pour ces raisons que l'*Allemagne*, parmi beaucoup d'autres nations, ne s'en sert pas. Et elle n'a point à s'en plaindre, loin de là.

Son grand procédé de sélection est basé, non pas sur une brillante épreuve de quelques semaines, mais sur les succès remportés, par le Candidat, pendant un long, très long exercice, plus ou moins officieux et même tout à fait officiel, de la fonction.

Et c'est là, encore, semble-t-il, le procédé de sélection scientifique le plus sage et le plus fructueux, à tous les points de vue.

§ 2.—La création de Fonctions scientifiques spéciales, pour les Volontaires de la Science, s'impose

I

Les conclusions suivantes découlent, évidemment, des différentes considérations exposées précédemment :

1° Les *Volontaires des Progrès de la Science* sont les principaux, sinon les seuls, *Créateurs des Progrès*. Leurs découvertes, leurs différents travaux, sont les principales sources de la *Science*, de la *Puissance* et de la *Gloire* de leur Patrie et de l'Humanité.

2° Si on a fait de grands sacrifices pour les divers degrés de l'enseignement public, il faut reconnaître que l'on a fait, encore, relativement bien peu de choses, pour cette catégorie de travailleurs tout spécialement.

Ils donnent tout ce qu'ils possèdent et meurent, presque tous, dans la misère.

3° Ces *Volontaires* ne peuvent pas et ne doivent pas trouver, dans les fonctions publiques de *Professeur-Vulgarisateur*, une situation suffisante, qui puisse leur permettre de satisfaire, pleinement, leurs aspirations vers le progrès scientifique, conformément à leur destination naturelle.

4° La grande *loi* de la division du travail et des fonctions qui s'est imposée, jusqu'ici, tant les avantages de son application sont grands et nombreux, dans toutes les branches de l'activité humaine, s'impose plus encore et s'imposera, de plus en plus, dans l'*activité scientifique*.

II

Il résulte, de tout cela, que la création, pour les *Volontaires des Progrès de la Science*, de fonctions scientifiques spéciales ayant pour but principal, sinon unique, d'agrandir sans cesse le domaine de nos connaissances positives, aux dépends de l'Inconnu, s'impose plus que jamais et que cette création est le seul moyen efficace qui puisse remédier aux maux dont souffrent, à la fois, la *Science*, ses *Volontaires* et le *Progrès*.

Cette création s'impose, aujourd'hui, et s'imposera fatalement d'autant plus, dans l'avenir, que les futures guerres internationales seront, de plus en plus, des guerres industrielles, commerciales, financières, c'est-à-dire, économiques, et, conséquemment, scientifiques, puisque l'*Economie sociale* dépend déjà, elle-même, et dépendra sûrement, de plus en plus, de la Science.

Les soucis quotidiens engendrés par la satisfaction des besoins matériels de l'existence paralysent la bonne volonté, étouffent ou tendent à étouffer le génie des *Volontaires de la Science.* Il faut les affranchir, autant que possible, de ces terribles soucis, sans cesse renaissants, pour qu'ils puissent se consacrer, entièrement et plus fructueusement, à la recherche des vérités scientifiques.

On l'a fait largement, et on a bien fait, puisqu'il le *fallait*, et qu'il le *faut* toujours, sous peine de mort, pour l'*Armée des Volontaires de l'Epée qui tue*. On doit le faire, aussi, pour l'*Armée des Volontaires de la Pensée qui féconde*. Je devrais même dire, *surtout*, car, en bonne logique, la *Pensée* doit passer avant l'*Epée* qui, elle, en principe, ne doit être forgée et tirée, au besoin, que pour la soutenir et la défendre.

III

Depuis un certain nombre d'années, déjà considérable, on s'est efforcé d'améliorer, sans cesse, le sort des *Ouvriers de l'activité musculaire*, de tous les Créateurs du *Capital matériel.*

Et certes, ce n'est pas moi qui songerai à m'en plaindre, moi, né, élevé, au milieu d'eux, moi un véritable enfant du peuple, qui ai consacré une bonne partie de mon existence à étudier et à soulager leurs misères, dans leurs familles même, et qui estime qu'on ne fera jamais trop pour combattre leurs maux.

Mais, qu'a-t-on fait pour améliorer le sort des *Ouvriers de l'activité mentale*, des Volontaires de la *pensée scientifique*, de la *pensée philosophique*, de la *pensée sociologique* et *économique*, de la *pensée littéraire*, de la *pensée artistique*, de tous les *ouvriers créateurs du Capital mental* de la Patrie et de l'Humanité? Il faut l'avouer, on a fait, encore, bien peu de choses, en comparaison de ce qu'exigent, et la grandeur de l'*Idéal* rêvé, et les maux dont souffrent, trop souvent, ceux qui le poursuivent.

Cependant, en principe et en bonne logique, ne devrait-on pas commencer par améliorer et développer, le plus possible, les situations des *Ouvriers de l'acti-*

vité mentale ? Et en effet, de même que la *Pensée* doit passser avant l'*Epée* qu'elle inspire et gouverne, ainsi la *Pensée*, l'*activité mentale*, doit passer avant l'*activité musculaire* qu'elle inspire et gouverne, aussi, toujours.

IV

Les *Maîtres* de l'activité mentale sont, en somme, les *banquiers* de la pensée. Et, je vous le demande, que deviendraient ceux qui pensent à crédit, si ces banquiers là fermaient leurs guichets ? Il paraît évidents qu'ils retomberaient, rapidement, à l'état de grands singes.

Et, en effet, ce sont les grands Maîtres de la pensée qui ont été les apôtres et les créateurs de la Civilisation humaine.

Embrassez, dans une vue d'ensemble, l'histoire des Progrès de l'esprit humain, comme l'a fait *Condorcet*, notre grand philosophe, puis supprimez, environ 200 de ces maîtres de la pensée, et il apparait que l'Humanité n'aurait, très probablement, pas pu dépasser, de beaucoup, le niveau de la civilisation des Sociétés animales.

Que l'on y réfléchisse un instant, si c'est nécessaire, et l'on reconnaîtra, que *toujours la Pensée précède l'Acte conscient* ; que toujours et partout, la *Pensée* est, au fond, à côté, en avant et au dessus de l'*Acte conscient.*

Bien plus, on pourrait, peut-être, aller encore plus loin, et dire que la *Pensée* se trouve même au fond de l'*Acte inconscient*. Mais, l'évidence de cette supposition n'existant pas, il serait nécessaire de faire l'examen des différentes *formes de la pensée*, de passer en revue l'*origine*, les *processus de formation*, la *nature*, la *hiérarchie*, etc., des *Pensées* et je ne puis m'engager, ici, dans ce travail de *Psychogénèse*. Ce n'est vraiment, ni le moment, ni le lieu. Du reste, je reprendrai, ailleurs, cette grande question qui, déjà, m'a longtemps préoccupé et occupé.

Ainsi donc, cela est évident, il est juste, sage, nécessaire, de donner aux *Ouvriers de l'activité mentale*, aux *Créateurs du Capital mental*, toutes les facilités, toutes les commodités, pour qu'ils puissent exercer et développer, le plus fructueusement possible, cette activité.

Tous les avantages nouveaux réalisés par les ouvriers de l'activité mentale ou *théorique*, seront sûrement, mis en valeur, un jour ou l'autre, par les ouvriers de l'activité musculaire ou *pratique*. Le *Capital matériel* prendra, ainsi, forcément, un accroissement suivant un certain cœfficient difficile à définir, mais sûrement élevé.

V

Parmi les ouvriers de l'activité mentale ou théorique, il faut, surtout, favoriser les *Volontaires de la Science positive expérimentale*, parce qu'ils sont, à la fois, des *théoriciens* et des *expérimentateurs*, c'est-à-dire, des *praticiens*, parce qu'ils contribuent, ainsi, plus directement et plus fructueusement, à créer le *Capital matériel*.

Toutes les *Industries*, les grandes comme les petites, c'est-à-dire, toutes les formes de l'activité pratique qui ont pour but de *modifier*, d'*approprier* les *Êtres* et leurs *phénomènes* à la satisfaction des besoins de l'homme et des sociétés, découlent, naturellement, de l'*Observation spontanée*, et beaucoup plus, sinon uniquement, de l'*Observation provoquée* par l'*expérimentation*.

L'*Observation* et l'*Expérimentation*, qu'elles soient très peu, pas du tout, ou tout à fait conformes aux règles de la *Méthode théorique*, ce qui vaut infiniment mieux, assurément, sont toujours, ainsi, les deux sources fondamentales de la *Science* et du *Progrés*.

L'Observation et l'Expérimention ne pouvant être pratiquées, par les Volontaires de la Science positive, que dans des *Laboratoires* appropriés, il faut créer et organiser, *sans lésiner*, ces Laboratoires.

On ne peut pas fixer de limite à leur nombre. La création doit-être faite chaque fois que surgit un *vrai Volontaire des Progrès de la Science positive* qui la justifie par ses travaux originaux, théoriques et expérimentaux, par la sincérité et la ténacité de son amour et de son dévouement pour la Science.

§ 3. — De la nécessité de créer un Budget des Progrès de la Science positive

I

L'organisation d'un *Laboratoire* exige, de nos jours, presque toujours, non seulement, des *outillages* très variés, compliqués, couteux, mais encore, un *personnel* d'élite comprenant un ou plusieurs *garçons de Laboratoire* très intelligents, instruits, sérieux, capables de comprendre la grandeur de la Science, d'en sentir la beauté, l'incomparable puissance et de lui être tout dévoués.

De tels serviteurs doivent recevoir, non pas une

simple *indemnité* dérisoire, une sorte d'aumône, qui force ceux qui la reçoivent à gagner, ailleurs, un gros supplément pour vivre, comme cela a lieu, le plus souvent, sinon toujours, à notre époque de timides essais et d'économie exagérée, mais un bon *traitement* qui permette, à chaque serviteur, de vivre honorablement et de se consacrer entièrement à la Science, en toute liberté d'esprit.

II

Quand donc, sera-t-il impossible, à ceux qui connaissent la déplorable situation, de dire, avec amertume, que « pour se *consacrer* au Progrès de la Science, en France, il faut être riche ou se condamner à une vie de privations et de misères exagérées » ?

Eh quoi ! les enfants pauvres de notre *Démocratie*, pourtant si soucieuse de leur procurer toutes sortes d'avantages pour développer leurs facultés, n'auront-ils donc, jamais, des moyens suffisants qui leur permettent de se consacrer, entièrement et commodément, à la recherche des vérités scientifiques expérimentales et de s'efforcer de faire accomplir des progrès positifs à la Science ?

Un *Laboratoire* ainsi organisée exigera, forcément,

des frais considérables qui seront, encore, augmentés par les dépenses inhérentes aux recherches expérimentales qui ne peuvent être faites sans destructions.

Enfin, toutes les dépenses seront encore plus fortes, sensiblement plus élevées même, si il s'agit d'un *Laboratoire* où l'on étudie les phénomènes de la vie normale ou morbide, sur des animaux de taille plus ou moins grande, que l'on rend malades, que l'on détruit, c'est-à dire, s'il s'agit d'un *Laboratoire de Physiologie* ou de *Pathologie expérimentales*.

Mais, qu'importe les dépenses, quand on considère que, seules, elles peuvent nous conduire à dégager, un jour, les lois qui régissent les phénomènes *statiques* et *dynamiques* du *système vivant*, lois dont la connaissance et l'application permettront de guérir ou de perfectionner, surement, les organismes des animaux et de l'homme ! Oui, en vérité, les dépenses ne sont rien, en comparaison de l'importance du but à atteindre et des énormes difficultés qui nous en séparent !

La reine et le gouvernement espagnols ont parfaitement compris tout cela, lorsque, après avoir donné une chaire de haut enseignement à *M. Ramon y Çajal*, encore un *Volontaire du Progrès de la Science*, qui n'avait d'autres titres que ses travaux originaux si remarquables, après l'avoir comblé de distinctions honorifiques et d'éloges, dans des fêtes universitaires spécialement organisées pour lui, ont encore ajouté, dans ces derniers temps, pour son *Laboratoire*, une dotation de 80,000 francs.

Voilà, en vérité, des façons de procéder qui sont bien faites pour stimuler les *Investigateurs* espagnols et accroître le *Capital mental* et *moral* de leur nation.

Que de *Volontaires du Progrès*, non moins dévoués à la Science et à leur pays plus riches que l'Espagne, non moins heureux que le savant espagnol, dans leurs recherches, qui, non seulement sont délaissés, au fond de leur misérable *Laboratoire*, mais sont encore abandonnés à la misère.

III

Toutes les considérations exposées ci-dessus nous conduisent, forcément, à la nécessité de créer un *Budget des Progrès de la Science*.

Ce *Budget* s'impose, aujourd'hui plus que jamais, et s'imposera, fatalement, de plus en plus, dans l'avenir où les grandes guerres internationales se dérouleront, sans doute, sous des formes nouvelles plus pacifiques, en apparence, mais peut-être aussi meurtrières que les anciennes, dans les champs clos des

Expositions universelles qui sont autant de manifestations grandioses de la puissance et des progrès de la Science.

Donc, ce *Budget* est nécessaire et doit être gros, très gros.

Certes, tout le monde sait, et les membres de l'enseignement public mieux que personne, que les différentes assemblées législatives et les différents gouvernements qui se sont succédés, depuis la fondation de la 3e République, ont fait, beaucoup plus que ne l'avait jamais fait aucun gouvernement, en France, de grands sacrifices, pour améliorer et développer l'enseignement général et la situation de ses apôtres de tous rangs. Et c'est là, un des glorieux titres de notre République.

Il ne faut pas l'oublier. Il faut s'en montrer très reconnaissant. Cependant, quand on considère l'extension qui devrait être donnée à la culture générale du capital mental, et, tout particulièrement, à la culture des sciences expérimentales positives concernant les êtres vivants, les animaux et l'homme surtout, on ne peut s'empêcher de reconnaître que les sacrifices déjà faits sont absolument insuffisants, qu'ils sont même minimes, en comparaison de ce qu'ils devraient être.

Les contribuables et les Pouvoirs législatifs qui

n'ont jamais reculé, ni lésiné, et certes ils ont sagement agi, lorsqu'il a fallu dépenser des sommes énormes, colossales, pour réorganiser la plus formidable *machine de destruction* qui existe et qui ait existé sur la planète, notre grande *Armée*, pour mieux assurer, et la sécurité de la *Patrie* et son triomphe, le cas échéant, comprendront, sans doute, d'autant mieux la nécessité de créer un *Grand Budget des Progrès des Sciences*, que ce budget sera le plus sûr moyen de développer, encore et d'une façon indéfinie, toutes les branches de la *Puissance nationale* et, conséquemment, la puissance même de l'Armée.

L'*Armée de la Lance* étant réorganisée, il faut organiser, désormais, une grande et puissante *Armée de la Science.*

Une *Grande Doctrine scientifique*, philosophique, artistique, économique, politique et sociale, soutenue, au besoin, par une *Grande Armée*, tel doit être l'*Idéal* de la France. Cette union, bien entendue et bien réglée, est, seule, capable de maintenir et de fortifier notre chère *Patrie* à la tête de l'*Humanité* et de lui permettre d'entraîner cette Humanité à la conquête du bonheur vers lequel elle tend spontanément et qu'elle rêve.

IV

Tous les esprits positifs sont convaincus, aujourd'hui, que, *seuls*, les Progrès des Sciences engendrent, toujours et directement, la *Puissance*, que cette puissance est d'autant plus grande que la Science est plus développée.

N'est-il pas évident, en effet :

Que la *Richesse* est subordonnée à l'étendue des échanges, c'est-à-dire, au *Commerce* ;

Que le *Commerce* est subordonné à la multitude et à la puissance des procédés et des méthodes pratiques qui permettent d'engendrer l'abondance des *matières premières* et de les approprier à la satisfaction des besoins de l'homme, c'est-à-dire, que le *Commerce est subordonné à l'Industrie* ;

Que les procédés et les méthodes pratiques d'appropriation qui constituent la puissance de l'Industrie découlent, eux-mêmes, directement ou indirectement, de la Science théorique et pratique, c'est-à-dire, que l'*Industrie est subordonnée à la Science.*

Donc, cela est évident, la *Puissance* d'une Nation dépend, directement et absolument, de sa *Science.*

C'est, là, une grande vérité fondamentale que l'on

peut formuler en ces deux vers si simples, si clairs et si frappants, écrits par un puissant philosophe que *Gambetta*, notre grand patriote et homme d'Etat, considérait comme « le plus grand penseur du siècle », *Auguste Comte* :

Savoir, pour prévoir,
Afin de pouvoir.

Formule si profondément vraie, qu'il m'a semblé, il y a déjà une quinzaine d'années, que l'on pouvait lui donner encore plus de force, en ajoutant :

Tout par la Science :
Tout pour la Science.

V

Tels doivent être, selon mon humble avis, les axiomes fondamentaux de la *Foi Scientifique* qui inspireront, rallieront et gouverneront, de plus en plus, tous les esprits et toutes les activités, parce qu'ils contiennent, étroitement unis, tous les principes fondamentaux de la *Puissance intellectuelle, morale* et *matérielle*.

Ne perdons jamais de vue que, dans le concert de l'ensemble des Nations qui constituent l'*Humanité*, l'hégémonie appartiendra, sûrement, à celle qui aura le mieux compris, le mieux et le plus largement appliqué, ces deux grandes vérités de la *Philosophie naturelle*.

Si il se trouvait quelqu'un qui fut tenté d'en douter, qu'il veuille bien contempler notre merveilleuse *Exposition Universelle* où toutes les Nations civilisées de de cette Humanité sont entrées en concurrence, qu'il veuille bien les examiner toutes et les comparer. Il se rendra facilement compte, que les Nations les plus puissantes, les plus considérées, sont, précisément celles qui ont su acquérir le plus de Science positive, celles où est le plus développé le Culte de la Science.

Donc, les *Laboratoires* d'observation spontanée ou provoquée par l'expérimentation étant, avec les Cabinets de travail, les *Sanctuaires*, du mathématicien et du philosophe naturaliste, les sources fondamentales de la Science positive, on ne saura jamais trop les développer, les multiplier et les fortifier.

§ 4. — Appel aux Riches en faveur de la Science et des Volontaires de son Progrès

I

Oui ! Certes, on ne saura jamais trop développer,

multiplier et fortifier, les sources et les sanctuaires de la Science positive : les *Laboratoires*, ainsi que les *Cabinets* de travail des mathématiciens et des philosophes.

Mais, voilà, il y a de grosses difficultés financières pour créer et entretenir ces temples de la Science : il faut dépenser de l'or, beaucoup d'or.

Et, malheureusement, le *vrai Volontaire des Progrès de la Science*, dont l'esprit est toujours entièrement absorbé par un *Idéal*, par un *Progrès scientifique*, alors qu'il y aspire réellement, ne peut même pas se procurer assez de ressources, pour assurer la satisfaction des propres besoins élémentaires de sa vie, cependant, bien modestes. Et si il est chargé de famille, alors, c'est souvent la misère plus ou moins cachée.

Malgré toutes ses grandes qualités, malgré tout son génie, quand il en a, il ne peut être, à la fois, et créateur de la science, et industriel, et commerçant, et financier, etc.

Du reste, le pourrait-il, qu'il serait infiniment préférable, dans l'intérêt public, qu'il obéisse à la grande et féconde loi de la division du travail et des fonctions, qu'il reste *Volontaire des Progrès de la Science*, chercheur persévérant du *Progrès*.

Ainsi donc, les *Laboratoires* et leur personnel doivent être créés et entretenus, avec les ressources d'un *Budget spécial* à cet effet, et les Volontaires de la Science doivent être entièrement laissés à la poursuite de leur *Idéal*.

II

Le Volontaire de la Science sait tout cela et s'efforce de faire son devoir, tout son devoir, plus que son devoir.

N'a-t-il que sa *cervelle* à donner ? Il la jette à tous les vents. Il la donne en pature à tous, sans marchander.

A-t-il, aussi, un *patrimoine* ? Il le donne encore et, souvent, jusqu'à la ruine.

Et vous, *Riches*, que faites-vous de votre or ? Ah ! certes, je n'ignore pas que quelques-uns d'entre vous, touchés par les misères du peuple, en distribuent généreusement une grosse partie, pour atténuer ses maux. Ils ont droit à sa reconnaissance et à nos chaleureux encouragements. On doit toujours avoir présent à la mémoire les grands exemples de générosité et de solidarité donnés par les *Boucicault*, les *Chauchard*, les *Rothschild*, les *Furtado-Heine*, les *Osiris* et d'autres encore, en grand nombre.

Mais, jusqu'ici, qu'ont fait presque tous les Riches, pour les progrès de la Science, ainsi que pour ses généreux et malheureux volontaires ? Relativement, bien peu de chose encore. Et cependant, quels sujets sont plus dignes d'intérêt et d'êtres aidés ?

III

Je vous en supplie, *Riches*, tournez aussi votre généreux regard vers la Science, vers ses Sanctuaires, vers ses Volontaires. Apportez-leur une partie de cet or, à l'accumulation duquel ils ont, du reste, eux-mêmes ou leurs devanciers, tant contribué.

Ce n'est pas une aumône qu'ils demandent, elle serait encore plus humiliante pour vous que pour eux. C'est une *collaboration pécuniaire raisonnée*, *intelligente et convaincue.*

Aidez l'Etat à créer et à alimenter un Budget spécial des Progrès de la Science.

Imitez ces millionnaires américains, ces grands seigneurs et ces autres princes de l'industrie, du commerce et de la finance, d'Allemagne, qui fondent des *Chaires*, des *Laboratoires*, des *Instituts* et quelque fois même des *Universités*.

Imitez, encore, de généreux donateurs, tels que les

de Hirsch (baronne), les *de Rothschild*, les *de Monaco*, les *Bischoffsheim*, et un certain nombre d'autres.

Ecoutez les appels lancés, récemment, d'une part, par la *Société des Amis de l'Université de Paris*, (voir page 26) ; d'autre part, par le Comité de patronage de la *Société de Secours des Amis des Sciences*. (Voir le journal *Le Temps* du 27 septembre 1900 (1).

(1) Monsieur,

« Entre ceux qui cultivent les sciences, ceux qui les appli-
« quent et ceux qui en sentent le prix, il y a des rapports qui
« les lient étroitement. »

Ces paroles étaient prononcées, il y a quarante-trois ans, par un chimiste à qui l'industrie est redevable de bien des services, le baron *Thénard*. Il voulait, en fondant la *Société de secours des amis des sciences*, établir une une œuvre qui reposât sur les plus grands principes de solidarité.

Mettre à l'abri de la misère les hommes qui, par leurs découvertes, leurs travaux, leur enseignement, ont été utiles à la science ; étendre cette protection aux veuves de ces savants, puis à leurs enfants qui pourront, ainsi, honorer à leur tour, un nom glorieux ou estimé, tel fut le but que se donna *Thénard* et que n'ont cessé de poursuivre les présidents de la société qui ont été, successivement, le maréchal *Vaillant*, *J.-B. Dumas*, *Pasteur*, *J. Bertrand*.

Il y a quelques semaines, la société donnait la présidence de cette grande œuvre à M. *G. Darboux*, secrétaire perpétuel de l'Académie des sciences.

Depuis l'origine, notre société, reconnue d'utilité publique, a distribué plus de *dix-sept cent mille francs* de secours ; son capital est formé du quart des cotisations annuelles, de la to-

Ecoutez encore et méditez, surtout, les paroles d'un grand bienfaiteur de l'Humanité, de notre immortel *Pasteur*.

« Je vous en conjure, dit-il, dans « *Le Budget de* « *la Science* », prenez intérêt aux *Laboratoires,* à ces « demeures sacrées qui sont les temples de l'avenir,

talité des souscriptions perpétuelles, ainsi que des dons et des legs.

Mais, pour assurer l'avenir, pour être en mesure de soulager les infortunes qui lui sont signalées, chaque année, pour faire face aux charges qu'elle a prises, il lui manque encore bien des adhésions.

Nous nous permettons de vous demander la vôtre.

Au moment, monsieur, où la part que vous avez eue à l'Exposition universelle vous a rendu plus spécialement juge et témoin de ce que peuvent, sur tant de points divers, les applications de la science, nous pensons que notre société — dont les secours ont un caractère de récompense pour les services rendus — est digne d'attirer, plus particulièrement, votre attention et votre sollicitude.

Veuillez agréer, Monsieur, les assurances de nos sentiments très distingués.

G. Darboux, Henri Moissan, Gréard, Edmond Perrier, Léon Aucoc, M. Berthelot, Ch. Hermite, P. Brouardel, A Poirier. Al. Riche, H. Sébert, A Sartiaux, Marcel Deprez, Mannheim, Chatin, Henry Boudet, Adrian, Henri Péreire, A Laussedat, R. Vallery-Radot, R. Fouret, E. Mascart, Alfred Grandidier, Gauthier-Villars, René Berge, J. Carpentier, R. Bischoffsheim, Duval, P. Christofle.

« de la richesse et du bien-être. Demandez qu'on les « multiplie et qu'on les orne.

« C'est là que l'Humanité grandit, se fortifie et de- « vient meilleure. Elle y apprend à lire dans les œuvres « de la nature, œuvres de progrès et d'harmonie « universelle, tandis que ses œuvres, à elle, sont, « trop souvent, celles de la barbarie, du fanatisme et « de la destruction. »

CHAPITRE III

DEVOIRS DES HISTORIENS DE LA SCIENCE

---

§ 1. — Injuste oubli

I

Non seulement, j'ai été paralysé, et même complètement arrêté, ainsi que je l'ai fait remarquer, au début de cette première Partie, par l'insuffisance ou le manque de ressources, dans la poursuite de mes recherches expérimentales sur la « *Pathogénie de la fièvre* » et dans le développement de la « *Théorie générale sur la nature et les rôles physiologique, pathogène et thérapeutique des Diastases ou Ferments solubles* » que j'ai tirée de ces recherches, mais encore, mes premiers travaux ont été, beaucoup trop souvent, passés sous silence, par ceux qui, après moi, ont étudié ces grandes questions.

En effet, depuis la publication des résultats de mes travaux, un grand nombre d'investigateurs sont entrés dans la voie que j'avais explicitement indiquée. Leur nombre s'est accru, chaque année, et il n'est pas douteux, pour moi, qu'il en sera, encore longtemps, ainsi.

Leurs travaux sont venus justifier et étayer les miens, ainsi que les prévisions qu'ils m'avaient conduit à faire et à émettre. Il est facile de vérifier cette assertion, en comparant la 2e et la 3e Partie de ce volume. Et c'est, pour moi, une grande satisfaction que de pouvoir faire une telle constatation.

Grâce à leurs soins, la *Théorie générale* que j'ai émise, il y a déjà plus de 10 ans, n'a cessé de se développer, en tous sens, pendant que, moi-même, j'étais réduit à diriger, d'autres côtés, la plupart de mes soucis et de mes efforts.

Aujourd'hui, encore, je regrette, amèrement, que les circonstances qui se sont spontanément produites, *ou qui m'ont été faites* m'aient empêché de rechercher et de dégager, moi-même, comme j'en avais, dès le début, conçu le projet, de nouvelles preuves expérimentales capables de consolider et de développer cette *Théorie générale*.

Mais, après tout, qu'importe le nom de celui qui

l'eût, ainsi, nourrie et élevée, puisque l'enfant vit, se fortifie et grandit, sans cesse.

Cependant, qu'il me soit permis de faire remarquer que ceux qui, jusqu'à ce jour, ont pris soin de cette *Théorie générale*, semblent avoir oublié, un peu trop, son auteur. Celui-ci ne l'a, pourtant, pas reniée ! Loin de là, il y a, toujours, beaucoup tenu !

Aussi, cet injuste oubli ne peut aller, sans lui causer quelque chagrin. Ce sentiment-là est bien humain, n'est-ce pas ?

Cependant, j'ai à cœur de reconnaître, ici, que tous ne l'ont point oublié.

En effet, un savant chimiste et biologiste des plus éminents de notre époque, savant dont la *probité scientifique*, (vertu morale si précieuse et si rare, par ce temps de démoralisation éhontée et sans bornes), est bien connue, M. *A. Gautier*, membre de l'Institut de France et de l'Académie de Médecine de Paris, professeur de chimie à la Faculté de Médecine de Paris, etc., a consacré, à mon modeste travail, plusieurs passages importants de son savant et très original ouvrage : *Les Toxines microbiennes et animales*, 1 vol. gr. in-8 de 617 pages. Société d'éditions scientifiques, 4, rue Antoine Dubois. Paris, 1896. (*Voir notamment les pages 309, 423-424-425-426, 533*, etc.).

II

Pourquoi un tel oubli ?

Les causes en sont, je crois, multiples. Elles varient, suivant l'insuffisance des connaissances historiques, suivant le souci d'être juste pour un devancier, suivant, aussi, quelquefois, il faut bien le reconnaître, les sentiments de sympathie ou d'antipathie, pour tel ou tel devancier, etc., etc., toutes causes imputables à ceux qui ont commis l'omission.

De ces différentes causes, je ne veux retenir que la première. Je pense, en effet, que la principale cause de l'omission tient à ce que, jusqu'à ce jour, je n'ai encore fait que peu de chose, depuis sa présentation à l'Académie de Médecine, pour répandre et vulgariser le présent travail.

Les injustices subies, les déceptions de tous genres, la maladie. etc., m'ont plongé, longtemps, dans un découragement tel, que je n'avais plus la force de réagir.

III

C'est pour remédier, dans une certaine mesure, à cet état de choses et, aussi, pour répondre aux désirs, de plus en plus nombreux, de ceux qui ont bien voulu me le demander, que j'ai fait faire un nouveau tirage de mes deux premiers Mémoires.

Extraits du « *Recueil des Mémoires de l'Académie de Médecine* » (t. XXXVII fasc. I), je les livre, de nouveau, dans la 2e Partie du présent volume, *sans aucun changement de texte*, tels qu'ils ont été publiés, il y a plus de dix ans.

En comparant cette 2e Partie avec la 3e Partie, le lecteur pourra se faire une idée exacte de la part qui me revient, dans l'étude des grandes questions qui s'y trouvent exposées et me rendre la justice qui m'est due.

§ 2. — Les travaux scientifiques sont des titres légitimes de propriété. Devoir, pour l'Historien, de les respecter.

I

La simple *participation*, surtout quand elle est originale et sérieuse, sincère et consciencieuse, de même que la *priorité*, dans l'étude d'une question, sont, souvent, les principaux ou même les seuls biens du savant et des siens, biens, hélas ! encore beaucoup trop exclusivement moraux.

Qu'elles soient d'ordre expérimental ou d'ordre purement logique (*spéculatif, abstrait, philosophique*, etc.), elles contribuent, dans une certaine mesure, très variable, il est vrai, mais indéniable, à poser le problème et à en préparer la solution.

Cette *part de collaboration* qui, souvent, a exigé de nombreuses années d'efforts et de sacrifices de tous genres, que le savant a faits, avec désintéressement et abnégation, avec empressement ou avec enthousiasme, cette *part de collaboration*, dis-je, doit constituer, *logiquement* et en *bonne justice*, pour son auteur, non seulement, sur le *Capital mental et moral* d'une Société ou de l'Humanité, mais aussi, sur leur *Capital matériel*, des *Titres de propriété* aussi *légitimes*, sinon plus, que n'importe quel titre de propriété.

Ceux qui, *ensuite*, s'occupent de l'étude du même problème, ou qui bénéficient de son élaboration ou de sa solution, doivent reconnaître et respecter ces *Titres de propriété*.

Malheureusement, ces *Titres de propriété* sont, trop souvent, inconnus, méconnus, ou contestés.

Le pauvre savant qui devrait en jouir, reçoit, ainsi,

en échange de *son dévouement à la Science* et de *ses sacrifices*, pendant toute ou une partie de sa vie, toutes les misères et toutes les mortifications. Et voilà, comment on traite le *feu sacré* qui l'anime et le soutient ! En vérité, il faut que ce feu soit bien ardent, bien pur et bien vif, qu'il soit un *vrai feu sacré*, pour résister à un pareil traitement.

Tout cela est profondément injuste, infiniment regrettable, et tous ceux qui ont quelque souci de la *justice* doivent s'employer à le combattre.

II

En principe, celui qui étudie une question a le *devoir* de rendre justice aux efforts, aux travaux, que ses devanciers ont faits sur cette question.

Ce *devoir* est, encore, plus grand, plus impérieux, pour celui qui vient émettre, devant le public, la prétention de lui présenter l'*Histoire* et l'*État* d'une question, qui se pose en *historien*.

L'un, comme l'autre, *doivent* s'inspirer de la *Vérité historique*, de la *justice*, et ne se laisser dominer, ni par l'esprit de coterie, ni par le désir de faire plaisir aux amis ou connaissances et de déplaire aux adversaires ou aux concurrents. Ils *doivent* rendre justice à tous, même à leurs ennemis, si il s'en trouve.

Si il leur arrive d'omettre quelques-uns de leurs devanciers, il est certain qu'ils leurs causent des *préjudices* fort regrettables.

Si leur omission a été *voulue*, *calculée*, contraire à la probité, si il n'est pas tenu compte de leurs *Titres de propriété*, alors, les auteurs de telles omissions se conduisent comme de *véritables malfaiteurs de la Science et de la Société*.

III

Pour toutes ces raisons, j'espère que les savants qui, dans l'avenir, s'occuperont des questions étudiées dans les Mémoires ci-joints, mieux renseignés ou plus soucieux de la vérité historique et de la probité scientifique, plus justes envers leurs devanciers, auront à cœur de mettre mes travaux, quelle que soit leur modestie, à la place qui leur revient dans l'évolution des Etudes de la *Fièvre* et des *Diastases* ou *Ferments solubles*.

DEUXIÈME PARTIE

MÉMOIRES DE 1889

MÉMOIRES EXTRAITS DU RECUEIL
DES MÉMOIRES DE L'ACADÉMIE DE MÉDECINE DE PARIS
(Tome XXXVII, fasc. I)

RECHERCHES EXPÉRIMENTALES

SUR LA

PATHOGÉNIE DE LA FIÈVRE

THÉORIE GÉNÉRALE

SUR LA NATURE
ET LES ROLES PHYSIOLOGIQUE, PATHOGÈNE ET THÉRAPEUTIQUE
DES DIASTASES OU FERMENTS SOLUBLES

AVEC TROIS FIGURES DANS LE TEXTE

Par le Dr ROUSSY
Ex-chef de laboratoire à la Faculté de médecine de Paris,
Chef de travaux biologiques à l'Ecole pratique des Hautes-Etudes
(au Collège de France)
Médecin de l'Assistance publique de Paris.

Savoir pour prévoir,
Afin de pouvoir.
A. COMTE.

Tout par la Science :
Tout pour la Science.

PREMIER MÉMOIRE[1]

PATHOGÉNIE DE LA FIÈVRE

PRÉLIMINAIRES

L'observation faite sur l'homme malade est toujours une source féconde d'inspiration pour le médecin expérimentateur.

L'analyse des circonstances, au milieu desquelles est née la maladie qu'il étudie et combat, excite souvent son esprit d'investigation et le pousse, na-

(1) Le présent travail (c'est-à-dire, le *Premier* et le *Deuxième* Mémoire) est le résumé de deux mémoires, portant les mêmes Titres, lus devant l'Académie de Médecine de Paris, le 12 février et le 12 mars 1889, et déposés, alors, dans ses Archives où ils sont restés.

Les principales conclusions ont été, seules, publiées par la *Gazette des Hôpitaux* du 14 février, par le *Bulletin médical* du 13 mars de la même année et, aussi, mais *incomplètement*, par la plupart des autres journaux.

Le premier Mémoire (« *Recherches expérimentales sur la Pathogénie de la Fièvre* ») a été, seul, publié dans les *Archives de Physiologie normale et pathologique* (nº 2 du 1er avril 1890).

La deuxième partie (« *Théorie générale sur la Nature et les Rôles, etc.... des Diastases ou Ferments solubles* ») a été

turellement, à recourir à l'expérimentation, pour essayer de déterminer le rôle que l'une ou l'autre de ces circonstances a bien pu jouer dans la production de cette maladie.

De là, l'institution de recherches qui révèlent, souvent, les faits les plus instructifs et les plus lumineux, dont l'éclat met à découvert de nouveaux horizons, sur le champ, toujours grandissant, de la science.

C'est cette association féconde de l'observation clinique et de l'expérimentation qui m'a conduit à prévoir, puis à dégager les *faits nouveaux* qui sont contenus dans ce travail.

retirée, par moi, à la suite de difficultés suscitées par le Directeur de ces *Archives*, M. *Brown-Séquard*.

L'Académie, estimant que les faits nouveaux que je lui annonçais méritaient de fixer son attention, confia, à une commission composée de MM. les professeurs *Schützenberger*, *A. Gautier*, membres de l'Institut de France, et *G. Hayem*, le soin de contrôler leur valeur scientifique.

Qu'il me soit permis de rappeler, en passant, que ce rapport confirme mes découvertes, et que, après en avoir entendu la lecture, l'Académie m'a fait l'honneur de me voter des remerciements qui sont, pour moi, un précieux encouragement (Voir le *Bulletin de l'Académie* du 12 Novembre 1889, n° 45).

De plus, l'Académie, après lui avoir accordé, en 1890, un prix (prix Perron, « *décerné tous les cinq ans, au mémoire qui paraît le plus utile au progrès de la médecine* »), a décidé, en 1891, de faire imprimer le présent travail, et de le conserver dans le *Recueil de ses Mémoires* (T. XXXVII, fasc. 1).

Dans un ouvrage que je me propose de publier, plus tard, j'entrerai dans tous les développements que comportent mes recherches.

Dans le présent travail, je tiens à être aussi bref que possible et j'exposerai, seulement, dans l'ordre réel de leur succession, l'ensemble *des faits positifs et des vues théoriques* qui représentent les parties les plus importantes de ces recherches.

L'exposition de cette succession est, à mon avis, le meilleur moyen qui puisse permettre, au lecteur, d'apprécier, et la *Méthode* qui a dirigé la progression de mes investigations, et la valeur intrinsèque des *faits* et des *vues théoriques* qui en sont résultés, et la valeur des *relations* qui unissent les faits entre eux et les faits aux vues.

En résumé, le lecteur pourra, ainsi, juger l'*Esprit scientifique* qui anime tout le travail que je lui soumets.

CHAPITRE PREMIER

OBSERVATIONS CLINIQUES ET RECHERCHES HISTORIQUES SUR LA PATHOGÉNIE DE LA FIÈVRE

---

§ 1. — Troubles fonctionnels observés sur l'homme très peu de temps après l'ingestion de matières plus ou moins putrides.

Obs. I. — J'ai pris ma première observation sur mon propre organisme.

A l'âge de dix-sept ans, étant étudiant de première année attaché à la Faculté de médecine de Bordeaux, je suis allé, un jour d'été très chaud, pêcher dans la Garonne.

Je jouissais, à ce moment, d'une excellente santé.

Pour calmer la soif ardente que me donnait la chaleur, je bus, en plusieurs fois, environ un litre d'eau de cette rivière.

Dans le lieu où je la pris macéraient, en assez grande quantité, des feuilles mortes diverses et d'autres matières organiques.

Une heure, environ, après l'ingestion de cette eau

trouble et tiède, je ressentis une fièvre intense et je fus pris de diarrhée et de vomissements. Rentré chez moi, je constatai, avec le thermomètre, que ma température axillaire dépassait 40°. La fièvre persista pendant toute la nuit.

Le lendemain le rétablissement de mes fonctions dans leur état normal était complet et définitif.

Obs. II. — Sept ans plus tard, étant attaché, comme chef de clinique, à M. le professeur *Villemin*, j'ai reçu, dans son service, un malade qui me paraissait atteint de fièvre typhoïde de forme hyperthermique, tant la température était élevée. Ce sujet m'apprit qu'il était devenu malade dans la journée, ainsi qu'une autre personne, après avoir mangé du gibier faisandé.

Le lendemain la fièvre était définitivement tombée et l'état normal à peu près rétabli.

Obs. III. — Deux ans après, en suivant les manœuvres que mon régiment faisait, pendant les grandes chaleurs de l'été, aux environs de Marseille, j'ai vu un certain nombre d'hommes attribuer, avec conviction, la fièvre assez intense, la courbature et les troubles gastro-intestinaux dont ils souffraient, les uns au surmenage, les autres à l'ingestion d'eau plus ou moins corrompue, tenant en macération une assez grande quantité de matières organiques, telles que feuilles mortes diverses, foin, chanvre, etc.

Dans ces différents cas, les troubles fonctionnels ont suivi, de près, l'ingestion de l'eau souillée et n'ont eu, généralement, qu'une courte durée.

L'opinion de ces malades me paraît d'autant mieux fondée que moi-même j'ai éprouvé, ainsi que je l'ai dit, plus haut, les mêmes troubles, à peu près dans les mêmes circonstances.

Obs. IV. — Enfin, il y a quelques années, j'ai donné mes soins à deux enfants qui, peu de temps après l'ingestion de bière altérée, présentèrent les mêmes désordres fonctionnels que ceux relatés ci-dessus, à savoir : fièvre intense, vomissements et diarrhée, courbature, etc., désordres qui ne persistèrent pas plus de vingt-quatre heures.

§ 2. — Hypothèses découlant de l'analyse des observations précédentes.

L'analyse de ces différents cas et la comparaison de leurs caractères communs faisaient ressortir, avec évidence, les faits suivants :

1° L'ingestion de matières organiques plus ou

moins altérées avait, toujours, précédé l'apparition des troubles fonctionnels ;

2° L'intensité de la fièvre représentait le phénomène dominant ;

3° Cette fièvre se produisait peu de temps après l'ingestion des matières ;

4° elle persistait environ vingt-quatre heures, pas plus longtemps, du reste, que les autres troubles.

La succession de ces phénomènes dominants et constants me poussa naturellement à établir des relations entre eux et à considérer l'ingestion des matières organiques altérées comme le phénomène initial de la série, c'est-à-dire, comme la cause des phénomènes morbides qui lui succédaient.

Je fus, ainsi, amené à formuler les deux hypothèses suivantes :

1° *La présence, dans le tube digestif ou dans le sang, de certaines substances produites par la désorganisation des matières végétales ou animales, est capable d'activer la production de la chaleur animale et de déterminer la fièvre* ;

2° *Ces substances organiques pyrogènes sont, très probablement, des corps chimiques toxiques et non pas des microorganismes.*

Cette dernière hypothèse me paraissait justifiée,

surtout, par la rapidité relative du développement de la fièvre et la courte durée de sa persistance, deux caractères qu'il est plus logique d'attribuer à l'absorption et à l'élimination d'une substance chimique qu'à la multiplication de microorganismes qui exige un temps relativement considérable.

Ces deux hypothèses, c'est-à-dire, ces deux problèmes étant nettement posés, il fallait en trouver la solution.

L'expérimentation seule pouvait la donner.

Je conçus et exécutai donc un plan de recherches capables de me la faire obtenir.

Je pourrais commencer immédiatement par ces recherches et leurs résultats. Cependant, j'estime que ce serait manquer à la justice que de ne point rappeler, avant, au moins sommairement, les efforts faits par mes prédécesseurs, dans ce genre d'études, pour atteindre le but que j'ai visé. Je vais donc jeter un coup d'œil sur les progrès qu'ils y ont réalisés successivement.

Cette simple revue me permettra de déterminer, exactement, l'état que présentait la question, lorsque j'en ai commencé l'étude. *Il sera, ainsi, très facile d'apprécier le progrès décisif que je lui ai fait accomplir, à mon tour.*

§ 3. — Exposé des principales idées émises sur les causes et le mécanisme de la fièvre avant mes recherches.

En somme, les deux hypothèses que j'ai formulées, plus haut, sont comprises dans cette grande question : *Qu'est-ce que la fièvre ?* Quelle est sa cause? Quel est son mécanisme intime ?

Ainsi posé, le problème est aussi ancien que la médecine elle-même, et l'on peut ajouter qu'il domine son histoire tout entière. Son importance a, de tout temps, paru si grande que, depuis *Hippocrate* jusqu'aux classiques contemporains, il n'est pas un seul inventeur de doctrine médicale, pas un seul maître clinicien vraiment digne de ce nom, qui ne se soit efforcé de l'expliquer ; que, depuis l'introduction si féconde, de l'expérimentation dans les études de médecine, il est peu de grands médecins expérimentateurs qui ne se soient appliqués à en trouver la solution.

Un seul coup d'œil jeté sur l'exposé suivant permettra d'apprécier la valeur de ces assertions.

La fièvre a été successivement attribuée :

1° A une sorte d'effervescence du sang augmentant la chaleur *innée* qu'il contient (*Hippocrate*, *Aristote*, *Galien*) ;

2° A la rétention de la chaleur normale (*Celse*) ;

3° A la combustion d'une sorte de matière huileuse (*Fernel*) ;

4° A une altération de la qualité, de la quantité et des mouvements du sang (*Bellini*) ;

5° A un spasme des petits vaisseaux dû, lui-même, à une irritation des organes sanguins (*F. Hoffmann, Boerhaave, Cullen*) ;

6° A la lutte d'une *Archée* (*van Helmont*), de l'organisme (*Sydenham, Stahl*) ;

7° A une putridité des humeurs (*Horne*) ;

8° A une fermentation du sang provoquée par un *ferment hypothétique* inséré dans le cœur (*Willis*) ;

9° A un spasme général réflexe provoqué par l'irritation d'une muqueuse ou d'un point quelconque de l'organisme (*Broussais, Hufeland*) ;

10° A une surexcitation cardiaque dépendant de la débilité du système nerveux (*Rolando*) ;

11° A une exaltation du système nerveux ganglionnaire entraînant une excitation du système sanguin (*Dugès*) ;

12° A une *Cause fébrifère* hypothétique, capable d'irriter le système vaso-moteur, qui rétrécit les capillaires et retient, ainsi, le calorique (*Traube*) ;

13° A une irritation, idiopathique ou symptomatique, du système sanguin, affectant ses nerfs, ses canaux ou le sang qui y circule et produisant une angiocardite plus ou moins intense (*Bouillaud*) ;

14° A une dilatation des capillaires, qui tend à *niveler*, dans tout le corps, la température centrale légèrement augmentée par l'accélération du mouvement du sang (*Marey*) ;

15° A un excès de combustion des matières hydrocarbonées ou albuminoïdes (*Senator*) due à la suractivité des nerfs vaso-dilatateurs ou calorifiques (*Cl. Bernard*) ;

16° A une régulation de la chaleur, disposée de façon à maintenir l'organisme dans une température plus haute que celle de l'état normal (*Liebermeister*) ;

17° A l'affaiblissement ou à la suppression de l'action modératrice qu'exercerait, sur un centre thermogène situé dans le bulbe, un deuxième centre situé dans la protubérance (*Tschechichin*) ;

18° A l'excitation du centre thermogène bulbaire (*Bruck et A. Gunther*) ;

19° A l'affaiblissement d'une influence modératrice que le cerveau exercerait, sur les processus d'oxydation, au moyen de fibres spéciales passant par la moelle cervicale (*Naunyn* et *Quincke*).

Enfin, pour être à peu près complet, je dois ajouter que quelques médecins expérimentateurs, parmi lesquels je citerai *Gaspard, Sédillot, Billroth* et *Otto Weber, Vulpian,* ayant déterminé des fièvres infectieuses très intenses, en introduisant des liquides putrides dans l'organisme de différents animaux, on en avait naturellement conclu que ces matières possèdent des propriétés pyrogènes énergiques que le charme de la théorie microbienne faisait généralement attribuer aux microbes (1).

Telles sont les principales explications tentées, jusqu'à ce jour, pour répondre aux vieilles questions formulées en tête de ce chapitre. Elles attestent la gran-

(1) Déjà, en 1886, j'ai commencé à réagir, publiquement, un des tout premiers, avec quelques rares savants, parmi lesquels se trouvaient MM. les Prof. *A. Gautier*, *Chauveau*, *Bouchard*, contre les exagérations de cette théorie, pour laquelle je n'ai cessé, cependant, de professer une grande admiration.

En effet, les microbiologistes ne s'occupaient encore, alors, que des microbes considérés comme êtres vivants et plus ou moins pathogènes. Ils ne voyaient que les microbes. Ils rapportaient tout, *directement*, aux microbes.

Ils semblaient ignorer ou méconnaître le *rôle pathogène de leurs sécrétions et des différentes substances chimiques* solides, liquides ou gazeuses, engendrées par eux, *directement* ou *indirectement*.

Bien convaincu, même avant cette époque, que les substances chimiques jouaient un *rôle capital et direct*, soit dans la détermination des maladies, soit dans leur atténuation ou leur prophylaxie, je me suis efforcé, tout en m'engageant, moi-même, dans la *Nouvelle voie* de recherches, d'attirer l'attention des médecins expérimentateurs sur la nécessité d'étudier, aussi, l'action des substances chimiques *engendrées*, *directe-*

deur et la continuité des efforts faits, depuis près de vingt-quatre siècles, par les principaux représentants de la médecine pratique et de la médecine expérimentale, pour introduire un peu de lumière dans ces ténébreuses questions.

Après tant d'efforts, on pourrait être tenté de croire

ment ou *indirectement*, par la vie des microbes (Voir : *Microbes, Ptomaïnes et Maladies.* 1 vol. in-8, de 236 pages. Doin, édit. Paris, Mars, 1886).

En Mai et en Juin 1887, M. *Alessandro Serafini* assistant de M. *Maffucci*, prof. d'anatomie pathologique de l'Université de Pise, publia que « la fièvre de la *Pneumonie fibrineuse* engendrée par le *Pneumocoque de Friedlander* doit être, d'après ses expériences, attribuée à une *matière phlogogène* produite par le microbe et incessamment versée dans l'organisme. »

Déjà, longtemps avant, *Senator*, *Klebs* et *Tiegel*, etc., avaient soutenu que le pus sans microbe, ne produisait qu'une *élévation de température passagère*, tandis que le pus contenant des microbes capables de se multiplier dans les tissus, déterminerait des fièvres graves et quelquefois la mort.

En février de 1889, quelques jours avant la lecture de mes mémoires devant l'Académie de Médecine, un des élèves les plus distingués de M. le prof. *Bouchard*, M. *Charrin*, présenta, à la *Société de Biologie*, conjointement avec M. *Armand Ruffer*, une note dans laquelle il rapportait que du bouillon ayant servi à cultiver le bacille pyocyanique et dépouillé de ces bacilles, par la filtration, au moyen du filtre *Chamberland*, injecté sous la peau de *lapins*, déterminait une *température fébrile*. Ces expérimentateurs rapportaient, encore, dans la même Note, que l'injection du « *bouillon pur* » déterminait, aussi, une température fébrile (*Comptes Rendus de la Société de Biologie*, séance du 26 fév. 1889, T. 41, p. 63).

L'étude spéciale de la fièvre n'était point poussée plus profondément. Seule, l'*élévation thermique* est notée dans cette communication. Des autres symptômes, fort importants, cepen-

que la science peut, enfin, construire une définition complète et exacte de la fièvre. Hélas! elle est, encore, bien loin de ce pouvoir. Si, en effet, on essaie de grouper, dans une formule, les notions les plus positives réalisées par une longue série d'efforts, on obtient la définition suivante :

La fièvre est un accroissement morbide des combustions organiques, de la température et de l'activité du cœur, accroissement qui peut être déterminé par la présence de matières putrides dans l'organisme et par certains désordres du système nerveux.

Ainsi, comme on le voit, la science actuelle n'est

dant, qui constituent le tableau de l'accès de fièvre, aucun n'y est signalé.

De plus, on pouvait et on devait se demander si l'élévation de la température était attribuable, soit aux substances chimiques constituantes du bouillon de culture vierge, soit aux substances chimiques *engendrées* par la vie des microbes.

En admettant que l'élévation de température fut déterminée par cette dernière catégorie de substances chimiques, il restait à démontrer, encore, si la substance pyrogène était unique, ou si il y en avait plusieurs, quelle était la nature de cette ou de ces substances, si elles provenaient, directement, de l'organisme microbien ou si elles étaient engendrées, indirectement, par sa vie, etc., etc., autant de problèmes que j'étudiais, depuis plusieurs années, et dont j'avais trouvé les solutions qui sont exposées dans le présent travail.

Quoi qu'il en fut, la Note de *MM. Charrin* et *Armand Ruffer*, de même que les publications des auteurs précédents, présentait, pour l'époque, un certain caractère de nouveauté et elle contenait un fait intéressant. (Note de 1900.)

guère plus avancée, sur la question qui nous occupe, que celle d'*Hippocrate* et de *Galien*. Comme son aînée, elle est forcée de définir la fièvre par ses caractères les plus constants, sans pouvoir expliquer leur genèse. Voilà la position exacte de la question.

L'étincelle qui allume l'incendie, c'est-à-dire, la cause initiale qui engendre l'accroissement des combustions et de la température animales, la nature de cette cause, le lieu précis et l'étendue de son action immédiate, le premier désordre qu'elle fait naître en ce lieu, la succession et l'enchaînement des phénomènes morbides qui dérivent de ce premier désordre et qui représentent le mécanisme intime de la fièvre, tout cela n'est que profond mystère.

Ces différentes inconnues, qui constituent le problème à résoudre, sont autant d'éléments qu'il faut méthodiquement et rigoureusement analyser, jusqu'à l'irréductibilité, pour réaliser la solution tant désirée.

C'est ce travail analytique que je me suis résolument proposé d'accomplir, en posant mes hypothèses, et cela, malgré ses effrayantes difficultés, dans l'espoir qu'il me permettrait, ensuite, non seulement de synthétiser tous les éléments positifs d'une définition complète et exacte de la fièvre, mais encore et surtout, de trouver son *traitement scientifique*.

CHAPITRE II

RECHERCHES EXPÉRIMENTALES SUR LA PATHOGÉNIE DE LA FIÈVRE

Ces recherches ont été faites sur des chiens, sur des lapins, et poursuivies, avec le plus grand soin, pendant plus de trois ans.

Elles comprennent plus de quatre cents expériences variées que je ne puis décrire dans le présent travail.

Je me bornerai à condenser, dans un résumé complet et fidèle, tout ce qu'elles présentent d'essentiel.

---

§ 1. — Expériences préliminaires permettant de supposer que les propriétés pyrogènes des liquides putrides sont dues à des subtances chimiques solubles.

Principales conditions des expériences. — Tout d'abord, j'ai cherché à expérimenter dans des conditions aussi analogues que possible à celles qui me paraissaient avoir donné la fièvre et les autres troubles que j'avais observés chez l'homme.

En conséquence, j'ai choisi la bière en décomposition. des macérations plus ou moins putrides de foin et de feuilles, de chair de bœuf ou de lapin.

Chaque genre de liquide a été expérimenté sur une série spéciale de chiens ou de lapins.

Le liquide n'était introduit dans l'organisme qu'après avoir été filtré plusieurs fois avec du papier Berzélius. Cette introduction était toujours faite par trois voies : dans l'estomac, sous la peau et dans la circulation veineuse.

Chacun de ces trois modes d'introduction était appliqué à des animaux spéciaux groupés en sous-séries.

La quantité de liquide injectée, variable suivant la voie d'introduction, était de 50 à 125 centimètres cubes, pour l'estomac, et de 5 à 10 centimètres cubes, pour le tissu cellulaire sous-cutané ou pour les veines.

La température était toujours prise, successivement, toutes les heures environ, dans le rectum et dans l'aîne, avec le même thermomètre enfoncé à la même profondeur, pendant quinze minutes.

Résultats obtenus. — Dans tous les cas, les injections intra-veineuses et sous-cutanées ont été *rapidement* suivies d'une *fièvre intense* dépassant, souvent, **42°** et, fréquemment, accompagnée de troubles gastro-intestinaux.

La *rapidité* et l'*intensité* qui caractérisent cette fièvre, surtout après les *injections intra-veineuses, portent à la faire attribuer, plutôt à l'action de certaines substances chimiques, qu'à l'irritation mécanique produite par les microbes* contenus dans les liquides injectés. Ces injections déterminent une maladie infectieuse de durée variable qui se termine, généralement, par la mort.

Les *injections intra-stomacales* ne déterminent que peu de fièvre chez le lapin, et restent sans effet, chez le chien. L'augmentation de la température atteint, rarement, 1° et ne persiste pas longtemps. Ces injections ne produisent point, comme les précédentes, une maladie infectieuse.

Tous les animaux reprennent leur fonctionnement normal, en douze ou vingt-quatre heures, environ.

Conclusion spéciale. — *Ces différents faits portent, comme les précédents, à faire attribuer la fièvre notée chez le lapin, plutôt à l'absorption de substances chimiques solubles, qu'à l'introduction dans le sang ou les tissus, à travers la muqueuse gastro-intestinale, de microorganismes.*

De plus, ils permettent de penser que ces substances chimiques sont, plus ou moins, absorbées par la muqueuse intestinale ou, plus ou moins, modifiées et détruites, avant d'arriver dans le milieu intérieur.

§ 2. — Expériences démontrant que l'eau de lavage de la levure vivante de bière possède des propriétés pyrogènes aussi énergiques que celles des liquides putrides.

En expérimentant les liquides putrides énumérés plus haut, j'avais été particulièrement frappé, à plusieurs reprises, par la puissance pyrogène de la bière putréfiée. Cette propriété attirait d'autant plus mon attention que j'avais été porté à attribuer, à la bière altérée qu'ils avaient bue, la fièvre intense et les troubles gastro-intestinaux qui étaient survenus chez les deux enfants cités plus haut (*Obs. IV*, page 110), peu de temps après l'ingestion de cette boisson.

Je fus, ainsi, conduit à rechercher, avec soin, la cause des propriétés pyrogènes de la bière en putréfaction et à en faire l'examen microscopique. Cet examen m'ayant fait découvrir une très grande quantité de cellules de levure de bière, je ne pus m'empêcher d'attribuer, à leur présence, les propriétés pyrogènes de ce liquide.

Telle est l'origine de l'hypothèse qui m'a poussé à entreprendre, sur la levure de bière, toutes les recherches dont je vais faire l'exposition.

Ce microorganisme, dont l'étude, fécondée par le génie de *Pasteur*, a déjà tant contribué à expliquer les mystères de la fermentation, me semblait devoir révéler encore bien des secrets !

J'étais d'autant plus porté à entreprendre des recherches sur les propriétés pathogènes des produits élaborés par ce microorganisme, que les travaux de MM. *Pasteur, Schützenberger, Duclaux, Schlossberger, Meyer*, etc., établissent, solidement, que sa vie présente les plus grandes analogies avec la vie des cellules de notre propre organisme.

Comme ces dernières, en effet, la cellule de levure

de bière se nourrit d'aliments azotés, hydrocarbonés et minéraux. Comme elle, aussi, la levure rejette, de son propre organisme, les mêmes déchets azotés, etc., tels que la *leucine*, la *tyrosine*, la *carnine*, la *xanthine*, l'*hypoxanthine*, la *guanine*, etc.

La bière altérée dont je m'étais servi dans mes expériences n'était, en somme, qu'une macération de cellules de levure de bière. Mon premier soin fut donc de répéter mes expériences avec une macération aqueuse de cette levure.

Dans ce but, je délayai un pain de levure fraîche, acheté chez un boulanger, avec la quantité d'eau distillée nécessaire pour obtenir une pâte semi-fluide. Je laissai macérer la levure, pendant une journée environ, afin de donner aux cellules le temps de se dégorger, puis, je filtrai avec du papier Berzélius, jusqu'à ce que le liquide passât complètement limpide. J'obtins, ainsi, un extrait aqueux qui ne présentait aucun des signes de la putréfaction.

Cinq à dix centimètres cubes de cet extrait injecté dans la circulation veineuse d'un chien de 5 à 6 kilogrammes, suffisent, pour produire, très rapidement, l'*accès de fièvre le plus intense et le plus typique*, tout à fait semblable à celui déterminé, chez l'animal, par l'injection du liquide putride, ou, chez l'homme, par l'*impaludisme*.

J'ai répété cette expérience sur un grand nombre de chiens et j'ai, toujours, obtenu des résultats absolument concordants.

L'extrait aqueux frais et bien filtré de cellules de levure ne produit point, comme les liquides putrides antérieurement expérimentés, une maladie infectieuse plus ou moins souvent mortelle. Il engendre, simplement, un accès de fièvre qui disparaît, complètement, en douze ou quinze heures, et sans laisser, dans l'organisme, de trouble appréciable.

Conclusion spéciale. — *Tout en démontrant, nettement, que les propriétés pyrogènes n'appartiennent pas exclusivement aux matières putrides, cette série d'expériences tendait, évidemment, à établir que les produits élaborés par des cellules vivantes sont capables de faire surgir une fièvre intense.*

§ 3. — Expériences démontrant que l'action purement mécanique des microbes est incapable d'engendrer la fièvre.

La macération aqueuse de cellules de levure de bière, malgré les filtrations répétées avec le papier

Berzélius, contenait encore une assez grande quantité de microbes de formes différentes. Je me demandais naturellement quelle pouvait être la part qui, dans la détermination de la fièvre, devait être accordée à l'irritation mécanique produite par ces infiniment petits.

Cette question exigeait, à mes yeux, un examen d'autant plus sérieux que l'on considère, généralement, les microbes fixés dans les tissus ou circulant dans les liquides de l'organisme, comme des corps étrangers, comme des sortes d'épines capables de produire la fièvre, par leur seule action mécanique.

Voici le procédé que j'ai employé pour résoudre ce petit problème. J'ai filtré, avec une fine bougie Chamberland, une grande quantité de macération aqueuse de levure déjà filtrée avec du papier et contenant beaucoup de micro-organismes. A la fin de l'opération, la surface externe du filtre était couverte de microbes.

J'ai soumis cette bougie à la température de 120°, pendant une heure, dans l'étuve sèche, puis j'ai râclé légèrement *sa surface*, pour enlever les *cadavres des microbes*. La fine poussière, ainsi obtenue, a été délayée dans 15 cent. cubes d'eau distillée. Ce délayage était légèrement trouble et l'examen microscopique établissait la présence d'un grand nombre de fines granulations représentant, sans doute, les cadavres des microbes.

J'ai, alors, injecté ce liquide dans la circulation veineuse d'un chien qui a été observé avec le plus grand soin. Le résultat a été, à peu près, nul. La température ne s'est élevée que de 3 à 4 dixièmes de degré et il ne s'est produit aucun autre trouble fonctionnel appréciable.

Cette expérience répétée sur une série de chiens a, toujours, donné des résultats concordants. J'ajoute que, dans certains cas, il m'a été impossible de noter la plus légère élévation de température.

Conclusion spéciale. — *Ces expériences établissaient donc, non seulement, que l'irritation due à l'action mécanique des microbes est impuissante à produire la fièvre, mais aussi, que la fièvre obtenue avec l'extrait aqueux de levure de bière est bien due à l'action des substances chimiques qu'il tient en solution.*

§ 4. — Expériences démontrant que les cellules de levure de bière secrètent ou excrètent des subtances chimiques pyrogènes.

Toutes les expériences précédentes établissaient, de plus en plus solidement, que la fièvre la plus intense et la plus typique peut être produite par des substances chimiques.

Mais, quelle était l'*origine de ces substances* ?

Fallait-il les considérer comme des produits de sécrétion cellulaire ou bien les regarder comme des débris de la désorganisation de cellules mortes ?

Pour répondre à ces questions, j'ai expérimenté avec des bouillons de culture faits suivant le procédé de M. *Pasteur*.

Tout d'abord, j'ai reconnu, dans une série d'expériences préliminaires, que le *bouillon de culture vierge* injecté dans la circulation, à la dose de 10 centimètres cubes, *ne produit*, chez le chien, *aucun trouble appréciable*. Ce premier fait établi, j'ai ensemencé le bouillon et obtenu une abondante culture pure de levure.

Injectant, alors, de nouvelles doses de 10 centimètres cubes de bouillon de culture modifié par la vie des cellules de levure, dans la circulation veineuse d'une nouvelle série de chiens, j'ai obtenu, dans chaque expérience, une fièvre tout à fait semblable à celle déterminée avec l'extrait aqueux de levure de bière.

Les cellules de levure avaient donc abandonné des substances chimiques pyrogènes dans le bouillon de culture.

Afin de mieux démontrer le fait, j'ai opéré de cette autre manière. J'ai décanté le bouillon de culture avec soin, de façon à laisser, au fond du vase, les cellules qui s'y étaient développées. J'ai lavé, plusieurs fois, la masse de levure, en l'agitant avec de l'eau distillée stérilisée, laissant reposer et décantant. Ajoutant, ensuite, une petite quantité d'eau distillée stérilisée, j'ai laissé les cellules se dégorger pendant trois jours, en agitant de temps en temps.

De nouvelles injections, répétées avec ce dernier liquide, en procédant comme il est dit ci-dessus, sur une nouvelle série de chiens, ont donné les mêmes résultats.

Conclusion spéciale. — *Ces deux séries d'expériences démontraient donc, définitivement, que les cellules de levure de bière sécrètent ou excrètent des substances chimiques pyrogènes.*

§ 5. — Extraction d'une substance pyrogène spécifique.

Toutes les séries d'expériences précédentes démontraient qu'il se forme des substances chimiques solubles très pyrogènes, *aussi bien pendant la vie des cellules que pendant leur décomposition, après la mort.*

Le problème à résoudre, avant tout autre, était donc de les extraire, à l'état de pureté, afin de pouvoir les étudier avec précision, problème vraiment difficile que je ne savais comment attaquer.

Je ne raconterai pas tous les essais, tous les tâtonnements que j'ai dû faire, pour arriver à trouver un procédé d'extraction satisfaisant. Cet exposé serait aussi fastidieux, pour moi, qu'inutile au lecteur. Je vais donc indiquer, immédiatement, le procédé qui m'a donné les meilleurs résultats et auquel je me suis arrêté. Il est aussi simple que facile à employer.

Procédé d'extraction de la Pyrétogénine. — Ce procédé d'extraction comprend les opérations suivantes :

On réduit à *l'autophagie*, pendant quelques jours, 2 à 3 kilos de levure de bière aussi pure que possible, dans 1 à 2 litres d'eau distillée, en agitant de temps en temps. Puis, on filtre le liquide, jusqu'à ce qu'il passe bien limpide.

La liqueur acide, plus ou moins ambrée, ainsi obtenue, est traitée par l'alcool à 95°, jusqu'à ce qu'il ne forme plus de précipité.

Quand le précipité est bien formé, on le recueille sur un filtre où on le laisse égoutter, jusqu'à ce qu'il ne soit plus humide. Alors, on le délaie avec, à peu près, son volume d'eau distillée ; on laisse macérer quelques heures et l'on filtre avec du papier Berzélius.

La nouvelle liqueur ainsi obtenue, traitée comme la précédente, donne un précipité blanc, plus ou moins floconneux, que l'on recueille comme le premier.

Ce précipité est très pyrogène. On pourrait donc croire avoir isolé, enfin, à l'état de pureté suffisante, la substance qui donne la fièvre. On est encore bien loin, cependant, de cet état de pureté.

En effet, l'examen microscopique y fait découvrir, suivant les cas, trois à quatre substances d'aspect différent :

La première, composée de fines granulations homogènes à reflets jaunâtres, forme le fond de la masse ;

La deuxième est parfaitement cristallisée et rappelle, tout à fait, par sa forme, le phosphate acide de soude ou l'acide succinique ;

La troisième, également cristallisée, est composée d'aiguilles libres ou groupées en éventails séparés ou soudés par leurs sommets.

Enfin, la quatrième, qui manque assez souvent, cristallise sous forme de palmes académiques séparées ou unies par deux, pour constituer de véritables couronnes.

Pour savoir laquelle de ces quatre substances était

la seule ou la plus pyrogène, il fallait les isoler et en faire une étude spéciale. Après beaucoup de tâtonnements, je suis arrivé à opérer cette séparation, grâce à leur inégale solubilité dans l'eau, l'acool pur ou additionné d'eau en quantité variable.

Tout d'abord, je fus porté à considérer, *à priori*, les corps cristallisés comme étant les substances actives. C'était là une grosse erreur. Chacun d'eux, en effet, expérimenté séparément sur une série de chiens, ne détermina, même à dose relativement élevée, qu'une élévation thermique faible et de très courte durée (0°5 à 0°8), et cela sans produire aucun des autres troubles fonctionnels qui caractérisent l'accès de fièvre.

La *substance vraiment active* était, précisément, celle qui se présente sous forme de fines granulations homogènes très faiblement jaunâtres : *son énergie pyrogène était tout à fait surprenante.* Une seule parcelle encore humide, grosse comme un grain de blé, dissoute dans 3 à 4 centimètres cubes d'eau distillée et injectée dans une veinule de l'oreille d'un chien de 5 à 6 kilos, faisait rapidement surgir l'accès de fièvre le plus intense et le plus typique, tout à fait semblable à celui déterminé par l'eau de macération de cellules de levure de bière.

La répétition de cette expérience était, toujours,

suivie des mêmes résultats. J'étais donc, enfin, en possession de la substance pyrogène *prévue* dans mon hypothèse et cherchée depuis si longtemps.

En raison des propriétés pyrogènes à la fois si puissantes, si constantes et si bien définies, si spécifiques, que possède cette singulière substance, j'ai pensé qu'il convenait de la désigner par un nom spécial et de lui donner celui, à la fois expressif et agréable à l'oreille, de **Pyrétogénine**.

Pour conserver cette substance, il faut la faire dessécher rapidement, sous l'exsiccateur et sur l'acide sulfurique, et la placer, ensuite, dans un tube sec et bien bouché. (1).

(1) Ce procédé a été employé dans la suite, et avec succès, par presque tous ceux qui se sont appliqués à extraire les *Diastases microbiennes*, toxiques, vaccinantes, etc. (*Note de 1900*).

CHAPITRE III

PROPRIÉTÉS DE LA PYRÉTOGÉNINE

§ 1. — Propriétés physiologiques de la Pyrétogénine.

Si l'on injecte, dans une veinule de l'oreille d'un chien possédant tous les attributs visibles et connus de la santé, environ un demi milligramme, par kilogramme de son poids, de **Pyrétogénine** pure et sèche dissoute dans 5 centimètres cubes d'eau distillée, on voit se dérouler, assez régulièrement, dans l'ordre de leur exposition et, à peu près toujours, avec le même degré d'intensité, les troubles fonctionnels suivants :

A. — Principaux caractères de l'accès de fièvre.

1° Phénomènes précurseurs de l'accès de fièvre. — Dix à trente minutes (quelquefois plus) après l'injection, l'animal, qui était resté très gai, jusque-là, commence à être inquiet et triste ; il cesse de sauter, paraît abattu, sa démarche est lente et mal assurée ; il éprouve quelques secousses dans les muscles de la nuque, du thorax et dans le diaphragme. Ce sont, là, les phénomènes avant-coureurs de frissons qui ne tardent pas à se montrer.

2° Première phase de l'accès de fièvre. — Ces *frissons*, après une durée variable, sont remplacés par un véritable *tremblement généralisé*, intermittent, isochrone, au début, avec l'expiration, d'intensité croissante et d'intermittence décroissante, qui devient continu et qui ne cesse, à peu près complètement, qu'après avoir duré une à deux heures.

Au cours de la succession de ces différents phénomènes morbides, il survient des *nausées*, des *vomissements* alimentaires, puis mousseux et bilieux, quelques *selles* plus ou moins *diarrhéiques* et quelques *mictions*.

De plus, il se produit, simultanément, un *accroissement progressif dans les températures* interne et externe, dans le nombre et l'amplitude des *inspirations* et dans le nombre des *pulsations*, accroissement qui continue pendant deux à trois heures.

Cette succession de troubles fonctionnels constitue la *première phase* de l'accès de fièvre, c'est-à-dire, la *période d'ascension*.

3° Deuxième phase de l'accès de fièvre. — A cette première phase, succède une seconde, pendant laquelle la plupart des désordres précédents persistent, sans s'accroître, mais aussi, sans diminuer d'intensité.

Cette *seconde phase* est surtout remarquable par les caractères suivants :

La température atteint près de 42°, *aussi bien dans l'aîne que dans le rectum* ; le pouls, petit, intermittent, difficile à compter, bat cent trente fois à la minute, le nombre des inspirations, dont l'amplitude a presque doublé, est de 45, environ, par minute ;

L'expiration est accompagnée, assez régulièrement, d'une petite toux saccadée et plaintive ;

La peau donne, au toucher, une sensation de chaleur sèche et désagréable ; le bout du nez, frais et humide à l'état normal, est sec et chaud ;

La muqueuse de la gueule est également sèche et chaude ; l'animal répand une odeur *sui generis* forte et désagréable ;

Son *faciès*, hébété, est comme *grippé* ; son indifférence, à peu près complète, à l'appel et à la caresse.

Cette seconde phase dure environ quatre heures. Elle représente la *période dite d'état* et se traduit, sur les graphiques, par une sorte de plateau.

4° Troisième phase de l'accès de fièvre. — Enfin,

vers la sixième ou la septième heure après l'injection, l'intensité des phénomènes morbides énu-

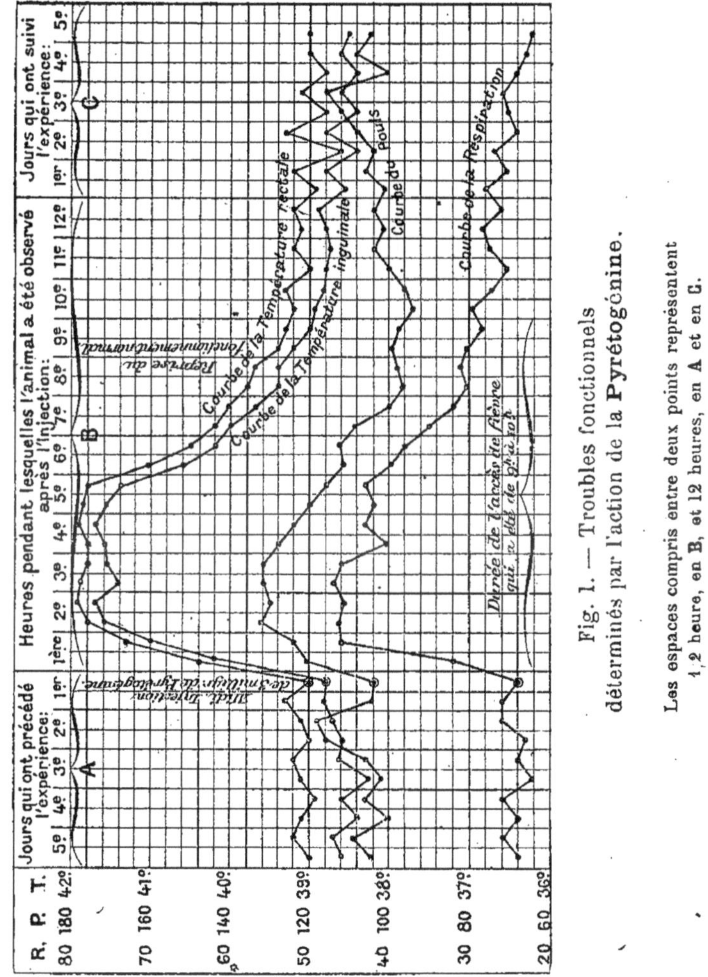

Fig. 1. — Troubles fonctionnels déterminés par l'action de la **Pyrétogénine.**

Les espaces compris entre deux points représentent 1/2 heure, en **B**, et 12 heures, en **A** et en **C**.

mérés ci-dessus commence à décroître. Cette progression négative, qui représente la *troisième phase* de l'accès ou *période de descente,* se continue pendant trois heures environ, et ramène, ainsi, l'animal, vers son fonctionnement normal qui est complètement et définitivement récupéré dans la dixième heure, à peu près, après l'injection.

Pour bien apprécier la progression de ces différents phénomènes, je prie le lecteur d'examiner les graphiques de la page 138, qui en représentent l'évolution complète.

B. — Courbes de la déperdition calorique par rayonnement, dans l'état normal et dans l'état fébrile

L'accroissement, vraiment frappant, de la température rectale et, surtout, de celle de la peau, permettait, certainement, d'affirmer que l'animal émettait, par rayonnement, une quantité de chaleur beaucoup plus grande, pendant son accès de fièvre, que pendant l'état normal.

Cependant, je n'ai pas voulu me contenter de cette certitude rationnelle et j'ai tenu à joindre, à cette dernière, une preuve expérimentale absolument convaincante.

Le meilleur moyen d'obtenir cette preuve objective consistait, évidemment, à enregistrer, avec un appareil précis, la chaleur émise par l'animal, pendant l'état normal, et pendant l'état morbide, c'est-à-dire, avant, pendant et après l'accès de fièvre.

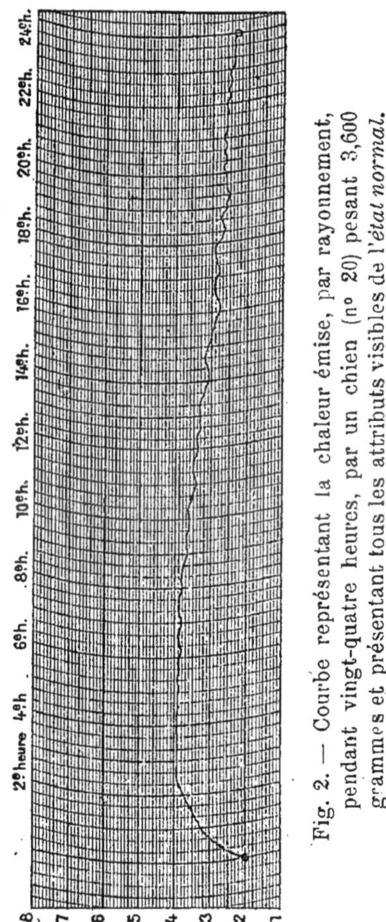

Fig. 2. — Courbe représentant la chaleur émise, par rayonnement, pendant vingt-quatre heures, par un chien (nº 20) pesant 3,600 grammes et présentant tous les attributs visibles de l'*état normal*.

Pour atteindre ce but, je me suis servi du calorimètre compensateur imaginé par M. d'*Arsonval*. Grâce à cet excellent appareil, il m'a été facile de fixer, aussi fidèlement que possible, dans un graphique,

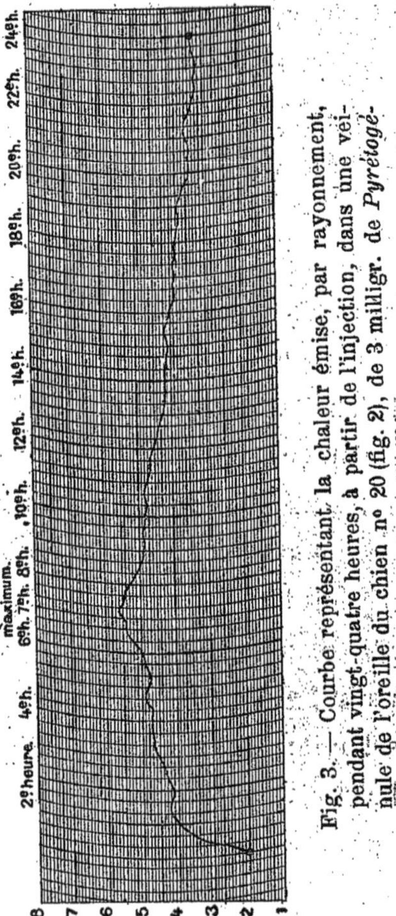

Fig. 3. — Courbe représentant la chaleur émise, par rayonnement, pendant vingt-quatre heures, à partir de l'injection, dans une veinule de l'oreille du chien nº 20 (fig. 2), de 3 milligr. de *Pyrétogénine* dissous dans 3 c. c. d'eau distillée.

toute l'étendue du phénomène de l'émission calorique.

Afin d'éviter les erreurs que l'alimentation peut

apporter dans ce genre de recherches, j'avais soin de n'introduire l'animal dans l'appareil que cinq heures après lui avoir fait ingérer la même quantité d'une nourriture toujours semblable, composée de 250 grammes de lait et 100 grammes de pain. Il ne recevait, ensuite, absolument aucune autre nourriture, pendant toute la durée (24 heures) de son séjour dans l'appareil.

Avant de commencer l'expérience, je m'assurai que les températures rectale et inguinale étaient normales.

Enfin, je dois ajouter que, dans les cas où je voulais enregistrer la chaleur fébrile, l'animal était toujours introduit dans l'appareil *immédiatement* après l'injection de la pyrétogénine dans sa circulation veineuse.

C'est dans ces conditions que j'ai obtenu les deux courbes figurées ci-dessus (fig. 2 et 3). Il serait assurément superflu d'en faire la description. Un simple examen comparatif suffira pour faire ressortir, avec évidence, que l'animal émet, par rayonnement, une quantité de chaleur beaucoup plus grande, pendant son accès de fièvre, que pendant son état normal.

C. — Examen des principaux produits de la combustion organique émis avant, pendant et après l'accès de fièvre.

En présence de la production d'une aussi grande

quantité de chaleur, je me demandai naturellement quelle pouvait être sa source, si elle n'avait point, pour origine, un accroissement correspondant de la combustion organique. Seul, l'examen des produits de cette combustion pouvait me renseigner sur ce point. Je dirigeai donc mes recherches de leur côté, en procédant de la façon suivante :

Un chien en bonne santé était renfermé dans une cage, pour limiter son travail musculaire, et soumis à un régime alimentaire composé, quotidiennement, de 400 grammes de lait et de 200 grammes de pain.

1° Examen des produits de la respiration. — Après huit jours de ce régime, je recueillais, au moyen d'un appareil incapable de troubler la respiration, 60 litres d'*air expiré* que je faisais barbotter, avec lenteur et régularité, successivement, dans l'acide sulfurique et dans une solution concentrée de potasse caustique répartie en trois flacons spéciaux, puis, je pesais ces flacons, avec une balance de précision.

L'augmentation de leur poids représentait, précisément, celui de l'*acide carbonique* qui y avait été retenu.

2° Examen des urines. — D'autre part, je prélevais deux échantillons sur l'urine émise dans les vingt-quatre heures et je dosais l'*urée*, au moyen de l'hypobromite de soude, la matière organique totale, en déterminant la différence de poids qui existait entre l'extrait dur, préparé à l'étuve maintenue à 100°, et les cendres, à peu près blanches, résultant de sa calcination.

Une série de ces trois genres de dosages était faite avec les matières recueillies pendant l'état normal et cette série était répétée, avec les matières recueillies pendant et après l'accès de fièvre.

Résultats.

Ces différentes investigations, poursuivies sur plusieurs chiens, tendent à démontrer que l'acide carbonique, l'urée et les matières organiques de l'urine sont produits, en plus grande quantité, pendant l'accès de fièvre, que pendant l'état normal de l'animal.

La relation ainsi établie, entre l'accroissement de la température et celui des produits de la combustion animale, tend donc à démontrer que la présence de la **Pyrétogénine** dans le sang est capable d'activer cette combustion.

De plus, certains indices permettent de penser que cet accroissement de combustion pourrait bien se faire, *surtout*, aux dépens des matières albuminoïdes.

De regrettables circonstances sont venues interrompre ces intéressantes recherches, mais je me propose de les reprendre et de les pousser aussi loin que possible (1).

Conclusions spéciales. — *En résumé, tous les faits précédents forcent à admettre, désormais, que la fièvre peut être déterminée, au moins, par une substance chimique. Frissons, tremblements, stupeur, adynamie, troubles gastro-intestinaux ; accroissement des températures centrale et périphérique, des battements du cœur, de l'acide carbonique, de l'urée, des matières organiques de l'urine ; succession et évolution des phénomènes morbides en trois phases inégales ; enfin,*

(1) En effet, des dissentiments *fort injustement* suscités par le professeur auquel j'étais, alors, attaché, m'ont conduit à renoncer aux importantes ressources expérimentales accumulées dans les *Laboratoires de Thérapeutique et de matière médicale de la Faculté de Médecine de Paris* que j'avais réorganisés et dont j'avais été le « Chef de Laboratoire » pendant six ans.

Aussi longtemps que j'ai eu, à ma disposition, l'organisation que j'avais faite, je me suis consacré, et avec un succès croissant, à l'étude des problèmes exposés dans le présent travail.

Cette organisation, je l'avais faite, en grande partie, pour poursuivre la solution de ces problèmes. Son abandon m'a obligé à ajourner la réalisation de mon plan de recherches, et depuis, mes ressources expérimentales ont toujours été *beaucoup trop précaires*, pour me permettre de reprendre l'exécution de ce plan. (*Voir les explications complémentaires dans les Simples Remarques*, § *2*, *page 14*.

tous les résultats relatés, jusqu'ici, démontrent, avec évidence, que l'introduction, dans la circulation sanguine du chien, d'une parcelle de la substance extraite de la levure de bière, fait surgir un accès de fièvre aussi intense et aussi typique que ceux dont peuvent souffrir l'homme et les animaux.

Cette démonstration justifie suffisamment, je crois, le nom de **Pyrétogénine** *que j'ai proposé de donner à cette singulière substance.*

§ 2. — Propriétés physiques de la Pyrétogénine.

Fraîchement précipitée et encore humide d'alcool, la **Pyrétogénine** se présente sous l'aspect d'un très beau précipité blanc, plus ou moins fin, quelquefois floconneux.

L'examen microscopique démontre que ce précipité est composé de fines granulations homogènes, très faiblement jaunâtres.

Exposé à l'air libre, il perd son alcool, devient sirupeux, transparent, d'abord jaunâtre, puis complètement foncé. Abandonné en cet état, il se dessèche, peu à peu, durcit et adhère si fortement au vase qu'il est presque impossible de l'en détacher.

Sous la forme sirupeuse, la pyrétogénine répand une faible odeur de levure très agréable. Sous la forme solide, sèche et blanche, l'odeur est moins forte. *La* **Pyrétogénine** *est donc faiblemennt volatile.*

Le précipité frais, très blanc, desséché *immédiatement* sur l'acide sulfurique et dans le vide, donne une masse blanche plus ou moins écailleuse. La face supérieure est luisante et porcelainée, sa face inférieure, complètement terne, rappelle tout à fait la craie blanche.

Dans cet état, elle se laisse facilement pulvériser et donne, sous le pilon, la sensation que fait éprouver l'écrasement de la craie.

Un fragment sec et très blanc, exposé à l'air libre, ne tarde pas à se ramollir et à brunir. Il subit, ensuite, exactement, les mêmes modifications que celles relatées plus haut, dans la description du précipité frais.

La **Pyrétogénine** est très soluble dans l'eau, insoluble dans l'alcool, la benzine, le chloroforme, l'éther de pétrole, l'alcool amylique, le sulfure de carbone, etc. L'éther sulfurique en dissout une très faible quantité.

Un fragment sec de précipité déposé sur la langue se ramollit immédiatement et donne, tout d'abord, simplement, la sensation d'un corps faiblement gommeux. Mais, on ne tarde pas à éprouver de l'âpreté, une chaleur mordicante et de la sécheresse qui s'étendent dans toute la bouche, gagnent le pharynx et déterminent, ainsi, un sentiment de strangulation qui peut persister plusieurs heures.

§ 3. — Propriétés chimiques de la Pyrétogénine.

La pyrétogénine semble posséder son maximum d'énergie à l'état naissant, c'est-à-dire, lorsqu'elle se trouve dissoute dans l'eau où les cellules de levure de bière ont été réduites à l'autophagie. Elle paraît perdre une partie de ses propriétés pyrétogènes, pendant les manipulations que nécessitent son extraction et sa purification. Avec le temps, sa puissance pyrétogène s'affaiblit, de plus en plus.

En solution aqueuse relativement concentrée, la pyrétogénine ne modifie aucunement le papier tournesol. Mais, elle donne des réactions très nettes, avec les réactifs suivants :

1° *Acide phosphomolybdique :* au début, simple trouble qui se transforme en précipité abondant, après vingt-quatre heures ;

2° *Acide picrique :* précipité très fin, au bébut, qui devient abondant et floconneux, après vingt-quatre heures ;

3° *Acide phosphoantimonique :* léger trouble qui ne varie pas avec le temps ;

4° *Acide phosphotungstique :* léger trouble, au début, et précipité abondant à la longue ;

5° *Acide tannique :* trouble assez prononcé ;

6° *Chlorure d'or :* réduction très nette ;

7° *Chlorure de platine :* précipité très net.

Tous les précipités obtenus avec ces différents réactifs présentent, avec le temps, une tendance plus ou moins franche à cristalliser. Celui que forme l'acide phosphomolybdique est le plus franchement cristallin et de beaucoup le plus abondant.

Le ferricyanure de potassium et le perchlorure de fer, l'iodure double de mercure et de potassium, l'iode dissous dans l'iodure de potassium, l'acide iodhydrique, l'iodure de potassium et de bismuth, l'iodure de cadmium et de potassium, ne produisent aucune modification appréciable dans la solution de pyrétogénine.

Cette singulière substance se comporte donc comme une base, en présence d'un certain nombre de réactifs principaux destinés à la reconnaissance des alcaloïdes, mais ces caractères ne sont, ni ceux d'une base putréfactive, ni ceux d'une base végétale ordinaire. Ils nous obligent à *considérer la* **Pyrétogénine** *comme une molécule basique spéciale.* C'est là, une considération fort importante qui mérite de fixer sérieusement l'attention.

§ 4. — Nature de la Pyrétogénine.

Un fragment de pyrétogénine, *bien purifiée*, chauffé, lentement et progressivement, sur une lame de platine, jaunit, se boursoufle et émet, successivement, les odeurs de levure, de pain brûlé et de café torréfié. De ces trois odeurs, la seconde, celle de pain brûlé, est, de beaucoup, la plus franche et la plus forte.

Porté à l'incandescence, le charbon de pyrétogénine disparaît, assez rapidement, sans laisser aucune trace sur la lame. Quand la purification a été insuffisante, il reste, sur la lame, une quantité de cendres plus ou moins grande.

Chauffée en présence de la chaux sodée, la pyrétogénine dégage d'abondantes vapeurs d'ammmoniaque qui bleuissent fortement le papier tournesol.

La **Pyrétogénine** est donc *une molécule basique spéciale, exclusivement organique et fortement azotée.*

Bien plus, la pyrétogénine présente, encore, une *propriété des plus remarquables sur laquelle on ne saurait trop fixer l'attention.* Cette singulière substance possède, en effet, à un haut degré, le pouvoir de dédoubler le sucre candi en glucose et lévulose. Une quantité infime suffit pour transformer, rapidement, une quantité relativement énorme de ce sucre.

La **Pyrétogénine** *est donc une* **Diastase** *et, j'ajoute, une diastase d'une grande énergie.* C'est, là, un fait fondamental dont je vais m'efforcer de faire ressortir la portée, dans le deuxième Mémoire que je lui consacre spécialement.

Ce fait nouveau, unique dans les annales de la science, est, je crois, la première preuve expérimentale, méthodiquement dégagée, démontrant, directement, qu'une substance chimique, sécrétée ou excrétée par un microorganisme et introduite dans un **Système animal**, *est capable d'en troubler, plus ou moins profondément et plus ou moins longtemps, le* **Régime fonctionnel.**

Ce fait me paraît être gros de conséquences, surtout pour la pathologie générale et la thérapeutique.

Sa portée n'échappera, certainement, à personne.

J'espère qu'il permettra, à ceux qui sauront s'en inspirer, de faire de nouvelles conquêtes pour la Science.

§ 5. — Conclusions générales du Premier Mémoire.

Si, maintenant, nous jetons un coup d'œil rétrospectif, sur l'ensemble de ce travail, nous pouvons condenser ce qu'il contient d'essentiel dans ce résumé :

A. — Malgré les efforts faits par les principaux représentants de la médecine pratique et théorique, et de la médecine expérimentale, qui se sont succédé, depuis *Hippocrate* jusqu'à l'époque actuelle, pour résoudre le grand problème de la fièvre, ce problème est resté sans solution positive.

B. — Ayant vu, dans différents cas, survenir une fièvre intense, chez l'homme, très peu de temps après l'ingestion de matières organiques plus ou moins putrides, j'ai conçu et exécuté, méthodiquement, un plan de recherches expérimentales ayant pour but de résoudre ce problème, c'est-à-dire, de déterminer rigoureusement la cause et le mécanisme intimes de la fièvre, dans l'espoir d'en trouver, ensuite, le traitement scientifique.

C. — Ces recherches, poursuivies pendant plus de trois ans et comprenant plus de quatre cents expériences variées, démontrent les faits suivants :

1° L'injection sous-cutanée et, surtout, intra-veineuse, de 5 à 10 centimètres cubes d'extrait aqueux, bien filtré avec le papier Berzélius, de matières animales ou végétales plus ou moins putrides, fait surgir, chez le chien et chez le lapin, presque immédiatement, une fièvre des plus intenses, pouvant dépasser **42°**, qui se termine presque toujours, par la mort ;

2° Cette remarquable propriété pyrogène n'appartient pas exclusivement aux extraits putrides. En effet, l'injection sous-cutanée, et, surtout, intra-veineuse, de 5 à 10 centimètres cubes de macération aqueuse, fraîche et très limpide, de levure de bière vivante, fait également surgir une fièvre des plus intenses et des plus typiques qui se termine en douze ou vingt-quatre heures, sans donner la mort ;

3° La rapidité et l'intensité qui caractérisent la fièvre ainsi obtenue portent à la faire attribuer, plutôt à des substances chimiques solubles, qu'à l'action mécanique des microorganismes qui sont dans les liquides injectés ;

4° Cette hypothèse est étayée, du reste, par cet autre fait expérimental, à savoir que l'introduction, dans le sang, d'une assez grande quantité de cadavres de microbes est incapable d'engendrer la fièvre ;

5° L'injection intra-stomacale des différents extraits aqueux indiqués ci-dessus reste sans effet, chez le chien, et ne détermine que très peu de fièvre, chez le lapin.

Ce fait tend à démontrer que les substances chimiques solubles pyrogènes sont plus ou moins mal absorbées par la muqueuse digestive de ces animaux, ou plus ou moins détruites, avant d'arriver dans le milieu intérieur (1) ;

6° *La propriété pyrogène de la macération aqueuse de levure de bière est due à la* **Diastase** *que le microorganisme y a sécrétée ;*

7° Cette substance, bien purifiée et sèchée, est blanche, très soluble dans l'eau et insoluble dans l'alcool, basique, exclusivement organique et fortement azotée ;

8° Il suffit d'injecter, dans une veinule de l'oreille d'un chien de 6 à 7 kilos, 3 milligrammes de cette **Diastase** dissoute dans 3 centimètres cubes d'eau distillée, *pour faire surgir un accès de fièvre des plus*

(1) Depuis, un grand nombre de recherches entreprises sur cette question ont démontré, de nouveau, la vérité de ce fait (*Note de 1900*).

intenses et des plus typiques, accès qui évolue en trois phases et en dix heures, environ ;

9° En présence de ces différents faits, il est permis de penser que nous tenons, enfin, sinon la cause unique, du moins une des principales causes qui engendrent la fièvre, chez l'homme et chez les animaux.

Il est permis d'espérer que le grand problème de la fièvre, maintenant à moitié résolu, ne tardera pas à recevoir une solution complète.

DEUXIÈME MÉMOIRE

THÉORIE GÉNÉRALE SUR LA NATURE ET LES ROLES DES DIASTASES OU FERMENTS SOLUBLES [1]

§ 1. — Nature des Diastases.

J'ai terminé le *Premier Mémoire* de ce travail, en démontrant que la **Pyrétogénine** est, non seulement, une substance organique basique spéciale, exclusi-

(1) Les nécessités de la composition typographique m'obligent à réduire, ainsi, le *Titre de la Théorie* qui doit être rétabli tel qu'il est énoncé, *explicitement*, sur la page 103.

Bien que j'aie conçu cette Théorie plusieurs années avant, bien que j'en aie fait ressortir les bases rationnelles dans de nombreuses discussions privées, je n'en ai, cependant, commencé la publication (loco citato) que les 12 février et 12 mars 1889 (Voir les notes de la page 105).

Je me propose de donner, prochainement, à cette théorie, tous les développements exigés par sa haute importance.

Ce travail me paraît être d'autant plus nécessaire que, depuis que je l'ai formulée, cette théorie a été étayée, aussi bien en France qu'à l'étranger, par un nombre, déjà considérable, de faits nouveaux.

vement organique, à l'état de pureté, fortement ammoniacale et, partant, azotée, mais encore, qu'elle est une *Diastase très énergique* dont une infime quantité suffit, pour intervertir, rapidement, un volume de sucre candi relativement énorme, c'est-à-dire, un de ces étonnants *Ferments solubles* qui ne semblent dédoubler la matière organique que par leur seule présence et sans se détruire.

Variation de l'énergie chimique des Diastases.— Cette énergie diastasique n'est pas, cependant, absolument fixe. Elle est susceptible de varier dans d'assez grandes limites. Je me suis naturellement demandé quelle pouvait bien être la genèse de ces variations ; si, elles n'étaient pas en rapport avec des propriétés chimiques spéciales de la substance. En cherchant à approfondir cette question, je suis arrivé, je crois, à établir les relations exposées ci-après.

J'ai remarqué que la diastase produite par les cellules de levure de bière réduites à l'*autophagie*, depuis quelques jours, possède des propriétés plus accentuées que celle qui est produite lorsque les cellules vivent dans les meilleures conditions de nutrition. Il semble que l'*énergie pyrétogène* et l'*énergie diastasique* augmentent parallèlement pendant l'autophagie.

Cet accroissement d'énergie diastasique n'a, aujourd'hui, rien de bien surprenant. Ce n'est pas la première fois que l'on constate que les cellules et les microorganismes diastasigènes sécrètent des diastases d'énergie chimique différente, suivant les conditions du milieu où s'accomplit leur nutrition.

Pour appuyer cette affirmation, je ne citerai qu'un exemple, celui du *bacille Amylobacter*. C'est, assurément, le plus frappant de tous les exemples que je connais.

Il y a déjà longtemps, en effet, que M. le professeur *Van Tieghem*, l'éminent botaniste du Muséum d'histoire naturelle de Paris, a démontré que ce microorganisme est capable d'hydrater, de dédoubler, le sucre candi, la gélatine, la caséine, la lactose, la cellulose, l'amidon, son aliment favori. Ce savant a été conduit, ainsi, à dire que le *bacille amylobacter* doit sécréter, pour opérer ce travail chimique, *six* diastases différentes : l'*invertine*, la *trypsine*, la *caséase*, la *lactase*, la *cellulase* et l'*amylase*.

Peut-être serait-il plus logique d'admettre qu'il transforme sa diastase ordinaire, l'amylase, de six façons pour s'adapter aux conditions alimentaires qui lui sont faites.

Je pourrais citer, encore, un assez grand nombre

d'autres exemples du même genre, mais une telle exposition que, du reste, je me réserve de faire ailleurs, m'entraînerait dans des développements que je ne puis faire entrer dans ce travail.

Il semble donc certain que la diastase est susceptible de présenter un assez grand nombre d'états moléculaires qui correspondent à autant d'énergies chimiques spéciales. Aussi, suis-je porté à considérer cette singulière substance comme une sorte de *caméléon chimique* (1).

Non seulement l'invertine produite pendant l'autophagie de la levure est plus énergiquement pyrétogène et diastasique que l'invertine produite dans de bonnes conditions de nutrition, mais, de plus, elle paraît acquérir des propriétés basiques.

Sa molécule est, aussi, plus simple. En effet, l'invertine que j'ai isolée de la levure haute, très fraîche et purifiée, autant que possible, contient une quantité de matière saline relativement considérable. 2/5 à 3/5 environ, que l'on retrouve sur la lame de platine après la calcination.

(1) Il existerait, par exemple, non pas *une seule invertine*, mais *une famille*, au moins, *d'invertines*.

Dans ces dernières années, un grand nombre d'expérimentateurs ont apportés de nouveaux faits qui tendent à étayer cette vue théorique (voir la *Troisième Partie*) (*Note de 1900*).

Au contraire, l'invertine produite pendant l'autophagie, c'est-à-dire, la *véritable* **Pyrétogénine**, peut-être obtenue dans un état de pureté beaucoup plus grand, sinon parfait. Brûlée sur la lame de platine, elle disparaît rapidement et ne laisse *aucune trace de cendres*. C'est dans cet état qu'elle présente des propriétés basiques spéciales et son maximum d'énergie pyrétogène et diastasique.

Il semble donc qu'il y ait certaines relations entre les quatre propriétés que l'invertine est susceptible de présenter : 1° *énergie pyrétogène* ; 2° *puissance diastasique* ; 3° *simplicité de la molécule* ; 4° *tendance à la basicité*.

Ces considérations nous portent donc, ainsi, à admettre que la diastase pure est une molécule exclusivement organique et basique, capable de se souder, plus ou moins intimement, à certaines matières salines ; que ses propriétés diastasiques et pyrétogènes sont dues à la propriété basique.

Si ces relations existent bien réellement, ainsi que je crois l'avoir constaté, l'agent chimique général du dédoublement organique et de la nutrition, c'est-à-dire, la Diastase, serait donc une base spéciale.

Toutes ces considérations exigent des recherches particulières et un examen approfondi que j'espère pouvoir faire un jour.

§ 2. — Rôle physiologique des Diastases.

Si la matière alimentaire que l'être vivant doit nécessairement employer pour agir, se développer et se multiplier,se trouvait toute préparée dans la nature, c'est-à-dire, apte à faire, immédiatement, partie intégrante de sa propre substance, il n'aurait aucune modification à lui faire subir pour l'utiliser.

Mais, il n'en est point ainsi.

Pour incorporer cette matière alimentaire, l'être vivant doit lui faire subir une série de transformations plus ou moins nombreuses : la liquéfier, quand elle est solide, ce qui est le cas le plus fréquent ; la dédoubler, quand elle est trop complexe, et la simplifier, jusqu'à ce qu'elle soit, enfin, capable d'être immédiatement assimilée par le protoplasma cellulaire, jusqu'à ce qu'elle soit propre à y être intégrée et à y jouer, à son tour, le rôle de partie active, vivante.

C'est, là, la série des processus digestifs qui, chez les grands animaux, *commence à l'entrée du tube digestif, c'est-à-dire, dans la bouche pour se continuer, sans doute, jusque dans le protoplama même des éléments cellulaires.*

Pour opérer cette série de dédoublements, simplifications essentiellement physico-chimiques, l'être vivant élabore une ou plusieurs substances chimiques spéciales qui entrent en contact avec la matière alimentaire, *qui s'enfoncent, comme des coins, dans des groupements moléculaires pour les faire éclater.*

Cette explication imagée me paraît être d'autant plus légitime, que l'agent dissociateur semble accomplir son travail sans se détruire.

Ce sont ces substances chimiques spéciales, organiques et plus ou moins azotées, que l'on désigne sous le nom *générique* de *Diastases* (de διαστασις, qui sépare), qui servent, ainsi, d'intermédiaires, entre la matière alimentaire et l'être vivant, plus ou moins simple, ou plus ou moins complexe qui doit l'assimiler.

Elles représentent, comme on voit, les véritables agents de la nutrition. On peut dire que, sans eux, la vie ne serait pas possible. Leur rôle biologique est donc tout à fait fondamental.

Ces diastases ont, quelquefois, à exercer leur activité sur des matières d'une apparence inattaquable, telles que le bois, les noyaux de fruits, etc., etc. Elles réussissent, cependant, à les réduire à l'état liquide, et cela, avec une facilité qui ne cesse de frapper l'esprit des chimistes.

Ainsi, non seulement ces singulières substances possèdent une activité très étendue, mais elles sont susceptibles de manifester cette activité avec une énergie chimique vraiment surprenante.

Bien que l'on ne connaisse, encore aujourd'hui, que six à huit diastases (1), bien qu'on ne les ait rencontrées que dans un nombre relativement restreint de cellules, il est permis de croire que leur nombre est beaucoup plus considérable et leur distribution beaucoup plus étendue.

Conclusions spéciales. — Quant à moi, plus j'y réfléchis et plus je suis convaincu que *tous les êtres vivants, depuis les plus simples jusqu'aux plus compliqués, doivent, nécessairement, se servir de ce puissant intermédiaire, pour préparer les matières alimentaires qu'ils ont à assimiler.*

Bien plus, il m'est impossible de concevoir la nutrition sans cet intermédiaire chimique.

Aussi, suis-je porté à croire que toutes les cellules, isolées ou associées, que tous les microorganismes, que toutes les **unités vivantes,** *enfin, élaborent une ou plusieurs diastases ou ferments solubles, pour*

(1) Depuis l'époque où j'ai écrit le présent travail, il y a, maintenant, une douzaine d'années, le nombre de ces subtances a été sensiblement augmenté, ainsi que je l'avais prévu et annoncé dans le présent travail (v. la 3e *Partie*). *(Note de 1900).*

attaquer et transformer la matière, soit en dehors d'elles, soit au sein de leur propre substance.

Je crois qu'on les trouvera partout où on les cherchera bien (1).

§ 3. — Rôle pathogène des Diastases : Théorie nouvelle de la virulence.

L'importance du rôle physiologique des diastases, mise en relief dans le paragraphe précédent, fait évidemment ressortir l'importance du rôle pathogène.

Si, en effet, le *Ferment soluble* chargé de transformer la matière alimentaire et de la rendre assimilable est, sous l'influence d'une cause quelconque, produit en quantité trop faible ; s'il ne possède qu'une énergie chimique insuffisante, il est certain qu'il surgira un trouble plus ou moins profond et étendu dans la nutrition.

Supposons, par exemple, que les diastases qui sont contenues dans les liquides du tube digestif soient altérées ou sécrétées en quantité trop faible, il est

(1) Et en effet, depuis la publication de ce travail, il y a *dix ans*, ces différentes vues théoriques ont été, de mieux en mieux, démontrées vraies.

Il est facile de se convaincre dans la *Troisième Partie* de ce travail (*Note de 1900*).

bien évident que les aliments ne seront pas ou seront mal digérés et que tous les agrégats cellulaires de l'organisme auront à souffrir du manque de nourriture.

Ce qui se passe pour le tube digestif a également lieu pour une association cellulaire ou un tissu tout entier quelconque, tel que le foie.

Si la diastase élaborée par les cellules de cet organe est trop faible, en quantité ou en énergie chimique, la quantité de sucre qu'elle doit produire, en transformant le glycogène, sera insuffisante, et cet état engendrera, certainement, des troubles multiples plus ou moins graves.

On pourrait supposer ainsi un grand nombre de cas.

Au lieu d'être affaiblies, la quantité et l'énergie de la diastase peuvent être, au contraire, augmentées, et l'on pourra avoir, dans ce nouveau genre de cas, des troubles d'un genre opposé au précédent, c'est-à-dire, des troubles par excès de nutrition.

Peut-être, même, aura-t-on une intoxication sous l'influence de cet excès de diastase.

Toutes ces hypothèses sont d'autant plus admissibles qu'il est bien démontré, aujourd'hui, que les diastases sont très altérables et susceptibles de présenter de grandes variations dans leur énergie chimique.

Si, d'autre part, nous supposons qu'un parasite végétal, plus ou moins pathogène, pénètre et se répande dans l'organisme, nous comprendrons, sans difficulté, que *la* ou *les* diastases qu'il y sécrétera pourront engendrer des désordres fonctionnels d'autant plus graves que les diastases seront produites en plus grande quantité, que leurs propriétés chimiques seront plus énergiques, et qu'elles s'exerceront sur des substances chimiques plus indispensables pour l'organisme.

Suivant la spécificité de leur énergie chimique, ces diastases pourront : ici, désorganiser, dissoudre un nombre plus ou moins grand d'éléments cellulaires ; là, irriter le protoplasma et lui imprimer, ainsi, une suractivité qui produira, ou une prolifération cellulaire gênante pour l'organisme, ou une excitation fonctionnelle troublante ; ailleurs, ces mêmes diastases pourront paralyser l'activité cellulaire et affaiblir ou arrêter une fonction.

On comprend, très facilement, que le parasite puisse engendrer, ainsi, au moyen de sa diastase, un grand nombre de désordres fonctionnels.

Enfin, si la diastase du microorganisme pathogène peut faire naître toutes ces variétés de désordres, réciproquement, la diastase des cellules attaquées peut posséder, normalement, ou prendre, en présence de l'envahisseur, des propriétés d'une énergie chimique telle qu'il sera réduit à l'impuissance, tué, détruit ou digéré (1).

Conclusions spéciales. — *En résumé, soit pour se nourrir et se multiplier, soit pour attaquer ou se défendre, en présence d'un ennemi parasite, soit pour le détruire, comme dans le phagocytisme, la cellule ou le microbe se servent de leurs diastases.*

C'est, là, leur principale arme de vie et de combat.

La diastase, par son énergie chimique, paraît être, pour la cellule ou le microbe, selon les cas, ce que la griffe et la dent sont au lion, ce que le venin, qui n'est, peut-être, qu'une variété de diatase, est au reptile (2).

§ 4. — Rôle thérapeutique des Diastases ou Ferments solubles.

Les propriétés thérapeutiques des diastases, ainsi que celles des autres substances chimiques élaborées,

(1) La justesse de cette *vue théorique* a été, depuis, fortement étayée, et tout spécialement, par les beaux travaux de M. *Metchnikoff* et de ses élèves (voir la *Troisième Partie*).

(2) Toutes ces conclusions, ainsi que les précédentes, ont été largement confirmées soit par des *travaux expérimentaux*, soit par des *travaux théoriques*, depuis la publication du présent travail (*Notes de 1900*).

directement ou indirectement, par les micro-organismes, découlent évidemment des propriétés pathogènes, ou, origine encore plus générale et plus vraie, des *propriétés dynamiques modificatrices*, que possèdent ces différentes substances.

Tout *agent*, en effet, physique, chimique, etc., capable, seul ou combiné, d'*exciter* ou de *modérer l'activité fonctionnelle* d'une ou de plusieurs des variétés cellulaires, *toutes reliées entre elles et solidarisées pour constituer un* **système vivant**, animal ou végétal, peut, si son action est convenablement dirigée, commander le *Régime fonctionnel* total de l'un ou de l'autre système, et jouer, ainsi, aussi bien le rôle d'*Agent thérapeutique* que celui d'*Agent pathogène*.

Pour ces mêmes raisons, ces mêmes agents, seuls ou combinés entre eux, peuvent servir à *perfectionner*, suivant les besoins de l'homme, un système vivant *considéré comme étant normal*, en déterminant, dans la composition chimique, dans la forme, dans la structure, etc., soit de ses liquides, soit d'une seule, ou de plusieurs de ses variétés d'éléments cellulaires associés en tissus, en organe ou en appareils, une *modification avantageuse*, suffisamment stable, qui engendrera nécessairement, dans le système vivant normal, un *Régime fonctionnel supérieur* non moins normal que le précédent.

En définitive, les propriétés modificatrices des agents moteurs des organes et des fonctions des êtres vivants appliquées, dans des *conditions rigoureusement scientifiques*, ici, comme *excitatrices*, là, comme *modératrices* des fonctions de ces êtres, permettront, de plus en plus, à l'homme, de diriger leur précieuse *modificabilité* et de gouverner, ainsi, selon ses besoins ou ses agréments, la nature animée, de même et mieux encore, qu'il commande aujourd'hui à la nature inanimée (1).

Mais, hélas ! que la pauvre science de notre époque est donc encore loin de cette puissance idéale !

§ 5. — Généralité de la Notion de Système : La Mécanique paraît être universelle.

Peut-être certains, peu familiarisés avec l'admirable langage des mécaniciens mathématiciens, le seul qui soit vraiment scientifique, seront-ils étonnés, en

(1) Et en effet, un *Système quelconque* est d'autant plus *modifiable* que sa *modificabilité* est plus grande, et cette *modificabilité* est, elle-même, d'autant plus étendue que le *Système* est plus compliqué, c'est-à-dire, que le nombre de ses *parties*

lisant, dans le présent travail, les expressions de *Système vivant*, de *Régime fonctionnel*, etc.

Si j'aime à employer ces expressions, c'est parce que, plus j'étudie, plus je réfléchis, et plus je suis convaincu que l'organisme vivant, animal ou végétal, est, en somme, *un véritable Système*, Système *Un*, quoique composé lui-même d'innombrables systèmes plus simples, qui, malgré son extrême complexité, n'en présente pas moins les plus grandes analogies avec le système inanimé conçu et construit, de toutes pièces, par le mécanicien.

Du reste, partout, dans la *Nature* qui est le plus grand et le plus compliqué des systèmes, aussi bien dans chaque ordre respectif des phénomènes mathématiques, physiques, chimiques, biologiques, sociologiques et moraux, que dans les ordres des phénomènes astronomiques et des phénomènes mécaniques proprement dits (1), *oui, partout, je ne vois que systèmes et combinaisons de systèmes.*

constituantes est plus grand. C'est l'évidence même. Or, les *Systèmes Vivants* sont plus compliqués que les *Systèmes non-Vivants* (*Note de 1900*).

(1) Ceux de la *Mécanique terrestre* expérimentale ou non expérimentale,

Tout se tient. Tout est relié et solidarisé.

Je me propose de développer longuement, plus tard, cette grande et féconde théorie, et de faire ressortir, tout spécialement, les avantages qu'elle contient pour ceux qui étudient les êtres vivants, à l'*état Statique ou à l'état Dynamique*, ainsi que la succession, la similitude ou les différences des phénomènes que les êtres présentent à l'observateur et à l'expérimentateur.

C'est, j'en suis bien convaincu, en s'inspirant, surtout, de ses admirables notions de *Système*, de *Modificablité*, et de la non moins admirable notion de *Loi*, qui en est inséparable, que l'on parviendra, enfin, à remplacer le chaos des connaissances plus ou moins bien établies, acquises, jusqu'ici, sur le fonctionnement de l'homme et des autres êtres vivants, par une *véritable Science*.

§ 5. — Conclusions générales des Deux Mémoires.

Les faits positifs et les considérations théoriques exposées dans les deux mémoires composant ce travail démontrent, nettement, que *l'étude des Diastases ou Ferments solubles est d'une importance absolument capitale pour la médecine.*

Il y a, dans cette étude, un vaste champ de recherches, encore presque vierge, sur lequel on ne saurait appeler trop de travailleurs.

Il y a quatre ans, au commencement de l'année 1886, j'ai attiré l'attention, d'une façon toute spéciale, sur la nécessité d'étudier, avec soin, l'action pathogène des substances chimiques solubles qui résultent de la vie des microorganismes (1).

Un peu plus tard, dans le cours des années 1887 et 1888, j'ai rassemblé et classé, dans une série de revues générales étendues (2), les substances de cet ordre, et j'ai vulgarisé les différents procédés qui ont servi, soit à les découvrir, soit à les extraire et à les purifier.

La riche moisson de faits nouveaux, qui a déjà été faite dans cette nouvelle voie de recherches, démontre suffisamment son importance et dispense d'insis-

(1) *Microbes, Ptomaïnes et Maladies*, in-8° de 236 pages. Paris, Doin, édit. (ouvrage portant le millésime de 1887, mais publié néanmoins au commencement de l'année 1886).

(2) *Ptomaïnes et Leucomaïnes* (Revue des sciences médicales de 1887), t. XXXI, p. 295-704.

Les alcaloïdes animaux devant la médecine légale (Revue des sciences médicales de 1888), t. XXXII, p. 729.

ter plus longuement sur la nécessité de s'y engager de plus en plus.

Aujourd'hui, il me parait absolument insuffisant d'étudier, *en bloc*, comme le font, malheureusement, tant d'expérimentateurs, l'action pathogène ou vaccinante des nombreuses substances chimiques qui résultent de la vie des microbes ou de la cellule en général. Il faut, absolument, pousser l'analyse beaucoup plus profondément et étudier, *une à une*, toutes les substances *solubles* ou *insolubles*, *gazeuses*, *liquides* ou *solides*.

Bien plus, il faut aussi s'attacher à déterminer, avec précision, si ces différentes substances proviennent *directement* du microorganisme, lui-même, mort ou vivant, ou, si elles proviennent de la *matière qui l'entoure* et qu'il transforme selon les besoins de sa vie.

Pour ma part, je me suis efforcé, dans le présent travail, de résoudre, scientifiquement, ce problème difficile, et, je crois avoir obtenu une solution satisfaisante, en découvrant, suivant les procédés rigoureux de la *Méthodologie positive* :

1° Qu'il existe, au moins, une substance pyrétogène spécifique ;

2° Que cette substance est, à l'état de pureté, exclusivement organique, basique et fortement azotée ;

3° Que cette substance, enfin, est une *Diastase* énergique, sécrétée par un microorganisme.

Il faut donc, je ne saurais trop le répéter, étudier avec le plus grand soin les différentes propriétés, l'origine directe ou plus ou moins indirecte, de toutes les substances (solubles, insolubles, gazeuses, etc.), qui résultent de la vie des microbes et de la cellule en général, isolés ou associés.

Cependant, les *Diastases*, c'est-à-dire, les *Ferments solubles*, étant, j'en suis profondément convaincu, *de beaucoup plus importantes*, je crois que c'est, surtout, sur leur étude qu'il faut, tout d'abord, concentrer les efforts.

Je m'estimerai infiniment heureux, quant à moi, si les faits nouveaux et positifs, si les vues théoriques qui sont contenus dans ce travail et qui plaident, si éloquemment, en faveur de ce genre d'études, avaient le pouvoir de faire orienter les chercheurs dans cette direction.

J'ai la ferme espérance qu'il en sera ainsi et qu'avant bien longtemps la science possèdera, à côté des chapitres si attrayants de la *Microbiologie* et de la *Cytologie*, un nouveau chapitre, non moins intéressant, assurément, qui portera le nom de *Diastasologie* (1).

(1) Cette prévision publiée seulement au commencement de l'année 1889, mais conçue environ une dizaine d'années avant, a été, depuis, largement justifiée.

La littérature spéciale des *Diastases* a reçu un très grand développement depuis 1889. Aujourd'hui, elle constitue, en effet, une branche très étendue et très importante de la biologie.

Il est facile de se convaincre en parcourant la *Troisième Partie* de ce volume *(Note de 1900).*

FIN DES DEUX MÉMOIRES

Publiés les 12 Février et 12 Mars 1889.

TROISIÈME PARTIE

APERÇU HISTORIQUE

SUR LES

FERMENTS ET FERMENTATIONS

NORMALES ET MORBIDES

S'étendant des temps les plus reculés à l'année 1900

SECTION I

DIFFÉRENTS GENRES
DE
FERMENTS ET DE FERMENTATIONS

CHAPITRE I

ÉTENDUE DE L'HISTOIRE DES FERMENTS ET DES FERMENTATIONS

---

§ 1. — Remarques préliminaires

Lorsque j'ai écrit les deux mémoires précédents, il m'a été impossible d'y introduire même un court historique des travaux déjà faits sur les *Diastases*. Entièrement absorbé par les recherches expérimentales très variées qui m'avaient conduit à découvrir le *rôle pyrétogène* d'une *Diastase-type*, vraiment authentique, le temps m'a manqué pour consulter la littérature et j'ai posé la « *Théorie générale* » qui me paraissait, avec évidence, découler du fait nouveau, sans prendre connaissance des idées et des faits déjà publiés et capables de l'étayer.

Certes, ce n'est pas sans regret que j'ai agi ainsi. Je sentais nettement que cette façon de procéder n'était ni juste, ni sage, ni conforme aux principes de la méthode de composition et de publication dont doit toujours s'inspirer l'écrivain scientifique. Mais, je comptais refondre mon travail prochainement et réparer l'omission. Et c'était là mon excuse.

§ 2. — Insuffisance des limites ordinairement données à l'histoire des Ferments et des Fermentations.

Du point de vue où je me place habituellement pour embrasser l'*Histoire des Diastases* ou *ferments solubles*, il ressort, à mes yeux, que tous ceux qui, jusqu'ici, se sont occupés de cette grande question, s'en sont fait une idée beaucoup trop restreinte.

Cette histoire ne commence pas seulement avec *Payen* et *Persoz* qui, en 1833, ont isolé la première *Diastase type*, l'*Amylase*, ni avec *Dubrunfaut* qui, le premier, de 1823 à 1830, en a signalé l'existence dans le malt, ni encore, avec *Dobœreiner* qui de 1821 à 1823 a signalé, aussi, l'existence de l'*invertine* (*sucrase*) dans l'extrait aqueux de levure, ni enfin, avec *J. Berzélius* qui paraît avoir isolé, le premier, en 1814, la *Ptyaline*, le principes accharifiant de la salive, remarque historique que je n'ai vu relatée par aucun auteur.

L'histoire des *Diastases* doit être intimement liée à celle de toutes les fermentations, de même que l'histoire de toutes les fermentations est, elle-même, intimement liée à celle de tous les processus intimes de la vie normale ou morbide, à l'histoire de la biologie toute entière.

Pour donner au lecteur une idée de l'immense étendue embrassée par l'histoire des *Diastases* ou *Ferments solubles*, il faudrait donc examiner, avec un soin minutieux, l'histoire spéciale des différentes fermentations.

Il faudrait lui montrer, autant que possible, l'origine même des premières notions acquises sur l'existence et la nature de chaque *variété de fermentation* et de chaque *variété de ferment.*

Il faudrait, surtout, dérouler sous ses yeux les innombrables efforts que les maîtres de la pensée, de l'observation, du savoir empirique et de l'expérimentation méthodique, ont faits, tour à tour, pendant des milliers d'années, pour dépouiller, de plus en plus, chaque variété de fermentation et chaque variété de ferment, du vague des conceptions *fétichiques, métaphysiques* (*mythologique, polythéique, monothéique, dynamique*, etc.), dont la philosophie régnante a successivement imprégné ces mystérieuses puissances, et pour remplacer ce vague par une explication de plus en plus *positive.*

§ 3. — Principales variétés de fermentations

Quand je parle des *variétés de fermentations et de ferments,* je ne fais pas allusion, seulement, aux fermentations types et classiques, *panaire, vineuse, putride, alcoolique, lactique, butyrique, ammoniacale, digestive, infectieuse*, etc., mais aussi, à la *digestion intra-cellulaire,* à la *nutrition,* à la *phagocytose,* à la *fécondation*, à l'*ontogénèse* (intra ou extra-utérine), à la *respiration*, à la *combustion vivante,* à la *vaccination*, aux *métamorphoses* et aux *dégénérescences* (protoplasmiques et nucléaires), à la *putridité chimique* (par les poisons putrides ou par les venins d'ophidiens, etc.), au *chimisme biologique* en général (normal ou morbide), etc., différentes catégories de phénomènes que je suis, de plus en plus, porté à considérer comme des *variétés de fermentations.*

Peut-être, en allant tout à fait au fond des choses, trouvera-t-on que ces nombreuses variétés de fermentations, classiques et non classiques, dérivent, toutes, d'un seul ou de quelques processus diastasiques fondamentaux très simples.

C'est là une vue que l'avenir vérifiera sans doute.

Cet esprit de généralisation que certains trouveront assurément exagéré, bien qu'il ne soit plus, actuellement, impossible de le justifier, m'a poussé à étendre l'histoire des fermentations et des diastases dans toutes les directions de la biologie.

J'ai recueilli, ainsi, un grand nombre de documents. Leur nombre est même si grand que je me vois, maintenant, dans l'impossibilité absolue de donner, de tous, une idée suffisante, même la plus générale, la plus abstraite, dans le cadre restreint fixé pour le présent travail.

Aussi, malgré mon vif désir de rester fidèle au principe que j'ai posé dans les « *Simples Remarques* » et de rendre hommage à tous ceux qui ont contribué, dans les différentes directions où ils ont travaillé, à éclaircir et à résoudre, plus ou moins, le *problème des fermentations*, me vois-je forcé de ne citer qu'un nombre restreint de ceux dont les idées, les raisonnements, les hypothèses, les théories, les observations ou les faits d'ordre expérimental, permettent, aujourd'hui, d'édifier la *Diastasologie*.

CHAPITRE II

FERMENTATION PANAIRE

La transformation, en pâte et en pain, des céréales et autres végétaux féculents, tels que le *Khittah*, le *Séhorah*, le *Dokhan*, le *Dourah*, l'*Adaschim*, le *Pol* (graine de lotus), des égyptiens, des hébreux, des phéniciens, etc., tels que le σιτος des Grecs, le *Sorgho*, le *seigle*, l'*orge*, le *riz*, le *blé*, etc., des latins et des européens, etc., paraît avoir été la première source d'observations d'où sont nées les premières notions enregistrées concernant les fermentations, le levain et le ferment.

Ces premières notions qui semblent devoir être attribuées à *Osiris*, *Noé*, *Abraham*, *Moïse*, ont été recueillies et transmises par *Homère*, *Hérodote*, *Caton*, *Varon*, *Pline*, *Plutarque*, etc., et toujours précieusement conservées par la tradition populaire où elles sont restées, à peu près sans perfectionnement, jusqu'à nos jours.

CHAPITRE III

FERMENTATION VINEUSE

La vinification des jus sucrés de raisin, de fruits de lotus, de pommes, du lait, des macérations de jeunes pousses de dattier, de palmier, d'orge et autres céréales, etc., pratiquée chez les mêmes peuples (égyptiens, hébreux, phéniciens, grecs, etc.), semble avoir été la seconde source d'observation où *Bacchus* et les mêmes observateurs ont puisé les premières notions de cette autre variété de fermentation.

Recueillies et transmises par les historiens grecs et latins cités plus haut, ces notions ont excité plus vivement la curiosité des savants que ne l'ont fait les notions relatives à la fermentation panaire.

Aussi, voit-on *Gerbert* (VIIIe siècle), *Rhazès* (IXe siècle), *Aboul Ghazi, Raymond Lulle, Arnauld de Villeneuve* (XIIIe siècle), *Paracelse, Libavius* (XVIe siècle), *Van Helmont, A. Sala, R. Boyle, Wren, Hook, Lower, Mayow, J. Kunkel, Becker, J. Bernouilli*, etc. (XVIIe siècle), *Stahl, Bucquet, Fourcroy* (XVIIIe siècle), *Fabroni, Thénard, W. Cruikshanks, Th. Thomson, Kir-*

choff, Th. de Saussure, Chevreul, Colin, Dumas, Liebig, Cagnard-Latour, Th. Schwann, Pasteur, etc. (XIXe siècle), approfondir et préciser, de plus en plus, les premières notions, et résoudre, enfin, à peu près complètement, le problème de la fermentation type.

CHAPITRE IV

FERMENTATION PUTRIDE

Bien que la putréfaction soit présentée, ici, comme étant la 3e source d'où l'on a tiré une autre variété de notions concernant la fermentation, il paraît évident, en y réfléchissant suffisamment, qu'elle doit être, chronologiquement, la première.

Il n'est pas douteux, en effet, que, bien longtemps avant que les hommes aient eu l'idée de faire des boissons et des pains fermentés, ils aient été frappés par les phénomènes de décomposition putride des cadavres et des matières organiques en général.

Les premières notions acquises sur la fermentation nous viendraient donc de l'observation des phénomènes putréfactifs.

Quoiqu'il en soit, l'étude de cette variété de fermentation a suivi celle de la fermentation vineuse. Les deux genres d'études, rarement séparés dans l'esprit des investigateurs, ont progressé à peu près parallèlement.

Cependant, aux auteurs cités, à propos de la fermentation vineuse, qui ont, presque tous, participé à l'étude de la fermentation putride, il convient d'en ajouter encore quelques autres qui se sont consacrés, plus spécialement, à cette dernière étude et qui appartiennent à la fin du XVIIIe ou au cours du XIXe siècles, tels sont *G. Pearson*, *Orfila, Gaspard, Magendie, Boyer, Bonnet, Gueterbrock, Persoz, d'Arcet, Andral, Virchow, Smidt, J. Mayer, Stich, Panum* surtout qui, en 1856, couronna cette longue série d'efforts par la découverte du fameux « *poison putride* ».

D'autres encore ont, à partir de cette découverte, jusqu'à la fin de ce siècle, cherché à approfondir, de plus en plus, les processus de la fermentation putride. Je ne les mentionne pas ici, mais on les trouvera cités à propos de la question des *Ptomaïnes*.

CHAPITRE V

FERMENTATION DIGESTIVE HYDRATANTE GASTRO-INTESTINALE

Bien qu'il semble très logique d'admettre que les plus anciens observateurs auraient dû avoir la curiosité de chercher à s'expliquer la digestion, puisqu'ils passaient, comme tous ceux qui leur ont succédé, la plus grande partie de leur temps à digérer, il faut reconnaître qu'il n'en a point été ainsi. Loin de là.

Les premiers savants qui se sont posé sérieusement la question ne paroissent pas remonter au-delà du XVIIe siècle.

Van Helmont, le premier, fait, de la digestion, une fermentation qu'il explique par l'action d'un *acide* et d'un *Ferment*. On ne pouvait pas être plus perspicace et plus pénétrant. *R. Fludd*, *François Dubois* (dit Sylvius ou Deleboë), *J. Kunkel*, la comparent, aussi, à la fermentation vineuse ou à la fermentation putréfactive.

A partir de cette époque, on voit, successivement, *Réaumur*, *Boerhaave*, *de Graaf*, *Brunner*, *Spallan-*

zani et tous les savants du XVIIIe siècle accepter et préciser, de plus en plus, les vues théoriques de leurs prédécesseurs.

Puis, dans le cours du XIXe siècle, toute une grande pléiade de physiologistes s'efforcent d'en démontrer la vérité par l'expérimentation. Tels sont, successivement, *Murissier*, *Hoppe-Seyler*, *Chittenden*, *Schmidt-Mulheim*, *Neumeister*, *Leuret* et *Lassaigne*, *Gmelin*, *Beaumont*, *Eberlé*, *Schwann*, *Blondlot*, *Bassow*, *Deschamps*, *Payen*, *Vogel*, *Wasmann*, *Schmidt*, *Schiff*, *Lehmann*, *Mohlenfeld*, *Kistiakowki*, *Maly*, *Cl. Bernard*, *Longet*, *Meisner*, *Marcet*, *Mayer*, *Brucke*, *Kossel*, *Henninger*, *Ch. Richet*, *Petit*, etc., qui s'attachent, plus spécialement, à la digestion gastrique.

Pendant que les auteurs cités plus haut étudient la digestion gastrique, *Donné*, *Leusch*, *Mialhe*, *Corvisart*, *Paschutin*, *Seegen*, *Grutzner*, *Musculus* et *Mering*, *Ogata*, *Tappeiner*, etc., étudient la digestion buccale et *Bouchardat* et *Sandras*, *Cl. Bernard*, *Schiff*, *Corvisart*, *Kuhne*, *Danilewski*, *Jeanneret*, etc., étudient la digestion pancréatique.

En somme, il résulte des travaux de tous les auteurs cités ci-dessus que, sous l'influence de *Diastases* ou *Ferments solubtes* (*ptyaline*, *pepsine*, *trypsine*, etc.)

versés dans le tube digestif par les glandes disséminées sur sa longueur et probablement, aussi, il faut l'ajouter, en passant, sous l'influence des microbes qui y pullulent, les matières alimentaires, déjà broyées, sont, comme l'ont soutenu *Béchamp, Estor de Saint-Pierre, Nenchi, Kuhne,* etc., hydratées, simplifiées, divisées, dédoublées, morcellées et transformées ainsi :

A. — Les *matières amylacées* et les *saccharoses*, en *glycoses* ($C^6 H^6 O^6$) solubles et assimilables ;

B. — Les *graisses*, en *émulsions* ;

C. — Les *matières albuminoïdes*, successivement, en *syntonines, peptones, acides amidés* complexes.

Toutes ces matières sont ainsi transformées, par un premier degré de fermentation, en substances absorbables.

CHAPITRE VI

FERMENTATION NUTRITIVE HYDRATANTE PERI ET INTRA-CELLULAIRE

§ 1. — Conception de la fermentation nutritive

Sous cette *expression nouvelle*, je désigne les phénomènes de dédoublement et d'association moléculaires, d'analyse et de synthèse, qui se produisent, sans cesse, avec des degrés variables, entre les substances gazeuses, liquides, dissoutes, émulsionnées, plus ou moins liquides ou plus ou moins granuleuses, qui constituent les *Systèmes nucléaires* et *protoplasmiques* des cellules ou *plastides*, aussi bien que les phénomènes de dédoublement et d'association moléculaires qui s'accomplissent dans les *liquides péricellulaires* dans lesquels sont immergés, pour ainsi dire, ces plastides, ou au sein des masses liquides de la lymphe et du sang.

§ 2. — Théorie primitive de la nutrition

Cette variété de fermentation n'est que la continuation et le complément de la *fermentation digestive gastro-intestinale,* elle représente même, semble-t-il, le vrai type de la fermentation. Elle constitue les *sources* mêmes de la vie.

Complètement inconnue des médecins et des naturalistes de l'antiquité et du moyen-âge, très vaguement *pressentie* par *van Helmont* et par *de Vieussens,* l'un de ses premiers et fervents adeptes, très vaguement *entrevue,* après la découverte de la circulation sanguine générale préparée par *M. Servet* (1553), *R. Colombus* (1559), *Césalpin* (1595), découverte définitivement achevée par *Harvey* (1619 et 1628), et successivement complétée par les découvertes des chylifères (*Aselli,* 1622), du canal thoracique (*Pecquet,* 1647), des lymphathiques (*Rudbeck,* 1652) et (*Bartholin* 1653), des vaisseaux capillaires des animaux et des végétaux (*Leuwenhœk* 1688), la nutrition ou fermentation nutritive n'est expliquée, par les physiologistes du XVIIIe siècle, tels que *J. Bernouilli* et son fils *Daniel, B. Robinson, P. du Petit, Hales. Whytt, de Haller, Caldani, Wrisberg, Spallanzani, Galvani, Volta, Bichat,* etc., parmi les médecins zoologistes, *E. Mariotte* (1684), *D. Dodart, P. Reneaulme, Coxe, Sarrabat, Bonnet, Saussure, Duhamel de Monceau, Tréviranus,* etc., parmi les botanistes, que par les expressions, encore fort confuses, d'absorption, d'assimilation et de désassimilation.

§ 3. — Introduction de l'osmose dans la théorie de la nutrition

Cependant, à partir de 1850, quelques physiciens-chimistes s'efforcent d'introduire, dans la *Théorie de la nutrition*, un perfectionnement fondamental.

Ainsi, on voit *Ed. Becquerel*, en France, *Liebig*, en Allemagne, *Graham* surtout, en Angleterre, chercher à expliquer l'absortion et l'assimilation par les phénomènes purement physiques de l'*osmose* et de la *diffusion* découverts par *Parrot*, au début du siècle, par *Fischer*, de Breslau, en 1822, puis très bien et largement étudiés, par *Dutrochet*, en 1826, et de mieux en mieux expliqués par *Poisson* (1826-1828), *Magnus* (1834), *Jérichau* (1835), *Brucke* (1841), *Vierordt*, etc. etc.

Depuis les très remarquables travaux de *Graham*, ce genre d'études n'a cessé d'attirer, dans différentes directions, les meilleurs investigateurs.

Ainsi, *Béclard* (1848), *Meder*, *Knapp*, *Funcke*, *Fick*, *Eichhorst*, *Brucke*, *Cl. Bernard*, *Subotin*, *Becker*, *Stokvis*, *Thanhoffer*, *E. Schultze*, *Ranvier*,

Kuss, *Moleschott*, *Eidenhain*, *Drosdoff*, *Jessen*, *Zawilsky*, *Mering*, *Mulheim*, etc., etc., se sont appliqués à étudier le mécanisme de l'absorption des matières alimentaires transformées et solubilisées par les sucs digestifs et sont arrivés à démontrer que ces matières, en traversant les villosités intestinales, se divisent en deux grandes voies, d'une part, la voie des chylifères, des ganglions lymphatiques, du canal thoracique, d'autre part, la voie des capillaires des veines mésaraïques, de la veine porte, du foie et des veines sus-hépatiques.

Et, pendant que les auteurs ci-dessus cités poursuivaient ces genres de travaux, *Dubrunfaut*, *Schmidt*, *Eckard*, *Ludwig*, et surtout, *Traube* (1867), *Pfeffer* (1877), *Ladenburg*, *Adie*, *Tammann*, *de Vries*, *Pringsheim*, *Donders* et *Hamburger*, *Van t-Hoff* (1885), *Nasse*, etc., puis *Loschmidt* (1865), *Wretschko*, *Beningar* (1870), *von Wroblewski* (1877-1880), *Sainte Claire-Deville* et *Troost* (1863-1869), *Cailletet* (1863-64), *Van t-Hoff*, encore (1885), etc., etc. poussaient, très profondément, l'explication du mécanisme intime des phénomènes d'osmose et de diffusion de la matière, sous ses différents états : la première série d'expérimentateurs (de *Dubrunfaut* à *Nasse)*, en étudiant les solutions salines ; la deuxième série (de

Loschmidt à *Van t-Hoff*), en étudiant les mélanges gazeux. Ces expérimentateurs parviennent même à dégager quelques *lois mathématiques.*

Enfin, ajoutons, en passant, que l'explication de ce mécanisme a été encore approfondie, dans des directions différentes, par l'étude de la dissociation moléculaire et des variations du point de congélation (*Cryoscopie*) déjà ébauchée par *Blagden* (1788), puis de plus en plus développée par *Rudorff* (1861), *Coppet* (1871), *Raoult* surtout (1882), et enfin, par l'étude de l'*ionisation* des molécules poursuivie et publiée en 1887 par *Svante Arrhénius.*

§ 4. — La Théorie des tissus de Bichat était insuffisante pour servir de base à la Théorie de la nutrition.

Malgré l'importance du progrès réalisé par *Dutrochet, Liebig, Graham,* etc., la théorie de la nutrition était encore insuffisante. Elle reposait, en effet, non seulement sur la diffusibilité des matières nutritives et l'attraction moléculaire, mais encore, et surtout, sur la capillarité, la porosité et la perméabilité des organes et des tissus.

Or, la *Théorie des tissus,* très vaguement entrevue

par *Aristote* et *Galien*, dans l'antiquité, à peine ébauchée par *Fallope*, au XVIe siècle, très perfectionnée par *Bordeu*, *Haller*, *Dumas*, au XVIIIe, puis, largement édifiée par le génie de *Bichat* qui, au début du XIXe siècle, en avait fait la base de l'anatomie, de la physiologie et de la pathologie générales, était restée, elle-même, insuffisante, malgré les efforts des successeurs de *Bichat*, tels que *Walter*, *Dupuytren*, *Chaussier*, *Cloquet*, *Lenhossek*, *Meckel*, *Mayer*, *Rudolphi*, *Heusinger*, *Béclard*, *de Blainville*, *Weber*, *Krause*, etc.

§ 5. — La Théorie de la nutrition est basée sur la Théorie cellulaire.

La Théorie de la nutrition ne devait, en effet, avoir de vraie base que dans la *Théorie cellulaire et protoplasmique* préparée par les observations de *Malpighi* (XVIe siècle), *Leuwenhoek*, *Wolff* (XVIIe siècle) et surtout, par celles de *Oken*, *Tréviranus*, *Ch. Mayer*, *Mirbel*, *Raspail*, *Dutrochet*, *Turpin*, *Mohl*, *Dujardin*, *Meyen*, *R. Brown*, *Henle*, *Purkinge*, *Valentin*, *Müller*, etc., et définitivement édifiée, d'une part, par *Schleiden*, en 1838, dans le règne végétal, d'autre part, par *Schwann*, en 1839, dans le règne animal, et enfin, par *Virchow*, de 1852 à 1859, etc., dans le domaine de la Pathologie générale.

Désormais, la *Théorie cellulaire* remplaçait ou, ce qui est plus juste, complétait, partout, en anatomie, en physiologie, en pathologie, etc., la *Théorie des tissus* de *Bichat*.

§ 6. — Démonstration de la complexité de l'organisation et du fonctionnement cellulaires.

Pendant plus de 40 ans, on crut, généralement, avec les *Brucke*, les *Max Schultze*, les *Leydig*, les *Remack*, les *Kolliker*, les *Kollmann*, les *Strasburger*, les *Pasteur*, etc., avoir atteint, enfin, dans les formes cellulaires, animales ou microbiennes, le terme ultime de l'anatomie et de la physiologie normales et pathologiques.

Mais, pendant ce temps, des pléiades d'histomorphologistes, d'histochimistes et d'histophysiologistes, tels que *Frommann* (1865-1867), *Heitzmann*, *Arnold*, *Klein*, *Schmitz*, *Kupffer*, *Miescher*, *Rauber*, *Flemming*, *Eimer*, *Hertwig*, *Zacharias*, *Butchli*, *Balbiani*, *Gruber*, *Heidenhaim*, *Ranvier*, *Cornil*, *Hanstein*, *Carnoy*, etc., s'attachant à l'étude de l'organisation et du fonctionnement cellulaires plus ou moins entrevus par la plupart des histologistes antérieurs (*Fontana*, *Dujardin, Stilling, Leydig*, etc., surtout) et déjà nettement ébauchée par *Hugo von Mohl*, démontrent, de mieux en mieux, que l'anatomie et la physiologie de la cellule sont très compliquées. Et *Gaule, Langley, Nusbaum, Ogata, Kossel, Steinhaus, Obalski, Meunier, Rabl, Chabry, Altmann, Schwarz, Fol, Erlich, Lukjanow, Mathias-Duval, Retterer, Auerbach, Pfeffer, Frenzel, Henneguy, Leber, Korybutt-Daszkiewcz*, etc., etc., étendent et précisent, de plus en plus, cette démonstration.

§ 7. — La Phagocytose démontre le pouvoir digestif et la complexité de la cellule.

Enfin, les faits de *phagocytisme* publiés par *Birch-Hirschfeld* (1872), *Engelmann, de Bary, R. Koch, Weigert, Duclaux*, etc., ceux, surtout, rapportés par *Metchnikoff, Cienkowski, Verworn*, etc., en prouvant, directement, que la cellule est capable de choisir sa nourriture, de courir après elle, de la combattre et de s'en emparer, de l'absorber, de la digérer et de l'assimiler, achèvent de démontrer, avec une grande force de conviction, que cette cellule est un organisme fort compliqué et qu'il est bien le siège d'une véritable *Fermentation nutritive.*

§ 8. — Preuves chimiques de la fermentation nutritive

La démonstration du paragraphe précédent trouve des preuves nouvelles et, conséquemment, une nouvelle force, dans les recherches expérimentales de *Cyon, Schrœder, Schmiedeberg, Haliewarden, Nencki, Salkowski, Schultzer, Cl. Bernard, Naunyn, von Mering, Seegen, Lépine, Drosdorff, Ch. Richet*, etc., ainsi que dans celles, si remarquables, accomplies sur les matières albuminoïdes, par le professeur *Schutzenberger*, par M. *A. Gautier*, l'éminent chimiste-biologiste de la faculté de médecine de Paris.

Il résulte, en effet, de ces recherches, que les peptones préparées par la fermentation digestive intestinale, en traversant les cellules épithéliales des villosités et en cheminant, soit dans les veines mésaraïques, soit dans les chylifères et leurs ganglions où d'innombrables leucocytes les absorbent, pour les travailler, sont transformées, par des *processus fer-*

mentatifs d'hydratation, en matières protéiques plus simples, telles que les *gluco-protéines, tyroleucines, leucines, leucéines, acides hydro-protéiques, acides protéiques*, découverts par *Schutzenberger*, la *tyrosine*, le *carbamate d'ammoniaque*, etc., et que ces différentes substances, qui rencontrent le foie sur leur passage, y sont encore dédoublées, par de nouveaux processus fermentatifs d'hydratation, en *glycogène, cholestérine, lécithine, glycocolle, taurine, tyrosine, urée*, etc.

Ceux de ces produits de dédoublement qui ne sont pas rejetés dans les voies biliaires, sont versés dans le sang, par les veines sus-hépatiques, ainsi que les substances protéiques transformées dans les voies chylifères et accompagnées des graisses devenues azotées, par transformation en *amido-distéarine* (C^3H^5) (AzH^2) $(C^{18}H^{35}O^{22})$.

Arrivées dans le sang, avec les glycoses et les matières solides qui les ont suivies depuis le tube digestif et sans subir de modification, ces différentes substances sont portées dans tout l'organisme et offertes aux nombreuses variétés de cellules qui les assimilent, suivant leurs besoins, pour former, selon leur variété, des substances albuminoïdes nouvelles, telles que : *myosigène* et *myoglobuline* (cellule musculaire), *élastine, géline, mucine, graisse* (cellules conjonctives), *osséïne* (cellule osseuse), *chondromucoïde* (cellule cartilagineuse), *myéline, lécithine, protagon, cérébrine,* et *homocérébrine,* (sorte de *glucoïde azoté*), *cylindre-axe,* etc., (cellule nerveuse), *diastases* diverses (cellules glandullaires, etc.), etc.

A leur tour, toutes ces nouvelles substances albuminoïdes seront, pendant le travail physiologique des cellules, disloquées par de nouveaux *processus fermentatifs d'hydratation*, en de nombreuses molécules qui seront détruites, comme il est exposé au chapitre *Fermentation respiratoire.*

§ 9. — Insuffisance des études optiques concernant l'organisation et le fonctionnement de la cellule.

Toutes les belles conquêtes indiquées ci-dessus accomplies ou entreprises, dans la seconde moitié de ce siècle, et surtout, dans les 25 dernières années, par les histologistes, sont assurément très réconfortantes.

Et cependant, on doit se croire, encore, malgré tout, bien loin de la satisfaction, surtout si l'intelligence, toujours avide de pénétrer plus profondément, se place aux *points de vue chimique, physique, méca-*

nique et *mathématique* desquels elle doit toujours, en définitive, chercher à sonder et à éclairer les mystères de la vie.

Malheureusement, l'*Optique histologique*, malgré tous ses efforts, n'a pu, jusqu'ici, se revêtir, et encore très imparfaitement, que du premier de ces 4 caractères, le *caractère chimique*.

Elle a, à peine, osé toucher au second, et quant aux deux derniers, ils sont terriblement au-dessus de ces aspirations actuelles. Il faudra pourtant bien qu'elle s'empare, aussi, un jour, et pleinement, des *caractètères physique, mécanique* et *mathématique*.

C'est là l'*Idéal* inévitable, nécessaire.

Quoi qu'il en soit, en attendant que l'*Histologie* de l'*avenir* puisse, sûrement, explorer l'*ultra-microscopique actuel*, la curiosité de notre esprit doit calmer son impatience au moyen des vues de l'imagination. Du reste, les *vues théoriques* qui, ainsi que l'Histoire des Sciences nous le montre, n'ont été, très souvent, que de justes prévisions, sont, ici, d'autant plus permises qu'il n'est pas impossible de les établir sur des bases relativement positives qui ont déjà servi, aux meilleurs esprits, pour édifier un grand nombre de théories justement estimées.

Ces restrictions posées, voici, en quelques mots,

comment je me représente, *en gros*, cela va sans dire, la structure profonde et le fonctionnement de la *Matière vivante ultra-microscopique*.

§ 10. — Structure cellulaire visible avec les plus puissants microscopes.

Rappelons-nous, tout d'abord, que la *Cellule* se montre divisée, naturellement, en deux grands groupes d'organites bien visibles au microscope.

1° Le *Corps cellulaire* qui porte à penser à celui de l'être vivant en général ;

2° Le *Noyau* qui en rappelle la tête.

Le *Noyau* est composé de plusieurs variétés de *corpuscules* encore plus ou moins visibles :

A. — Corpuscules de *Chromatine* qui constituent la *masse du noyau* ;

B. — Corpuscules de *Pyrénine* qui composent le *nucléole* ;

C. — Corpuscules de *Linine* qui relient et enveloppent plus ou moins les précédents ;

D. — Les corpuscules d'*Amphipyrénine* qui constituent la *membrane d'enveloppe du noyau*.

Tous ces corpuscules sont à la dernière limite de la visibilité microscopique actuelle.

Dans certains cas, on trouve, ainsi, *plusieurs noyaux* et *plusieurs nucléoles* et à côté d'eux, certaines *vésicules hyalines.*

Le *Corps cellulaire* est composé d'une masse de *granulations* de grosseurs très variées jusqu'à l'extrême limite de visibilité microscopique. Chaque variété de granulation a, probablement, comme les cellules et leurs tissus simples dans chaque organe, et comme chaque organe dans l'organisme, une fonction spéciale.

Ainsi, *Altmann* a décrit des *granulations ozonophores oxydantes, réductrices.*

Langley et *Nusbaum* ont reconnu des *granulations zymogènes.*

Les rôles spéciaux de la presque totalité de ces granulations, sinon de toutes, sont encore inconnus. Il est probable, cependant, que les unes font des réserves albuminoïdes, les autres des réserves hydro-carbonées, etc.

De plus, le corps cellulaire est limité, à peu près dans tous les cas connus, par une *membrane d'enveloppe* dont la structure spéciale parait-être plus ou moins compliquée.

Les corpuscules des organites nucléaires, de même

que les granulations du corps cellulaire, paraissent constituer, respectivement, un reticulum (*Flemming*, *Rabl*, etc.), ou mieux, peut-être, une sorte d'*éponge microscopique*, de *tissu spongieux*.

Et, de même qu'il existe une *corrélation* entre les *tissus simples* des *organes*, entre les *organes* des *appareils*, et entre les *appareils* du *système vivant* total, ainsi, il doit y avoir une *corrélation* entre les *granulations* du corps cellulaire, entre les *Corpuscules* du noyau et entre les granulations et les corpuscules.

Telle est, *en gros*, la structure de ce qui, dans la cellule, a une forme visible au microscope. Essayons, maintenant, de nous faire une *Idée* logique de la *structure invisible*.

§ 11. — Vues de l'esprit sur la structure et le fonctionnement de la matière vivante ultra-microscopique.

Les deux *masses spongieuses* plus ou moins concentriques, le *Noyau* et son *Corps cellulaire*, sont imprégnées, respectivement, d'une *masse liquide*, hyaline, plus ou moins visqueuse, qui les enrobe légèrement. Elles y vivent comme tous les tissus de l'organisme, dans les liquides qui les imprègnent et qui constituent, environ, 70 0/0 du poids total de cet organisme.

C'est dans ces masses liquides, les *sucs nucléaire et cellulaire*, que s'accomplissent les phénomènes physico-chimiques fondamentaux de la vie cellulaire.

C'est là que se trouve la *matière vivante ultra-microscopique.*

Une simple réflexion suffit pour faire comprendre que cette masse liquide n'est qu'un mélange de corps gazeux et de corps salins albumineux, hydrocarbonés, etc., etc , qui y sont dissous.

Tous ces corps sont constitués, chacun, de même que l'eau qui les dissout, par d'innombrables molécules chimiques très variées, plus ou moins compliquées ou plus ou moins simples, elles-mêmes composées d'un nombre plus ou moins grand de *molécules radicales* (radicaux) formées d'une multitude d'*atomes*.

Les molécules constituantes de ces différents corps liquides (eau, etc.), gazeux solides mais dissous et devenus, ainsi, eux-mêmes, plus ou moins gazeux ou près de l'état gazeux, de même que les atomes qui composent ces molécules, étant reliés, entre eux, par leurs affinités, il doit en résulter, pour chaque corps, des sortes de *tissus moléculaires radicaux et atomiques* qui présentent de grandes analogies avec les tissus grossiers qui constituent les organes des corps vivants.

Il doit exister, ainsi, dans cette *matière vivante ultra-microscopique*, des *tissus moléculaires*, liquides, gazeux, albuminoïdes, hydrocarbonés, eux-mêmes voisins de l'état gazeux, sinon gazeux.

Et ces *tissus physico-chimiques* sont associés pour former la masse liquide visqueuse qui imprègne et baigne les corps spongieux, cellulaire et nucléaire.

Il n'est pas, je crois, déraisonnable de penser que, si nous possédions des instruments d'optique capables de grossir suffisamment, sans doute un certain nombre de milliards de fois, la masse liquide d'une cellule, nous pourrions contempler des *tissus moléculaires* analogues aux autres tissus vivants, mais où les cellules sont remplacées par des molécules chimiques et des atomes.

Nous verrions, en somme, dans cette masse liquide microscopique devenue relativement immense, un organe encore fort compliqué, le dernier, sans doute, que puisse découvrir l'*analyse* histologique.

Mais, arrivera-t-on jamais à réaliser une telle chimère ? Qui sait ? En principe, il vaut mieux espérer que nier.

On verrait, aussi, que cette masse visqueuse vivante est un *Système mécanique* physico-chimique composé lui-même d'une multitude de systèmes de même nature, plus ou moins simples ou compliqués, système intimement solidarisé et lié au corps cellulaire et à son noyau, autres systèmes mécaniques physico-chimiques encore fort compliqués, mais commençant à former un système morphologique relativement simple que nos instruments actuels d'optique nous permettent, enfin, d'apercevoir.

Nous verrions, partout, dans ces différents *Systèmes mécaniques physico-chimiques*, les molécules et les atomes se mouvoir, sans cesse, suivant les indications de la *cinétique*, les équilibres moléculaires instables s'établir, pour se rompre bientôt après, et ainsi de suite, suivant les *lois mathématiques* de la statique et de la dynamique physico-chimique entrevues ou dégagées par les génies des *Newton*, *Laplace*, *Navier*, *Poisson*, *Fresnel*, *Gauss*, *Lavoisier*, *Berthollet*, *Joule*, *Krönig*, *Maxwell*, *Clausius*, *Thompson*, *Favre* et *Silbermann*, *Berthelot*, *Thomsen*, *Sainte-Claire Deville*, *Guldeberg* et *Waage*, *Lemoine*, *Van t'Hoff*, *Willard-Gibbs*, *Le Chatelier*, *Moutier*, *Le Bel*, etc., etc.

On y verrait, enfin, que c'est là que se trouve, en définitive, les *bases du mécanisme de la nutrition et de la fermentation*, c'est-à-dire de la *vie* elle-même.

On sait que *Laplace, Poisson, Gauss*, ont édifié des théories célèbres sur la capillarité, en basant leurs spéculations sur l'hypothèse de la constitution moléculaire des corps. *La Méthode de Gauss*, qui paraît avoir été surtout employée dans ce genre de spéculations, n'est, en somme, qu'un perfectionnement de celle de *Laplace*. Perfectionnée, elle-même, par *Bertrand*, elle l'a été encore, plus récemment, en 1883, par *Mathieu*.

Certes, on pourrait s'étendre longuement sur les phénomènes de capillarité et de tension superficielle si bien étudiés successivement par *Taylor* (1712), *Laplace* (1816), *Poisson* (1831), *Gauss*, *Bravais* (1842), *Hagen* (1845), *Simon* (1851), *Ed. Dessains* (1857), *Jamain* (1860), *Quincke* (1866-68), *Quet* (1867), *Duclaux* (1870), *W. Thompson* (1871), *Bertrand*, *Mathieu* (1883), etc, etc.

Il y aurait, aussi, à faire des considérations du plus haut intérêt sur la dissociation moléculaire, la diffusion, l'osmose, l'isotonie, la pression osmotique, la pénétration mutuelle des molécules (*métabolisme moléculaire*).

On comprendrait, immédiatement, que tous ces phénomènes jouent un rôle tout à fait fondamental dans les *processus intimes* de la nutrition, c'est-à-dire, de la *fermentation nutritive.*

Mais, je ne puis entrer, ici, dans les développements que nécessiterait l'examen de ces nombreuses questions et je dois me borner, pour le moment, à ce qui a été dit plus haut.

CHAPITRE VII

FERMENTATION SPERMATIQUE

§ 1. — Raisons qui portent à considérer la fécondation et l'évolution ontogénétique comme une fermentation.

Je sais que l'on n'a pas encore pris l'habitude de considérer les nombreux processus biologiques classés sous les différentes expressions de *Fécondation*, de *Germination*, d'*Embryogénèse*, d'*Ontogénèse*, de *Spermatogénèse*, comme des phénomènes de fermentation. Et bien que cette façon de voir ait dû facilement se produire dans l'esprit de beaucoup de savants, je n'en connais aucun qui l'ait fait connaître.

Cependant, quand on y réfléchit, on ne peut s'empêcher de regarder, comme une *véritable Fermentation*, les nombreux phénomènes physico-chimiques qui se déroulent, encore mystérieusement pour nous, dans l'édification des éléments générateurs mâle et femelle ou qui se manifestent, plus ou moins visiblement, après leur fusion, nucléole à nucléole, noyau à noyau, protoplasme à protoplasme, c'est-à-dire, après la fusion :

Du *spermatozoïde* et de *l'ovule*, chez presque tous les animaux ;

Du *tube pollinique* et de l'*oosphère*, chez toutes les plantes phanérogames ;

De l'*anthérozoïde* et de l'*oosphère*, chez toutes les plantes cryptogames vasculaires, chez toutes les muscinées, chez un grand nombre de thallophytes (floridées, fucacées, dictyotacées, œdogoniées, etc., parmi les algues) ;

Des *gamètes libres* et *mobiles* d'un grand nombre d'algues, desquelles on peut rapprocher la *conjugaison* des *Paramécies*, etc., parmi les protozoaires ;

Des *gamètes captifs* et *immobiles* des conjuguées, parmi les algues, des péronosporées, des mucorinées, etc., parmi les champignons.

Il en est de même, quand on considère la multiplication cellulaire plus ou moins étendue qui résulte de la *germination parthénogénétique*, c'est-à-dire, *sans fécondation préalable*, des œufs d'été de certains *arthropodes, rotifères, daphnoïdes*, etc., etc,, parmi les animaux, ou bien celles des *spores*, sortes d'œufs également *parthénogénétiques*, des *bactériacées* (micrococcées, bacillées et leptotrichées), parmi les algues, ou encore celle des *saccharomyces*, etc., parmi les champignons discomycètes (thallophytes).

Je ne vois, en définitive, dans tous ces cas, si différents, en apparence, que des processus biologiques, tout à fait semblables, sinon identiques.

Que la multiplication cellulaire résulte de l'*œuf fécondé* des animaux et des végétaux, ou qu'elle résulte des *spores parthénogènes* des bactériacées et des levures, que ses myriades de cellules soient disjointes, plus ou moins dispersées et isolées, ou qu'elles soient jointes, plus ou moins étroitement accolées, reliées et solidarisées, cette *multiplication cellulaire* n'en est pas moins, dans tous les ordres de cas, la conséquence d'une *véritable Fermentation*, et les *œufs* d'où elle dérive n'en sont pas moins de *vrais Ferments*.

La multiplication des cellules thallogènes engendrées par la germination, en milieu approprié, de la cellule de levure (*saccharomyces cerevisiæ*, par exemple) peut, simplement, être considérée comme un type de fermentation.

§ 2. — Botanistes et Zoologistes dont les travaux peuvent servir à établir que la fécondation et l'évolution ontogénique sont des fermentations.

On peut trouver, selon moi, les éléments d'une telle opinion dans un très grand nombre de travaux. Il est absolument impossible d'énumérer, ici, tous leurs auteurs, mais je puis citer, au moins, parmi les principaux et à peu près dans l'ordre chronologique, les suivants :

1° Parmi les **Botanistes**. — *Aromatari*, *Grew*, *Malpighi*, *Camérarius*, etc. (XVIIe siècle) ; *Burkhard*, *Morland*, *Geoffroy*, *Bradley*, etc. (XVIIIe siècle) ;

Saussure (1804), *Cagnard-Latour* (1836), *Schwann* (1837), *Ehrenberg*, *Tulasne* (1849-1855), *Kutzing* (1843), *Nœgeli*, *Hofmeister* (1858-1861), *Hanstein* (1870), *Cohn* (1851), *Sachs*, *Thuret*, *de Bary* (1859-1884), *Wigand* (1862), *Hœckel* (1868), *van Tieghem* (1869 etc.), *Woronin* (1869), *Brefeld* (1869), *Klebs*, *Fleicher* (1874), *Westermaier* (1876).

Hesse (1875), *Hegelmayer* (1878), *Treub* (1878-1884), *Strasburger* (1877), *Muntz* (1874), *Bonnier*

(1880, etc.), *Prilleux* (1880), *Zopf* (1882), *Mangin* (1884), *Guignard* (1881-1891), etc., etc.

Il va sans dire que l'on doit ajouter, à cette liste, celle, plus longue encore, de tous ceux qui se sont spécialisés dans la *Bactériologie.*

On peut y ajouter, aussi, la liste de ceux qui ont étudié, spécialement, le rôle de l'air ou de l'oxygène dans la germination et la respiration en général.

2° Parmi les **Zoologistes** qui se sont occupés plus spécialement de la spermatogénèse et de l'embryogénèse animale, on peut citer :

Lewenhoek (1774), *L. Hamm* (1777), *Gleichen, Dujardin* (1837), *Prévost* et *Dumas* (1824), *Coste* (1848), *Duvernoy* (1841), *Kolliker* (1843), *Balbiani, Maupas. Hœckel, Kowalewsky* (1871), *Bischoff, Newport, Nelson, Meisner, Robin* (1875), *Fol* (1879), *O. Hertwig* (1875-78 etc.), *Mathias Duval* (1878-80-83 etc.), *Selenka* (1877), *E. Van Beneden* (1876-83 etc.), *Balfour, Sabatier* (1882), *Swaen* et *Maskelin* (1883), *Renson* (1882), *Hermann* (1882), *Jansen* (1887), *Ebner* (1888), *Prenant* (1887 à 1895), *Balowitz* (1890) *Pina* et *Sertoli* (1894), etc., etc.

§ 3. — L'Hypothsèe de l'Hétérogénie et la Notion de Ferment

On peut, aussi, trouver l'origine de la *Notion de ferment et de fermentation*, à la base de l'*Hétérogénie*, dite, aussi, *génération spontanée*, et suivre son développement.

1° Dans l'**Antiquité** :

Avec la « *Genèse* » qui fait sortir l'homme d'une masse d'argile vivifiée par le *souffle* divin ;

Avec les *Egyptiens*, les *Hébreux*, etc. ; avec *Aristote* et tous les autres Grecs ; avec *Virgile, Plutarque* et tous les Romains, etc., qui font dériver les rats, les serpents, les taupes, etc., de la terre, les grenouilles, les poissons, etc., des marécages, les anguilles de la vase ou limon, les insectes (abeilles, mouches, etc.), les vers, etc., des chairs altérées ;

2° Dans le **Moyen-Age :**

Avec tous les savants, tous les philosophes et la masse du public, qui ne voient pas autrement que les anciens ;

3° Dans la **Période Moderne** :

Avec *Levaillant, Camerarius,* etc., qui commencent à défendre la doctrine attaquée ;

Avec *Linné, Needham, Buffon,* etc., etc., dans le XVIIIe siècle ;

Avec *Tréviranus, Gleichen, O. F. Muller, Lamarck, Oken, Bory Saint-Vincent, Bremser, Tiedmann, J. Muller, Dumas, Dujardin*, et surtout, *Burdack, Pouchet, Pineau, Mentegazza, Joly, Musset, Ch. Robin, Figuier, Meunier, Onimus, Pennetier, Béchamp*, etc., etc., dans le XIXe siècle.

Tous ces auteurs se sont efforcés, avec plus ou moins de persévérance, d'accumuler des preuves logiques et expérimentales, parmi lesquelles viennent se ranger, naturellement, les belles synthèses organiques des *Wœhler*, des *Berthelot*, des *Smée*, des *Grimaux,* etc.

Ces preuves, évidemment insuffisantes, seraient capables, à leurs yeux, de démontrer la réalité de l'*Hétérogénie* que les *Panspermistes* ont sapée de leurs *faits expérimentaux* les plus solidement démontrés.

§ 4. — Les Ferments, les Fermentations et les Grandes Théories biologiques

Enfin, on peut encore trouver la *Notion* de *ferment* et de *fermentation* au fond de la plupart, sinon de toutes les *grandes Théories biologiques*, au moyen desquelles les plus vigoureux esprits se sont efforcés d'expliquer l'origine, les processus de formation, le développement et la conservation des êtres, ainsi que la transmission de leurs caractères.

Le travail accompli dans cette direction est déjà énorme. Plus de quarante *Théories* plus ou moins compliquées ont été édifiées pour arriver à jeter quelques lumières sur ces ténébreuses questions.

Sans doute, les notions de ferment et de fermentation s'y trouvent, toujours, profondément cachées et enveloppées d'un voile épais. Cependant, on peut arriver à les dégager, si l'on se donne la peine de les y chercher.

C'est ainsi qu'il m'a semblé les trouver dans :

L' « *Emboitement des germes* » des *Spermatistes* (*Galien*, *Leuwenhoek*, etc.), des *Ovistes* (*Graaf*, *Malpighi*, *Haller*, *Bonnet*, *Spallanzani*, *de Blainville*, etc.);

Les « *Molécules organiques* » de *Buffon* ;

Les « *Microzymas* » de *Béchamp* ;

Les « *Unités physiologiques* » de *Spencer* ;

Les « *Gemmes* » et les « *Gemmaires* » de *Haacke* ;

Les « *Particules annulaires* » de Dolbear ;

Les « *Plastitudes* » de *Erlsberg* ou celles de *Hœckel*;

Les « *Particules ondulatoires* » de *His* ;

Les « *Particules vibratoires* » de *Cope, Orr, Mantia* ;

Les « *Particules initiales vivantes* » de *Wiesner* ;

Les « *Molécules chimiques* » de *Hanstein* et de *Berthold* ou *Celles* de *Chevreul, A. Gautier, Danilewski, Tompson,* etc. ;

Les « *Molécules électriques* » de *Fol* ;

Les « *Granula* » et les « *Granules* » de *Maggi, Altmann* ;

Les « *Plasmas ancestraux* » de *Weismann* :

Les « *Gemmules* » de *Ch. Darwin* ;

Les « *Germes* » de *Maupertuis* ;

Les « *Filaments* » de *Erasme Darwin* ;

Les « *Stirpes* » de *Galton* ;

Les « *Gemmules odorantes* » de *Jœger*, etc. ;

Les « *Micelles* » de *Nœgeli* ;

Les « *Idioplasmes nucléaires* » de *Kolliker* ;

Les « *Pangènes* » de *de Vries* ;

Les « *Idioblastes* » de *O. Hertwig*, etc., etc.

En poussant l'examen jusque dans le domaine des conceptions les plus abstraites, on pourrait, encore, apercevoir ces *Notions de ferment*, dans :

La « *Force catalytique* » de *Berzélius* ;

La transmission du « *Mouvement de décomposition* » de *Liebig* ;

Le « *Nisus formativus* » de *Blumenbach, Needham*;

La « *Force vitale* » de *Barthez, Grimaud, Dumas, Bérard, Lordat, Bordeu, Chauffard*, etc. ;

Le « *Blas* » et l' « *Archée* » de *Paracelse, van Helmont*, etc. ;

L' « *Ame* » de *Platon, Aristote, F. Hoffmann, Stahl*, etc. (1).

(1) Toutes ces *Grandes Théories* ont été bien mise en lumière, dans ces dernières années, par M. *Yves Delage*, profes. de la Faculté des Sciences de Paris, dans son très remarquable ouvrage sur « *La Structure du Protoplasma et les Théories sur l'Hérédité et les grands Problèmes de la Biologie générale* ». Vol. gr. in-8° de 878 p., 1895, Paris.

CHAPITRE VIII

FERMENTATION OXYDANTE.
FERMENTATION HYDROGÉNANTE

§ 1. — Etendue de la Fermentation oxydante ou Fermentation aèrobie

Cette *variété de fermentation* n'est que la continuation de la précédente. Elle s'applique à la presque totalité des êtres vivants, aussi bien à ceux qui vivent dans l'air qu'à ceux qui vivent dans l'eau, puisque ces derniers n'y peuvent vivre que grâce à l'air qui s'y trouve, sans cesse diffusé, par la masse atmosphérique qui la presse.

Elle commence dès que l'être vivant, animal ou végétal, naît de l'œuf maternel ou du sein de la terre, pour absorber directement l'air, par ses organes respiratoires (*poumons, branchies, trachées, globules sanguins, granulations protoplasmiques ozonophores* ou *oxygénophores*, etc.).

La *Fermentation oxydante* représente la principale base des processus de la respiration et de la combustion, du développement et de la régénération, de la statique, de la cinétique et de la dynamique fonctionnelle du *Système vivant*.

§ 2. — Découverte de l'oxygène et de son rôle.

Bien que l'on ait dû connaître, de tout temps, le rôle capital que joue l'air, dans l'entretien de la vie animale, cependant, ce rôle ne parait avoir été, dans l'antiquité et le moyen âge, comme la digestion, du reste, l'objet d'aucune étude. Cette étude ne parait pas remonter au-delà du XVIIe siècle.

Digby, *Swammerdam* (1667), *R. Boyle*, commencent à attirer l'attention sur l'importance de l'aération dans la germination et les fermentations.

Mayow soutient, en 1668, d'une façon spéciale, qu'il y a, dans l'air, des « *particules nitro ou igno-aériennes* » (notre oxygène actuel) qui sont aussi indispensables à la fermentation et à la respiration, qu'à la germination et à la combustion. Puis, l'on voit *Vrend*, *Bernouilli*, etc., à la fin du XVIIe siècle, *Black*, *Magbride*, *Bergmann*, etc., dans le siècle suivant, s'acharner à les étudier et à s'en emparer.

On voit, enfin, *Priestley*, en 1771, *Schéelle*, en 1775, parvenir à préparer artificiellement ces « *particules* », en les isolant, définitivement, le premier, du Salpêtre ou du Mercure (1774) calcinés, le second, du bioxyde la Manganèse.

Mais, c'est *Lavoisier* qui, de 1772 à 1775, réussit, le premier, à en *démontrer* l'existence dans l'air, à expliquer positivement l'augmentation de poids acquise par les métaux, pendant leur calcination, augmentation déjà étudiée par *Eck de Sulzback*, *Cardan*, *Césalpin*, au XVe siècle, *J. Rey* (1630), *Mayow* (1669), *R. Boyle*, *Lemery*, *G. de Morveau*, etc., et restée inexpliquée.

Il ruinait, ainsi, du même coup, la *Théorie du phlogistique* inventée par *Becher*, au milieu du XVIIe siècle, théorie soutenue, avec passion, par *Stahl* (1660-1734) et généralement adoptée.

De plus, il édifiait, enfin, à la place, dès 1777, mais surtout à la suite des recherches qu'il poursuivit, seul ou avec la collaboration de *Laplace* et de *Seguin* (1789), une *Théorie positive générale* de la respiration, de la combustion et de la chaleur, animale ou focale (1).

Lavoisier démontre, en effet, que la matière vivante animale, tout comme le combustible d'un foyer quelconque, *brûle*, mais lentement, par la combinaison

(1) De *focus*, foyer de chaleur, foyer domestique.

d'une partie de son carbone et de son hydrogène avec l'oxygène de l'air, et que la chaleur du corps animal, tout comme celle du foyer domestique, n'est que le résultat de cette combinaison.

Les découvertes et la théorie générale de *Lavoisier* représentaient un *progrès immense* et devaient avoir une fécondité et une portée incalculables. Elles firent naître rapidement un grand enthousiasme et il se forma, dans la suite, jusqu'à nos jours, une pléiade d'expérimentateurs qui les précisèrent et les développèrent, de plus en plus, dans différentes branches de la biologie.

§ 3. — Développement de la Théorie de Lavoisier par les Physiologistes-Botanistes

Parmi les **Physiologistes-Botanistes**, *J. Ingenhouz* (1730-1799), *Spallanzani* (1802), *Senebier* (1742-1809), *Th. de Saussure* (1804 à 1824), *Richard*, *de Candole*, *Brongniart*, *Dutrochet*, *Delile*, *Lory* (1847), *Garreau* (1851), *Walkoff* (1874), *A. Mayer*, (1874-75), *Dehérain* et *Vesque* (1878), *A. Gautier*, *G. Ville*, *Ed. Becquerel*, *Pfeffer* (1878), *van Tieghem* (1879), *Wortmann* (1880), *Bonnier* et *Mangin* (1884-1885), etc., démontrèrent successivement :

Que les feuilles contiennent un grand nombre de poches remplies d'oxygène, d'azote, d'humidité, d'acide carbonique, etc. ;

Que ces poches communiquent toutes entre elles ;

Que la sève ascendante se répand autour de ces poches, entre en contact avec les gaz et se charge d'oxygène, comme le sang veineux, autour des alvéoles pulmonaires ;

Que les feuilles, sont, ainsi, pour les végétaux, ce que les poumons sont pour les animaux ;

Que l'absorption d'oxygène et l'émission d'acide carbonique se font surtout la nuit ;

Que, le jour, c'est l'inverse qui se produit, la chlorophyle ($C^{40} H^{62} Az_2 O_4$ de *A. Gautier*) combinant, par réduction, sous l'action motrice des forces physiques (ondes lumineuses, caloriques, électriques, etc.), CO^2 avec H^2O, pour former les hydrates de carbone, en dégageant de l'oxygène, suivant l'équation établie par *Liebig* et *Bayer*.

$$CO^2 + H^2O = COH_2 + O^2$$

2 vol. Formaldéhyde 2 vol.

A cette liste de *physiologistes-botanistes*, il faut ajouter, encore, celle des *bactériologistes*, en mentionnant, tout particulièrement, le nom de *Pasteur* qui a démontré que les *saccharomyces* et les *bactériacées* (*bacillées, micrococcées, leptotrychées*) respirent, en consommant, aussi, de l'oxygène, et que, si les *micro-organismes anaérobies* semblent faire exception à la loi générale, ce n'est qu'une apparence, ces êtres respirant avec l'oxygène contenu dans la molécule alimentaire dont ils incorporent le carbone pour se développer et se multiplier.

§4—Développement de la Théorie de Lavoisier par les Physiologistes-Zoologistes

Parmi les **Physiologistes-Zoologistes**, *Prout* (1813), *Bérard* (1821), *Andral* et *Gavarret* (1843), *Scharling* (1843), *Vierordt* (1844-45), *Régnault* et *Reiset* (1849), *Moleschott* (1849-1857), *Muller* (1858), *E. Smith* (1859-1860), *Pettenkofer* (1860-64), *Cl. Bernard, Gréhant* (1860-1899), *Voit* (1800-1875), *Reiset* (1863), *Kowalesky* (1866), *Ludwig, Sanders Ezn* (1867), *P. Bert* (1868-69), *Pfluger* (1872-77), *Donders* (1873), *Liebig* (1875), *Joly* et *Régnard* (1877-79), *Setschenow* (1879) etc. etc. concentrent, principalement sur l'homme et les mammifères, leurs investigations ;

Vauquelin (1792), *Humboldt* et *Provençal* (1809), *Dulk* (1830), *Schwann* (1834), *Marchand* (1844),

Valentin (1856-57), *Baumgartner* (1861), *Moreau* (1863), *Albini* (1866), *P. Bert* (1881). *Gréhant* (1870-1872), *Quinquaud* (1873), *Jolyet* et *Régnard* (1877), etc., etc., étendent leurs recherches à un grand nombre d'animaux autres que les mammifères.

Tous ces expérimentateurs démontrent, en somme, que tous les animaux respirent, en consommant de l'oxygène absorbé par les surfaces pulmonaire, cutanée ou intestinale, et émettent de l'acide carbonique, de la vapeur d'eau, de la chaleur, et, par les urines, la peau, etc., de nombrenx résidus qui sont tout à fait comparables à ceux d'un foyer artificiel.

§ 5. — Siège de la Combustion respiratoire et de la Thermogénèse

La Combustion respiratoire et la *Thermogénèse* étaient, ainsi, largement et rigoureusement démontrées. Mais où en était le siège précis, le vrai foyer ?

Pendant que *Sachs*, *Pfluger*, *Estor* et *Saint-Pierre*, etc. etc. sont portés à penser que le seul ou principal foyer se trouve dans la *masse sanguine* ou dans les *capillaires*, *Gorup-Besanez*, *A. Schmidt*, *Nasse*, *Hoppe-Seyler*, *Liebig*, *Valentin*, *Cl. Bernard*, *Max*.

Schultze, P. Bert, Œrtmann, Schutzenberger. A. Gautier, Béclard, etc. etc. affirment, avec *Spallanzani*, que le principal ou le seul siège des oxydations se trouve *en dehors des capillaires*, dans les *tissus*.

De plus, *Traube* (1858), *Schœnbein, Berthelot*, (1860) *Frémy*, etc, professent, avec *Berzélius, Liebig, Mitscherlich*, etc., que l'oxydation de la matière vivante se fait au *sein même du protoplasma cellulaire*, comme la fermentation, qui, ajoutent ces auteurs, n'est pas, *nécessairement*, corrélative de la multiplication microbienne (discomycètes, bacillées, etc.) et, conséquemment, de la vie, mais est, simplement, engendrée par des processus purement chimiques.

Enfin, poussant encore plus profondément l'étude du siège des *oxydations protoplasmiques, Traube* (1858-1877 etc), *Schœnbein* (1865), *Schmiedeberg* (1881), démontrent que les oxydations sont accomplies, dans le protoplasma, par l'intermédiaire d'une matière *ozonophore* ou *oxygènophore* que *Altmann* (1886, 1889 etc.) représente sous forme de certaines granulations protoplasmiques qu'il appelle « *Granula.* »

§ 6. — Les Cellules animales sont anaérobies ou aérobies. Rectification de la Théorie de Lavoisier

M. *A. Gautier,* remarquant, comme *Berthelot, Mitscherlich, Pasteur,* etc., et, surtout, *Hoppe-Seyler* (1870-75-78, etc.), l'avaient déjà fait, que les *noyaux et les corps protoplasmiques,* de la presque totalité des cellules animales sont, encore, relativement éloignés de l'oxygène libre ou faiblement combiné pris, par les globules sanguins, à l'air des poumons, et transporté jusqu'aux dernières ramifications capillaires, établit :

Que la vie de ces cellules animales est, malgré les apparences contraires, surtout *anaérobie*, comme celle des cellules végétales ;

Que le *chimisme intime* de ces deux sortes de cellules est constitué, à peu près exclusivement, par des *processus chimiques réducteurs* d'association ou de dissociation moléculaire ;

Que les cellules végétales combinent, ainsi, des molécules très simples, (H^2O, CO^2, sels alcalins, ammoniacaux, phosphatés, etc., et, pour les thallophytes mono-cellulaires, quelques corps amidés ou ternaires organiques très simples), pour se multiplier et former leurs tissus, alors que les cellules animales ne peuvent arriver au même résultat qu'en combinant les molécules hydrocarbonnées et albuminoïdes, déjà compliquées, des tissus végétaux.

M. *A. Gautier*, s'est particulièrement attaché, en 1886-94-97, etc., à démontrer que les processus chimiques réducteurs, qui dissocient les molécules protéiques constituantes des cellules animales, engendrent un très grand nombre de variétés de molécules de de moins en moins compliquées, telles que :

Les *peptones*, *toxalbumines* et *toxines, venins* et *diastases* ;

Des *corps amidés* très divers, (*leucines*, *glucoprotéines*, et *hydroprotéines*, *acides protéiques*, et *hydroprotéiques, colloïdine*, *cérébrine*, *tyrosine*, etc. ;

Des *ptomaïnes* diverses ;

Des *leucomaïnes* (*névriniques, créatiniques, xanthiques* etc.) ;

Des *uréïdes* (*acide urique, allantoïne, oxaluramide*, *hydantoïne*, *méthylhydantoïne*, etc., etc.) ;

Le *glycogène* et le *glycose* ;

Des *corps gras* et des *acides gras*, *acides lactiques* et *acides oxaliques*, etc., etc.

D'autre part, cet éminent chimiste-biologiste s'est

attaché à faire remarquer que toutes ces molécules, dissociées par *hydratation* ou par *hydrogénation*, en millieu chimique essentiellement réducteur, contiennent beaucoup de *carbone* et *d'hydrogène* souvent faiblement combiné ou *naissant* (*actif*), et, conséquemment, qu'elles sont chargées d'énergie latente et éminemment oxydables.

Il a fait ressortir, enfin, d'une façon saisissante, que ces mollécules sont rejetées à la périphérie de la cellule, dans les capillaires sanguins et la masse sanguine, et que, là, elles se combinent, successivement et de plus en plus, avec l'*oxygène naissant* (*actif*), pour engendrer, en même temps qu'une grande quantité de chaleur, des molécules de plus en plus simples dont l'eau (H^2O) et l'acide carbonique (CO^2) sont les termes ultimes.

Il y a donc, dans les travaux physico-chimiques *intra-cellulaires* et *inter-moléculaires*, un mouvement *endothermique* d'associations moléculaires accompagné d'un mouvement réducteur *exothermique* de dissociations moléculaires, et simultanément, dans les travaux physico-chimiques *extra-cellulaire* un mouvement fortement *oxydant* et *exothermique* de dissociations moléculaires.

Il est évident que ces différents mouvements ne

sont, en somme, que des *processus variés de Fermentation,* par hydration et hydrogénation (réduction), d'une part, par oxydation, d'autre part, c'est-à-dire, des processus de *Fermentations anaérobie* et *aérobie.*

§ 7. — Première découverte de la Fermentation par Diastase ou Ferment soluble

Si l'on avait, en 1889, une idée générale de la *nature* des processus de fermentation exposés ci-dessus, on était moins avancé sur l'existence et la *nature* des substances chimiques qui les engendrent directement.

Mais, au début de cette même année, j'annonçais à l'Académie de Médecine de Paris, dans les *Mémoires précédents* (1), qu'après de longues recherches, j'étais parvenu à découvrir, à isoler et à purifier, une substance chimique soluble, organique et azotée, qui, introduite dans la circulation veineuse du chien, à raison de moins de 1/2 milligramme par kilogr. d'animal, faisait entrer, rapidement, son organisme en *Fermentation morbide,* en augmentant beaucoup l'émis-

(1) Voir les *Deux Mémoires* qui constituent la *Deuxième Partie* de cet ouvrage.

sion de CO^2, H^2O, de la chaleur et des autres produits ordinaires de la combustion animale.

J'ai fait, savoir, en même temps, que cette substance, que j'ai nommée *Pyrétogénine* parce qu'elle engendre, ainsi, une *fièvre intense et typique*, est une *Diastase* ou *Ferment soluble*, une espèce d'invertine.

Je dis *espèce d'invertine*, parce que j'ai reconnu, au cours de mes recherches, que l'*invertine* n'est pas toujours identique, qu'il y a des *variétés d'invertines* qui présentent, entre-elles, des différences très notables.

C'était, là, le *premier fait* établissant, positivement, la possibilité de déterminer une *véritable fermentation*, au moyen d'une *Diastase authentique* ou ferment soluble.

En publiant mes mémoires, j'attirai, *énergiquement*, trop énergiquement pour ma tranquillité ultérieure ! l'attention des expérimentateurs sur la nécessité de faire une étude approfondie des *Diastases ou Ferments solubles*.

Je m'efforçai de faire ressortir, en même temps, que cette voie de recherches, presque complètement négligée jusque-là, m'apparaissait comme devant conduire, sûrement, à trouver l'explication positive des processus intimes et mystérieux des fermentations et de la vie.

§ 8. — Ferments solubles oxydants
et
Ferments solubles hydrogénants

La publication de mon travail eût un certain retentissement à l'époque où elle fut faite. Quoiqu'il en soit, quelque temps plus tard, on vit surgir, de différents côtés, des travaux fort intéressants, sur la question, et, dans la suite, ces travaux n'ont fait que grandir en nombre et en intérêt, ainsi qu'on peut s'en rendre compte, dans la troisième section de cette Troisième Partie.

Pour ne point sortir trop longuement du sujet, je rappellerai simplement, ici, que *de Rey-Pailhade*, *Bokorny*, etc., trouvaient, dans les cellules végétales et animales, une *substance chimique hydrogénante, réductrice*, pendant que *G. Bertrand*, *Bourquelot*, *Abelous* et *Biarnès*, etc., etc , démontraient l'existence, dans les mêmes cellules, d'une *substance chimique oxydante*.

Tous ces expérimentateurs étaient et sont restés d'accord pour reconnaître que les deux genres de substances présentent bien les caractères généraux des *Diastases ou Ferments solubles*,

Le premier genre de substance reçut le nom générique d'*Hydrogénase*, le second celui d'*Oxydase*.

L'existence des variétés d'*invertine* que j'ai reconnues me porte à penser qu'il doit exister, aussi, des variétés d'*Hydrogénase* et d'*Oxydase*.

La démonstration de l'existence simultanée, dans le protoplasma cellulaire même, végétal ou animal, de *deux Ferments solubles* différents, l'un *oxydant*, l'autre *hydrogénant*, nous conduit, naturellement, à admettre que la combustion des molécules oxydables qui s'y trouvent, aussi, en présence, doit *commencer* dans la cellule même, au sein de ce protoplasma, et non pas, seulement, en dehors de la cellule, à sa périphérie, puis, successivement et de plus, en plus, dans les capillaires sanguins et la masse sanguine, comme l'ont soutenu quelques auteurs.

§ 9 — Théorie du Mécanisme de la Thermogénèse par les Diastases ou Ferments solubles

Pour se faire une *idée logique* du processus de combustion, je pense que, **S** représentant la *substance oxydable*, H^2 l'hydrogène en combinaison, peu stable et naissant (*actif*), de l'*Hydrogénase*, O^2 l'oxygène naissant (*actif*) de l'*Oxydase*, l'on pourrait exprimer ainsi l'équation des phénomènes fondamentaux :

$$H^2 + O^2 + \mathbf{S} = H^2O + O\mathbf{S} + \textit{Calories}.$$

On sait que **S** représente, ici, un *mélange* de molécules, encore complexes, engendrées, pendant les actes mêmes de l'activité *anaérobie* du protoplasma, par l'hydratation désagrégeante, peut être secondée d'hydrogénation, des grosses molécules protéïques qui constituent ce protoplasma, et que, parmi ces molécules, il en existe un certain nombre qui sont nettement alcaloïdiques (*ptomaïnes* et *leucomaïnes*, etc.), ou plus ou moins diastasiques (*toxines, toxalbumines, venins, nucléo-albumines*, etc.).

On sait, aussi, que ces molécules sont, presque toutes, éminemment toxiques pour les noyaux cellulaires, mais heureusement très oxydables, propriété qui en fait un excellent combustible, pour chauffer ces mêmes noyaux et leurs corps cellulaires, et qui transforme ces dangereuses substances en substances utiles.

Si donc, pour une cause quelconque, les *Diastases* ou *Ferments solubles*, *hydrogénant* et *oxydant*, sont, ou trop rares, ou trop faibles, ou altérés, et, par conséquent, l'*H* et l'*O* insuffisants, les molécules toxiques ne seront pas brulées et les noyaux, ainsi que leurs corps cellulaires, seront, non seulement moins chauffés, mais aussi, altérés, tués et désorganisés.

Cette simple *vue théorique* fera bien saisir, je l'espère, l'importance des *Diastases* ou *Ferments solubles*, ainsi que le mécanisme intime de la combustion animale.

Il fait bien ressortir, aussi, en passant, l'importance de l'aération pulmonaire, de la quantité des globules sanguins, de la quantité, de la qualité et de l'oxygénation de leur hémoglobine.

§ 10. — Remarques sur l'évolution de la Biologie vers la précision mathématique

Pour terminer cet *Aperçu historique* sur la *Fermentation aérobique et anaérobique*, etc., je ferai quelques remarques sur l'acheminement de la *Biologie* vers la haute précision mathématique.

Pendant que :

D'une part, les *chimiste-biologistes* arrivaient à jeter une lumière de plus en plus pénétrante sur le mécanisme intime des phénomènes fondamentaux de la vie, qu'ils démontraient, ainsi, que cette vie n'est, en somme, qu'une fermentation ou qu'un ensemble de ferments et de fermentations *variés et associés*, que l'activité fonctionnelle des gros organes et des grands appareils du *Système vivant* n'en est qu'une manifestation grossière et synthétique ;

D'autre part, les *physiologistes expérimentateurs*, toujours plus exigeants, cherchaient à connaître les *relations concrètes* qui existent entre les travaux spéciaux des différents organes et des différents appareils de ce *Système vivant*, tels que :

Ingestion et absorption alimentaires (aliments solides, liquides et gazeux) ;

Mouvements musculaires locomoteurs ;

Thermogénèse et émission calorique ;

Mouvements cardiaques, vasculaires et pression sanguine ;

Excitation nerveuse (sensitive et motrice, activité psychique) ;

Sécrétions et excrétions : matières fécales, etc. ; liquides glandulaires, urinaires (avec les résidus dissous des combustions, tels que urée, acide urique, urate, etc.), cellulaires et muqueux, etc. ; vapeur de H^2O, H, CO^2, H^2S, CH^4, etc., etc.

Pendant qu'une partie de ces *physiologistes expérimentateurs*, partie qui forme, plus spécialement, la catégorie des *vivisecteurs,* dont la méthode de recherches expérimentales a pour principes d'altérer ou de supprimer les organes, d'exciter ou de modérer leurs fonctions, se livrait à ce genre d'investigations, une autre partie de ces *physiologistes expérimentateurs* faisait un pas de plus, en avant, en s'efforçant de *mesurer numériquement* les travaux d'un certain nombre d'organes ou d'appareils, pour en dégager les *relations abstraites.*

Enfin, une troisième et dernière catégorie de *physiologistes* sentant, sans doute, qu'il ne suffit point de mesurer, seulement, un ou plusieurs points d'un phénomène continu, mais *variable,* pour en dégager la loi, faisait encore un pas de plus, un grand pas, en s'efforçant de s'élever jusqu'à la *figuration géométrique,* sous forme de *courbes* et d'*aires,* d'enregistrer, mécaniquement ou par la photographie et la radiographie, les travaux continus, mais variables, des organes et de leurs appareils dont les relations équilibrées constituent l'*Etat normal du Système vivant.*

On comprendra, sans doute, que je ne puis citer, ici, mêmes les principaux de ces trois catégories de physiologistes expérimentateurs qui s'engagèrent, respectivement, dans chacune de ces trois étapes de la physiologie animale.

Ils ont formé, en effet, successivement, trois grandes légions, depuis l'époque où le génie de *Bichat*, au seuil du XIXe siècle, et bientôt suivi par *Magendie*, posait les premières bases de la physiologie expérimentale, tout en fondant l'anatomie, la physiologie et la pathologie générales, jusqu'à nos jours où MM. *Chauveau*, *Marey*, d'*Arsonval*, *F. Franck*, *Ch. Richet*, *Arloing*, *Laulanié*, *Dastre*, *Régnard*, etc., etc., en France, s'efforcent d'*enregister* les travaux du *Système vivant* et de dégager, mathématiquement, les lois qui les régissent.

§ 11. — Origines et multiples applications de la Géométrie générale

Je me bornerai, simplement, à faire remarquer, en passant et rapidement, qu'en poursuivant le grand *Idéal mathématique* indiqué ci-dessus, les physiologistes n'ont fait, en définitive, que s'inspirer des principes et des admirables méthodes de la *Géométrie générale*.

Rappelons, en passant, que cette *Géométrie géné-*

rale, vaguement entrevue par *Thalès* et *Pythagore*, nettement et énergiquement indiquée par *Platon*, préparée par *Archytas* (de Tarente), *Eudoxe* (de Cnide), *Ménechme*, qui inventèrent l'étude des *Sections coniques* et en dégagèrent les *principales courbes*, ébauchée par *Aristée*, *Euclide*, *Archimède*, *Pappus*, *Appollonius* (de Perga) surtout, qui en approfondirent la connaissance, fut, enfin, définitivement fondée et rendue relativement pratique, par le puissant génie scientifique et philosophique de *Descartes*, grâce à l'emploi de la nouvelle technique algébrique que *Viète* (1540-1603) venait d'inventer et d'introduire dans la science, à la place de l'ancienne technique, trop insuffisante et trop peu maniable, imaginée par *Diophante* d'Alexandrie et transmise à l'Époque Moderne, sans grande modification, par les Arabes.

En cherchant à appliquer, pour la mesure rigoureuse des travaux du *Système vivant*, les fécondes méthodes de cette *Géométrie générale*, ces hardis physiologistes ne faisaient, du reste, qu'imiter ce qui avait déjà été fait, avec des degrés variables, mais toujours avec un succès croissant :

En *Astronomie*, par *Hipparque*, *Ptolémée*, etc., les fondateurs de l'astronomie ancienne, par *Albaténius*, *Mohamed-ben-Musa*, etc., leurs principaux continuateurs dans le Moyen-Age, par *Copernic* (*né* le 12/2 1473, *mort* le 23/5 1543), *Ticho-Brahé*, *Képler*, *Galilée*, *Newton*, *d'Alembert*, *Clairault*, *Euler*, *Lagrange* et, surtout, *Laplace* (1749-1827), etc., les fondateurs de l'astronomie moderne, de la *Mécanique céleste* et de la *Mécanique analytique* ;

En *Mécanique expérimentale*, par *Simon Stévin*, *Tartaglia*, *Galilée*, *Varignon*, etc., ses fondateurs ;

En *Météorologie*, par le *marquis d'Ons-en-Bray* (1734), *Magellan* (1779), *Rutherford* (1794), etc. ;

En *Physique*, en *Chimie*, en *Sociologie*, etc., etc.

C'est que la *Méthode* est applicable et doit être appliquée, de plus en plus, à l'étude de tous les phénomènes quelconques, qu'elle est absolument générale et le plus grand idéal de clarté et de précision mathématique auquel puisse, aujourd'hui, aspirer l'esprit humain.

CHAPITRE IX

FERMENTATIONS MORBIDES DE L'ORGANISME

§ 1. — Règne de l'Empirisme pur en médecine

Pendant une très longue série indéterminable de siècles et de générations, la médecine n'a reposé que sur le pur *Empirisme*, c'est-à-dire, sur une *pratique vague et incohérente*, variable avec chaque malade, chaque cas, chaque symptôme, sans dogme, ni règle.

Les médecins qui pratiquaient cet *Empirisme* ne cherchaient point à s'expliquer la cause et le mécanisme de la maladie, ni à en détermiuer le siège et la nature, ni même à acquérir aucune notion sur la construction et le fonctionnement du corps humain.

Telle est la façon de procéder qui est enseignée dans les collèges médicaux de *Rhodes*, *Cnide*, *Crotone*, *Cyrène*, *Cos*, etc., de même que dans les écoles de gymnastique, les temples, etc., qui dominent partout en Grèce.

§ 2.— Naissance de la Médecine moderne Dogmatisme humoral spéculatif

Hippocrate de Cos (460-380 av. J.-C.) procède d'une façon fort différente. Le premier, il introduit, largement, en médecine, l'examen détaillé, l'observation précise de tous les faits et leur discussion approfondie. Il rassemble, avec les siennes, toutes les observations médicales accumulées depuis *Esculape* (XIIIe siècle av. J.-C.), *Machaon* et *Podalire*, ses fils, et toutes les générations d'*Asclépiades* qui leur ont succédé.

Suivant leur ressemblance, il les classe par catégorie, les compare entre elles, groupe les symptômes communs dans des tableaux fidèles et complets.

Puis, suivant l'exemple de *Démocrite*, il va même jusqu'à ouvrir des corps morts ou vivants pour voir comment ils sont organisés.

Il cherche, ensuite, par un raisonnement approfondi, à établir une relation entre les symptômes, les lésions organiques occultes et pronfondément cachées qu'il suppose et les causes intrinsèques ou extrinsèques les plus probables qui les ont engendrées.

Hippocrate inaugure, ainsi, en médecine, la *Mé-*

thode théorique qui, basée sur une méthode d'observation rigoureuse et large, le conduit à dégager des règles et des vues générales, telles que ses *aphorismes, prénotions, prédictions, unité morbide, crises, nature médicatrice,* etc., etc., sortes de *Lois empiriques*, de *Dogmes,* dont il constitue la première doctrine médicale connue de l'histoire : le *Dogmatisme* qui portait, dans ses flancs, toute la médecine de l'avenir.

Il fonde, en même temps, à *Cos,* île de l'archipel de la mer Egée, aujourd'hui *Stancho,* la première *Ecole médicale* vraiment digne de ce nom.

C'est en procédant ainsi, que le père de la médecine fut amené à reconnaître que l'organisme est composé de *Parties* semblables ou dissemblables (solides, liquides ou humeurs), d'*esprits* et de *fonctions*, dont l'altération forme la maladie. *Parties, esprits* et *fonctions* constituent un *Tout* : la *Nature* (φυσις). Cette *Nature* est, pour l'organisme, un principe d'action et de conservation qui lutte contre la maladie.

C'est en procédant de cette façon, qu'il fut amené à considérer la *fièvre* comme une *effervescence,* comme une sorte de *fermentation*, et à attribuer la plupart des maladies à certaines altérations des humeurs par des *matières crues* qui sont, pour lui, des sortes d'*écume* ou de *spume*.

Il fonda, ainsi, sur la chimie à peine entrée dans l'immense période embryonnaire qu'elle devait parcourir, la grande doctrine de l'*Humorisme*.

§ 3. — Enrayement du Dogmatisme spéculatif par différentes Doctrines

Après la mort du maître, le *Dogmatisme*, tout d'abord enseigné par ses disciples directs, *Dioclès* (*de Caryste*) et *Praxagore* (*de Cos*), le dernier de la famille des *Asclépiades*, puis jugé insulfisant ou mal compris, fut successivement combattu :

1° Par *Hérophile* et *Erasistrate*, élèves, le premier de *Praxagore*, le second, de *Crysippe* formé à l'école empirique de *Cnide*, et tous deux fondateurs de l'*Ecole d'Alexandrie* (300 ans avant, à 170 ans après J.-C.) (1), anatomistes qui firent des découvertes importantes sur le système nerveux, les vaisseaux lactés (chylifères) etc. ;

(1) En réalité, cette grande Ecole ne cessa point absolument d'exister dans le IIe siècle. Elle continua même son enseignement pendant de nombreux siecles, dans le moyen âge, mais avec beaucoup moins d'éclat.

2° Par l'*Empirisme* de *Philinus*, élève d'*Hérophile*, et de *Sérapion* successeur de *Philinus*; tous deux de l'Ecole d'Alexandrie (environ 270 avant J.-C.) qui, chassant tout raisonnement de la médecine, comme inutile ou dangereux, ne voient, ainsi que les empiriques de *Cnide* et des autres écoles grecques, que des maladies particulières et des formules spécifiques à leur opposer ;

3° Par le *Méthodisme* importé à Rome par *Asclépiade* (de *Pont*, en Asie-Mineure), sous le règne de *Sylla* (138-78 avant J.-C.), décrit et formulé par *Thémison* (10 avant J.-C.), perfectionné par *Thessalus*, son élève et successeur, puis par *Soranus*, *Cœlius Aurélianus*, *Celse*, etc., auteurs pour qui l'organisme, tout entier, est criblé de *pores* dont le rétrécissement (*strictum*) ou le relâchement (*laxum*) contrarie, arrête ou favorise trop, le cours des *humeurs* qui, du reste, peuvent être, elles mêmes, plus ou moins épaissies ou fluidifiées, et engendrent, ainsi, toutes les maladies.

§ 4. — Perfectionnements du Dogmatisme humoral. Sa transmission dans le Moyen-Age

Déjà perfectionné par le *Pneumatisme* importé à Rome, vers l'an 50 après J.-C., par *Athénée*, d'Attalie (Cicilie), qui attribuait toutes les maladies au *Pneuma*, principe subtil qui imprégnait et animait tout l'organisme et dont l'altération *transformait les humeurs en poisons* plus ou moins violents, amélioré, pendant la fin du siècle, encore par *Arétée*, puis par *Agathinus*, *Hérodote*, *Magnus*, *Archygène*, etc., le *Dogmatisme* fut, enfin, refondu, énormément développé et largement édifié par *Claude Galien* (131-201), de Pergarme (Asie Mineure), tant avec ses observations et ses théories personnelles, les découvertes qu'il fit par de nombreuses et habiles *dissections* et *vivisections*, qu'avec ce que toutes les doctrines précédentes et l'acquit de tout le passé contenaient de meilleur.

Le *Dogmatisme* avait conduit *Galien*, comme *Hippocrate*, comme tous ceux qui s'étaient efforcés d'unir la *théorie* à la *pratique*, le *raisonnement* au *pur empirisme*, à faire jouer un rôle prépondérant aux altérations des humeurs dans la détermination des maladies.

Il pousse même la théorie jusqu'à ses dernières limites : il ne voit, pour ainsi dire plus, que *salure*, *aigreur*, *âcreté*, *cacochymes*, partout. Le *vice humoral* est l'origine de chaque maladie.

Hippocrate avait considéré la *fièvre* comme une *effervescence*, comme une sorte de *fermentation*. *Galien* en fait une sorte de *fermentation putride* et il arrive à conclure que toute altération des humeurs n'est, en somme, qu'une *putridité*. Chaque maladie, chaque fièvre, a sa *putridité spéciale*.

La consécration et le développement de la doctrine de l'*Ecole de Cos* que Galien a ainsi faits, lui a valu, à juste titre, le surnom de *Père* de l'Humorisme.

La nouvelle doctrine, ainsi solidement établie et reconstituée, avec ce que contenaient de meilleur le *Dogmatisme*, *l'Empirisme*, *le Méthodisme*, *le Pneumatisme*, etc., va, désormais, se répandre partout, à travers le Moyen-Age.

On voit, successivement, *Oribase* (360), *Aétius* (543), *Alexandre de Tralles* (560), *Avicenne* (978-1036), *Rhazès* (xe siècle), *Abulcasis* (xe siècle), *Avenzoar* 1070-1161), *Averrhoès* (1198), *Gilbert d'Angleterre* (1200), *Raymond Lulle* (1235), *Arnault de Villeneuve* (1240-1319), *Cardan* (1501), etc., parmi les principaux médecins dogmatistes des *Ecoles néo-latines* de *Sa-*

lerne, Ravenne, Saint-Gall, des *Ecoles arabes* du kalifat d'Occident (Académies de *Cordoue, Grenade, Séville, Valence, Almeira, Malaga,* etc.), des *Universités* néo-arabes (1) de *Montpellier* (1137), *Paris* (1213), *Naples, Padoue, Bologne, Oxford, Cambridge, Valence, Salamanque,* etc., conserver religieusement la *Doctrine humorale gréco-latine,* en se bornant, tout simplement, à la traduire et à la commenter.

§ 5 — Avènement de la Méthode expérimentale et des grandes Sociétés savantes

Paracelse (1490-1541), le premier, se *révolte* contre le respect exagéré avec lequel on avait conservé la vieille doctrine humorale. Comprenant le parti que l'on pouvait tirer de la chimie pour expliquer et guérir les maladies, il s'efforce de transformer l'humorisme, au moyen des principes de cette jeune science.

Il ne voit, dans les organismes malades, que des

(1) Je dis *néo-arabes*, parce que l'*Arabisme* y régnait en maître, alors.

acretés chimiques engendrées, le plus souvent, par le tartre, l'effervescence de quelques autres sels, par la combustion du soufre, les vapeurs arsenicales, les acides muriatique, vitriolique, des corrosifs divers, etc.

De plus, il proclame, sans cesse, qu'il faut soumettre tous les dogmes de la médecine à l'*Expérimentation.*

Argentier (1517-1572), *Ambroise Paré* (1517-1590), *Hercule Sassonia* (1600), et beaucoup d'autres médecins, le suivirent dans cette nouvelle voie.

Le mouvement était commencé et il ne devait faire que grandir, sous l'impulsion forte et continue des *grandes Sociétés savantes* qui se formaient, enfin :

A Rome (*Académie des Lyncei,* fondée par le prince *Cési,* en 1603) ;

A Londres (*Société royale,* fondée par *Robert Boyle* (1626-1691) ;

A Florence (*Académie del Cimento,* fondée en 1651, par les élèves de *Galilée*) ;

A Schweinfurt (*Société des Curieux de la Nature,* fondée en 1652, par le médecin *Bausch*) ;

A Paris (*Académie des Sciences,* fondée en 1666, sous le ministère Colbert).

Le principal but de ces *Sociétés savantes* était d'appliquer, développer, systématiser et répandre, partout, la *Méthode expérimentale.*

Cette féconde *Méthode* avait, du reste, été déjà favorablement appréciée et de plus en plus vantée :

Avant Jésus-Christ, par *Hippocrate de Cos* (460-380), *Aristote* (384-322), *Hérophile* et *Erasistrate,* d'Alexandrie (300, environ), *Archimède* (287-212) ;

Après Jésus-Christ, par *Claude Galien* (131-201), *Gerber* (750), *Léonard de Vinci* (1452-1519), *Paracelse* (1490-1541), *Bernard Palissy,* (1499-1589), *Tartaglia* (1500-1559), *Simon Stévin* (1548-1620), *François Bacon* surtout (1561-1626), *Galilée* (1654-1642), *Pascal* (1626-1662), etc.

C'est que, même sans discipline bien établie, elle avait conduit presque chacun d'entre eux à fonder ou à jeter les premières bases d'une *Science* ou d'un *Art* nouveaux.

§ 6. — Introduction définitive de la Doctrine des Ferments et des Fermentations dans la Médecine

C'est en s'appuyant sur les résultats obtenus par cette féconde *Méthode expérimentale* et en sondant, de son génie prophétique, les mystères de la vie, que *van Helmont* (1577-1644) conçoit l'existence d'innombrables « *Ferments* » qui transforment la matière et engendrent les maladies. Il va jusqu'à soutenir qu'aucun changement, soit dans l'état de santé, soit dans l'état de maladie, ne peut s'accomplir dans l'économie, sans l'intervention d'un ferment normal ou altéré.

Comme *van Helmont*, et peut être même plus que lui, *François Dubois* dit *Sylvius Deleboë* (1588-1672) est conduit, par l'expérience chimique, la comparaison et le raisonnement, à ne voir, dans la partie solide de l'organisme qui constitue le contenant, le vase, qu'un ensemble de liquides qui constituent le contenu, c'est-à-dire, d'*Humeurs* continuellement en *fermentation*.

Pour lui, cette Fermentation produit, sans cesse, des dégagements, des distillations et des précipitations. Les acides et les bases s'y livrent de perpétuels combats qui engendrent, ainsi, suivant la prédominance des uns ou des autres, des « *acretés acides* » ou des « *acretés alcalines* » et une foule de *viciations salines* et *humorales* qui vont jusqu'à la *putridité*.

§ 7. — Origine probable de la première notion du Ferment figuré

C'est, aussi, en s'appuyant sur les résultats de cette

même *Méthode expérimentale* et grâce à son génie d'observateur que *Sydenham* (1624-1689), l'*Hippocrate moderne*, faisant un pas de plus que *van Helmont* et que *Sylvius Deleboé*, considère les « *Ferments* » comme des *particules extrêmement ténues qui se trouvent dans l'atmosphère, dans le pus, etc., et qui font fermenter les humeurs et autres matières.*

C'est ici qu'apparaît, pour la première fois, je crois, la *Notion* de « *Ferment figuré* » ou « *Microbe* ».

SECTION II

RÈGNE DE L'ESPRIT SCIENTIFIQUE
CONSTITUTION
DU DOGMATISME EXPÉRIMENTAL

La grande *Doctrine humorale* édifiée par *Hippocrate, Athénée, Arétée, Galien* surtout, dans l'antiquité, complétée et refondue, par *Paracelse, van Helmont, Sylvius Delcboé, Sydenham*, etc., au début de l'Époque Moderne, va prendre, de nouveau, conjointement avec la *Doctrine des Fermentations*, sous la féconde influence de l'*Esprit scientifique* successivement soufflé par les génies scientifiques et philosophiques de *Copernic, Ticho-Brahé, F. Bacon, Galilée, Képler, Descartes, Leibnitz, Newton*, etc., etc., qui se répand, partout, en faveur de l'*Expérimentation* et de l'*Observation méthodiques* et rigoureuses, un grand essor, dans deux grandes voies et en différentes directions.

CHAPITRE I

DÉVELOPPEMENT DE L'HUMORISME ET DE LA DOCTRINE DES FERMENTATIONS

A. — ROLE DE LA PATHOLOGIE EXPÉRIMENTALE

§ 1 — Inoculations de matières animales infectieuses

La *Pathologie expérimentale* de l'infection paraît avoir débuté au xve Siècle, avec *A. Deidier* qui, pendant la grande épidémie de peste de Marseille, s'efforçait d'acquérir quelques connaissances positives sur la nature du *terrible poison,* en introduisant, dans l'organisme animal, des matières infectieuses diverses prises sur des pestiférés.

Ce hardi expérimentateur fut, ensuite, suivi dans cette voie expérimentale qui devait être si féconde pour la Science, successivement :

Par *Warendorff* (1642), *F. Redi, Baglivi* (1668-1706), *Haller* (1708-1777), *Layard, Courtivon, San-*

difort, Mumicks, Camper, Koopmann, Bergius, Brugnonne, Paulet, Vicq-d'Azyr, etc., dans le XVIIIe siècle ;

Par *Orfila* (1805), *Gaspard* principalement (1808-1824), *Magendie* (1823), *Leuret* (1826), *Trousseau* et *Dupuy* (1827), *Hamont* (1827), *Gunther, Boyer* (1834), *Bonnet* (1837), *Gueterbrock* (1838), *Persoz* (1841), *Conté, d'Arcet* (1842), *Andral* et *Gavaret* (1843), *Virchow* (1843), *Schmidt* (1850), *J. Mayer* (1852), *Conheim*, etc.

Tous ces expérimentateurs introduisent, dans des organismes animaux d'espèces différentes, un grand nombre d'humeurs ou de tissus variés retirés de l'organisme humain ou de différents animaux atteints des maladies infectieuses ou putrides, etc., alors connues, ou encore, des tissus d'animaux plus ou moins putréfiés, ou des extraits de ces tissus.

Ils s'efforcent de découvrir, ainsi, l'élément pathogène principal, sa nature et son mode d'action. Ils cherchent à expliquer les désordres fonctionnels et les lésions anatomiques qui constituent ces maladies.

Un certain nombre d'entre eux arrivent, enfin, à conclure que l'élément pathogène tant cherché doit être un « *Ferment* ».

§ 2 — Inoculations de matières infectieuses vaccinantes

Les expérimentateurs énumérés ci-après arrivent à la même conclusion, en inoculant des humeurs, des tissus ou des extraits de tissus provenant d'animaux atteints de certaines maladies infectieuses, à des animaux sains, avec l'espoir de les préserver, de les *vacciner*, contre ces mêmes maladies ou contre d'autres maladies contagieuses et dangereuses.

Cette pratique des *vaccinations*, vivement recommandée par *Haller, Camper, Vic-d'Azyr*, etc., contre le *typhus*, déjà exercée, avec succès, par *Bourgelat* (1712-1779), le véritable créateur de l'*hippiatrie*, qui, dès 1770, arrivait à préserver les chevaux contre le *farcin*, en leur inoculant le *grease*, ne fut définitivement consacrée que par *Jenner* (1749-1823) qui, en 1798, découvrit le *vaccin* de la *variole*.

Dans la suite, les études de *Loy* (1802), *Sacco* (1813), *Lafosse, Leblanc, Bouley* (1863), et surtout les profondes recherches de M. *Chauveau* et de la Commission lyonnaise (1865, etc.), de même que celles de M. *Raynaud* 1877, vinrent confirmer solidement la découverte de *Jenner* et les vues théoriques de ses prédécesseurs.

Pendant que se déroulaient ces belles recherches sur la variole et son vaccin, d'autres expérimentateurs, ou quelques-uns de ceux cités ci-dessus, s'ingéniaient pour découvrir, encore, des vaccins contre d'autres terribles maladies, et ils y parvenaient avec des degrés variés.

Telles sont les vaccinations entreprises successivement contre :

La *péripneumonie* des bêtes à cornes, par *Odier* (1800), *Willems*;

Le *typhus*, par *Salchow*, *Billard* (1820) ;

La *syphilis*, par *Ausias-Turenne* (1844 à 1870), *Delafond, Collin, Reynal* (1861), etc. ;

La *fièvre typhoïde*, par *Bourguignon* (1855) ;

La *morve*, la *clavelée*, par *Chauveau* (1866 à 1868) ;

Le *charbon*, par *Chauveau, Toussaint* en 1878, 1879, etc. ;

Le *choléra des poules*, par *Pasteur*, (1880) ;

Le *rouget* du porc, la *rage*, par *Pasteur, Roux* et *Chamberland* (1880 à 1887), etc.

§ 3. — Etudes expérimentales des Venins et de l'Envenimation

F. Redi (1626-1698), *Félix Fontana* (1730-1805), reprenant l'étude des venins et de l'intoxication venimeuse déjà largement ébauchée par *Nicandre* (de Colophon), *Mithridate*, *Attale*, dans le IIe Siècle avant J.-C., par *Diodore*, *Locuste*, *Dioscoride*, *Pline*, dans le 1er Siècle après J.-C., puis, par *Galien* (IIe S.), *Paul d'Egine* (660), *Arnauld de Villeneuve* (1240-1319), *Porta* (1537-1615), *Lemery* (1645-1715), *Mead*, s'efforcent de déterminer la nature et le mode d'action des *principes toxiques* qui y sont contenus.

Buffon (1707-1788) identifie ces principes toxiques avec les « *molécules organiques* » qui, pour lui, constituent les bases indestructibles de la vie et qui sont répandues dans les sécrétions vénéneuses.

Moreau de Jonnès (1816), *Blot* (1823), donnent un nouvel essor à ce genre de recherches de pathologie expérimentale.

Enfin, *Cloez* et *Gratiolet* (1852), *Creutzer* (1853), *Weir-Mitchel* et *Reichert* (1861, etc), *Lacerda*, *Cl. Bernard*, *Vulpian* et *Brainard*, *R. de Balsamore*, *L. Bonaparte*, *Zalesky* (1866), *L. Brunton*, *J.-B. Dumas*,

Fayrer (1874), *Winter-Blyth* (1877), *A. Gautier* (1881), *Calmels* (1884), *Uruéta* (1884), *Corre, Kaufmann, Physalix, Calmette*, etc. arrivent à démontrer que les *principes toxiques* tant cherchés sont des substances chimiques protéiques qui paraissent être très voisines, sinon identiques, aux *Diastases ou Ferments solubles.*

§ 4. — Etudes chimiques et physiologiques des poisons putrides

G. Pearson (1774), *Beaumès* (1798), *Boyer* (1834), *Bonnet* (1837), *Persoz* (1841), *Conté, d'Arcet* (1842), *Andral* et *Gavaret* (1843), etc, cherchent à connaître la *nature* des *Principes toxiques* contenus dans les humeurs et les tissus infectieux, ainsi que dans les matières putrides.

Gueterbrock (1838), *Stich* (1853), *Thiersch* (1854), parviennent à les obtenir à l'état d'extraits mous impurs.

Panum isole, enfin, en 1855-1856, de différentes chairs en voie de putréfaction, son fameux « *poison putride* » dont il étudie les propriétés pathogènes, après s'être appliqué à le purifier.

Puis, un grand nombre de chimistes, continuant les recherches du savant danois, s'efforcent de caractériser définitivement, avec précision, la *nature* de ce poison.

Tels sont, successivement, *Fordos* (1858), *O. Weber* (1864) ; *Billroth*, *Hemmer*, *F. Scheweninger*, *de Raison*, *L. Muller*, *E. Weidenbaum*, *A. Schmitz*, *Peterson*, *Zuelzer* et *Sonnenschein*, *Rorsch* et *Fasbender*, *H. de Brehm*, *J. Ravitsch*, etc, qui sont *portés* à considérer ce *poison* comme un *alcaloïde*, alors que *Bergmann* et *Schmiedeberg*, *Hager*, sont nettement *affirmatifs*, après avoir isolé, les premiers, leur « *Sepsine*, » à l'état de sulfate, le second, sa « *Septicine*, » à l'état de sels cristallisés.

Cependant, malgré ces affirmations, les chimistes n'osaient pas, encore, admettre la *nature alcoloïdique* des poisons putréfactifs.

M. *A. Gautier* fait cesser les hésitations, en démontrant, le premier, de 1869 à 1874, que les molécules d'albumine d'œuf et de fibrine pures produisent bien, réellement, de véritables alcaloïdes, en se disloquant.

La découverte était décisive.

Puis, on voit, successivement, *Selmi* (1872 à 1880), *Libermann*, *Corre*, en 1872, *Biffi*, *Serrat*, en 1875, *Nencki*, *Dragendorff*, *Morriggia* et *Battistini*, en 1876, *A. Félice* et *Ph. Lussana*, *Jeanneret*, *Brugnatelli* et *Zenoni*, en 1877, *Von Gerder*, *Cortez*, *Wolke-*

naar, en 1878, *Gautier* et *Etard*, *Brouardel* et *Boutmy*, en 1879-1880, *Gianetti* et *Corona*, *Spica*, *Pouchet*, en 1880, etc, apporter, successivement, un grand nombre de nouvelles preuves qui établissent, définitivement, qu'il se forme bien, dans le cours des processus putréfactifs, des *alcaloïdes variés* qui sont tout à fait analogues, sinon identiques, à ceux qui sont engendrés dans les tissus végétaux.

Selmi propose de donner, à ces alcaloïdes putréfactifs, le nom générique de « *Ptomaïnes* » qu'ils ont conservé.

D'autre part, *Brieger*, démontre, par des recherches très étendues et très variées, que les alcaloïdes putréfactifs sont très nombreux et qu'ils possèdent des propriétés pathogènes fort différentes.

Enfin, M. *A. Gautier* couronne cette longue série d'efforts en prouvant, à partir de 1886, principalement, qu'il résulte, de la dislocation de la molécule protéique, pendant la vie normale des cellules animales, tout comme pendant la vie normale des cellules végétales, un grand nombre de véritables alcaloïdes qui sont tout à fait analogues aux « *Ptomaïnes* », sinon identiques.

Il propose de nommer ces alcaloïdes « *Leucomaïnes* ».

Le savant chimiste de Paris démontrait, ainsi, la vérité de cette proposition déjà énoncée par « *Mitscherlich* : « *La vie est une putréfaction* ».

B. — ROLE DE L'OBSERVATION CLINIQUE

Pendant que les différentes catégories d'*expérimentateurs* cités dans les paragraphes précédents accumulaient, de plus en plus, au moyen de l'*observation provoquée par l'expérience*, les découvertes qui doivent servir de bases pour l'édification d'une doctrine humorale nouvelle vraiment scientifique, tout en démontrant que cet *Humorisme scientifique* doit reposer, lui-même, sur la grande *Doctrine des fermentations*, les investigateurs suivants accumulaient, de leur côté, au moyen de l'*Observation spontanée*, mais *méthodique*, des maladies et de leurs causes, en s'inspirant, plus spécialement, des féconds exemples légués par *Sydenham* et son principal modèle, *Hippocrate*, d'innombrables preuves matérielles et logiques qui venaient étayer et confirmer, de plus en plus solidement, les résultats de la *Méthode expérimentale*.

Tels sont *Thomas Willis* (1622-1675), *Vieussens* (1641-1715), *J.-L. Petit* (1674-1750), *Boerhaave* (1668-

1738) et ses deux élèves : *Huxam* (1700-1768) et *Pringle* (1707-1772) qui attribuent, nettement, les maladies putrides à des « *Ferments septiques* ».

Tels sont encore *van Swiéten* (1700-1772), *Haller* (1707-1777), *Hunter* (1784), etc., dans les 17e et 18e siècles, puis *Hodgson* (1815), *Breschet* (1719), *L. Dupré, Velpeau*, en 1823, *Bouillaud, Ribes*, en 1825, *Dance, Danyau*, en 1828, *Maréchal, Legallois*, en 1829, *Sédillot*, en 1832, *Conté, d'Arcet* (1842), etc., etc.

CHAPITRE II

RÉACTIONS VARIÉES CONTRE L'HUMORISME ET LA DOCTRINE DES FERMENTATIONS

Les *faits positifs,* ainsi accumulés par *l'Observation méthodique*, *expérimentale* ou *spontanée*, ont donné un grand essor à la vieille doctrine humorale et permis aux maîtres de cette doctrine de fonder l'*Humorisme moderne*.

Cependant, faisons-le remarquer, en passant, ce grand mouvement ne s'est point accompli sans embarras et sans contrariété.

En effet, différentes doctrines inspirées, soit par les premiers *essais nosologiques* d'*Hippocrate* et de *Galien* unis au pur *Empirisme* de *Philinus* et de *Sérapion,* soit par le *Méthodisme* d'*Asclépiade* et de *Thémison,* soit par le *Pneumatisme* d'*Athénée* et d'*Aréthée,* soit par différents *faits positifs* fournis par la physiologie expérimentale, tels que les découvertes de la *circulation sanguine* par *Harvey* (1619), de l'*irritabilité* par *Glisson*, *Haller*, etc., ont fait, à l'*Humorisme*, une opposition plus ou moins vive.

Toutefois, il faut reconnaître que si il a rencontré des oppositions qui ont pu ralentir sa marche et son ascension, ces oppositions n'ont pas été inféconde pour lui. Elles ont même été, souvent, des sources de perfectionnement pour lui.

L'*Humorisme* et, conséquemment, la *Doctrine des Fermentations*, ont donc été, ainsi, simultanément ou successivement, combattus ou plus ou moins enrayés par les réactions énumérées ci-après.

§ 1. — Réaction des Nosologistes

Parmi les *Nosologistes cliniciens* qui se sont particulièrement distingués dans ce genre de réaction, il convient de citer, surtout, *de Sauvages* (1706-1767), *Ch. Linné* (1707-1778), *Vogel* (1724-1774), *Nietzki*, *Selle*, *Pinel* (1745-1826), *Alibert*, etc.

Continuateurs très perfectionnés de l'*Empirisme Alexandrin* de *Philinus*, de *Sérapion* et des écoles grecques anté-hippocratiques, ces auteurs, les premiers, surtout, s'attachent, presque exclusivement, à observer et à décrire les innombrables formes morbides, en cherchant peu ou en négligeant complètement leur *explication*, leur *théorie*.

Ils s'efforcent de constituer des *tableaux symptomatiques* exacts, de leur donner un nom qui conduit à en faire une *Entité*, de les classer en *espèces*, *familles*, etc, ainsi que les botanistes et les zoologistes classent les plantes et les animaux, et de leur appliquer *la* ou *les* meilleures *formules* thérapeutiques correspondantes qui ont été plus ou moins consacrées par les tâtonnements de la *pratique*.

§ 2. — Réactions des Animistes, des Vitalistes et des Dynamistes

Les principaux représentants de ces différents mouvements furent *Stahl* (1660-1734), *F. Hoffmann* (1660-1742), *Barthez* (1734-1806), ainsi que ses élèves et successeurs, tels que *Grimaud*, *Dumas*, *Bérard*, *Lordat*, etc. Ont peut y ajouter, aussi, les *Naturistes*, etc.

Ces auteurs attribuent l'activité de toutes les parties de l'organisme, soit à une « *Force tonique* » qui est gouvernée par une « *Ame* » raisonnable, soit à des « *Propriétés vitales* ».

Ces Propriétés vitales sont des « Forces », et ces

Forces qui peuvent être « *sensitive* », « *motrice* », « *calorifiante* », « *électrifiante* », « *nutritive* », etc., etc., sont gouvernées par « *un Principe vital* » ou « *une Force vitale* ».

Ces auteurs cherchent à expliquer toutes les maladies par une irritation anormale, un dérangement, de ces *Principes* ou *Forces*. Principes ou Forces luttent contre la *Maladie* et il faut les aider, en suivant leurs indications.

Comme on voit, on se trouve, constamment, en présence de combats d'*Entités* purement *métaphysiques*. Ces Entités constituent l'*Ontologisme*.

§ 3. — Réactions des Solidistes anatomo-pathologistes

Parmi les *Solidistes anatomo-pathologistes* qui contribuèrent le plus à engendrer et à alimenter ce genre de réaction, on doit citer, particulièrement, les suivants :

A.—*Baillou*, *Donatus*, *Schenckius*, *Forestus*, etc., au XVIe siècle ; *Bartholin* (1670), *Bonnet* et *Manget* (1679), *Blancard* (1688), *Morgagni* (1682-1771), *Sandifort* (1740-1819), *Lieutaud* (1703-1780), *Baillie* (1761-1823) ;

B.— *Bichat* (1771-1802), *Pinel*, *Corvisart*, *Bayle*, *Laennec* (1780-1826), *Louis* (1825, etc), *Gendrin* (1826), *Andral* (1829), *Cruveilher*, *Lebert*, *Ribes*, *Lobstein*, etc.

Ce sont, là, les principaux fondateurs de l'*Anatomie pathologique* macroscopique.

Tous ces auteurs s'attachent à relier les *symptômes morbides* observés, pendant le cours de la maladie, aux *lésions anatomiques* relevées, pendant les nécropsies.

Mais, ici, il convient de faire une remarque intéressante : c'est le renversement qui se produisit dans la façon de comprendre cette relation. En effet, alors que les premiers anatomo-pathologistes, ceux du groupe **A**, jusqu'à *Bichat*, considéraient les lésions anatomiques comme ayant été engendrées par l'*Entité symptomatique*, c'est-à-dire, par l'ensemble des symptômes, ou *Syndrome*, qui constituent la partie extérieure, apparente, de la *maladie*, les autres, ceux du groupe **B**, après *Bichat*, soutiennent, au contraire, que ce sont les lésions anatomiques qui déterminent l'ensemble des symptômes, que seules elles constituent, au fond, la *maladie*.

Partant de ce point de vue, ils retournent l'*Entité symptomatique*, **créent des** *espèces* **et des** *familles* *anatomiques* et édifient, sur cette nouvelle base, une nouvelle *Nosologie* : la *Nosologie anatomo-pathologique.*

§ 4 — Réaction des Solidistes-Physiologistes

Ce genre de réaction a été déterminé, successivement, depuis le 17e siècle, principalement, par les efforts de *Glisson* (1596-1677), *Winter* (1746), *Haller* (1708-1777) qui se montre, ici, très éclectique, *Cullen* 1712-1780), *Bordeu* 1722-1776), *Brown* principalement (1736-1788), *Cabanis* (1757-1808), *Rasori, Rolando, Coffin, Marandel* (1807), *Marcus* (1807), *Buffalini* (1819), etc. Il a été accompli, surtout, par l'enseignement enflammé de *Broussais* (1772-1838).

Ce sont là, les principaux précurseurs ou les fondateurs de la doctrine dite « *Physiologisme* » dont *Broussais* est le *père*, mais qui n'est, en somme, qu'une autre forme de *Solidisme.*

Rappelons, en passant, que ce « *Physiologisme* » repose sur les bases ci-après :

La *vie normale* a pour sources les « *excitements* » des nerfs sensitifs et leur réflexion, par les centres nerveux, sur les organes. Elle est entretenue par eux.

Ces excitements sont *externes* ou *internes.*

A. — Les « *excitements externes* » sont produits par les actions que les *agents excitants* mécaniques, physiques, chimiques, etc., exercent, directement, sur les terminaisons nerveuses qui émergent, en nombre immense, des « *surfaces de rapports* », telles que la rétine, l'oreille interne, les muqueuses respiratoire, digestive, vaginale, la peau, etc.

Ces « *excitements* » sont transmis, par les *nerfs centripètes*, aux centres nerveux d'où ils sont réfléchis, par les *nerfs centrifuges*, sur les différents organes qui les réfléchissent entre eux.

B. — De même, les « *excitements internes* » sont engendrés, soit par les *agents physiques* (chaleur, électricité, etc.) nés des mouvements moléculaires de la *chimie vivante* des tissus, soit par les *actions chimiques* de ces mouvements moléculaires eux-mêmes, soit à la surface endothéliale des vaisseaux, soit, enfin, primitivement, dans les centres nerveux.

Quelle que soit leur origine primitive, ces « *excitements internes* » sont réfléchis, par les centres nerveux, sur les organes qui les réfléchissent entre eux.

Si l' « *excitement* » est anormal, trop fort ou trop faible, il se produit, partout, à sa place, une *excitation morbide* qui prend le nom d' « *Irritation* ».

L' « *Irritation* » détermine, dans le lieu où elle se produit, de l'hyperhémie, de la congestion, et, finalement, de l'inflammation. Elle est, ainsi, la source initiale de toutes les maladies.

De là, la nécessité d'instituer une thérapeutique spéciale propre à calmer « l'*irritation* » et à décongestionner. De là, l'institution de la *saignée*, locale ou générale, comme *panacée*.

§ 5.— Réaction du Mécanicisme mathématique

De toutes les réactions entreprises et poursuivies dans la période moderne, la réaction des mécanicistes semble être la plus sérieuee et la plus profonde, celle qui a été inspirée et imprégnée par l'*Esprit scientifique* le plus pur, le plus élevé et le plus fort.

Parmi les principaux médecins mathématiciens, mécaniciens et physiciens, qui ont le plus contribué à édifier le *Mécanicisme* moderne, il convient de citer, tout particulièrement, les suivants :

Sanctorius (1561-1630), *Harvey* (1578-1658), *Borelli* (1608-1679), *Perrault* (1613-1688), *Malpighi* (1628-1694), *Leuwenhoeck* (1638-1723), *Sténon* (1638-1686), *Fr. Ruysch* (1638-1727), *L. Bellini* (1643-1703),

Pitcairne (1652-1713) surtout, *J. Bernouilli* (1667-1748) et son fils *Daniel*, *Baglivi* (1668-1706), *Keill* (1673-1719), *Mead* (1673-1754), *Freind* (1675-1722), *Cole* (1693), *Robinson* (1710-1794), *C. Wintringham* (1815 et 1825), etc.

Ces auteurs considèrent l'organisme vivant comme une *machine* soumise aux actions variables des agents mécaniques, physiques et chimiques qui constituent le milieu où il vit.

Ils s'efforcent d'en expliquer le fonctionnement normal et morbide d'après les lois de la mécanique, de la physique et de la mathématique.

Le mouvement d'opinion qu'ils engendrent, ainsi, par ce genre de recherches expérimentales et de spéculations théoriques, est particulièrement dirigé, on le comprend, contre les *Théories métaphysiques* (*animistes, vitalistes, dynamistes*, etc.), et aussi, contre les *excès* de l'*Humorisme*.

§ 6. — Remarques générales sur les réactions des précédentes doctrines

Il est facile de comprendre que chacune de ces doctrines médicales repose sur des bases qui lui sont propres et qu'elle tend vers un *Idéal spécial*.

Cependant, pour être juste, il faut faire remarquer que, malgré les différences profondes qui caractérisent ces bases et cet *Idéal*, différences qui vont même jusqu'à la complète opposition, on trouve, dans chacune d'elles, un singulier mélange, en proportions très variables, il est vrai, suivant les auteurs, de *Nosologisme symptomatique*, d'*Animisme*, de *Vitalisme*, de *Dynamisme*, de *Naturisme*, de *Solidisme* et de *Nosologisme anatomo-pathologique*, de *Physiologisme* et de *Mécanicisme mathématique*.

Il ne faut point s'en étonner. Si, il en est ainsi, c'est qu'il ne peut en être autrement. Et en effet, il y a de tout cela dans l'organisme humain.

Je pense ainsi, mais tout en faisant mes réserves sur la signification à donner à certaines de ces dénominations : à l'*Animisme*, au *Vitalisme*, au *Dynamisme*, au *Naturisme*, tout particulièrement,

Je ne dirai rien, ici, sur le *sens* qu'il convient, selon mon humble avis, de donner à chacune de ces différentes expressions. Ce n'est ni le moment, ni le lieu. Mais, je compte m'y étendre longuement, quand le moment sera venu.

CHAPITRE III

LA SCIENCE BIOLOGIQUE DE 1800 A 1860. AVÈNEMENT DE LA THÉORIE CELLULAIRE ET MICROBIENNE

§ 1. — Edification de la Physiologie expérimentale, normale et pathologique

Nous voilà au seuil du 19e siècle.

Deux œuvres grandioses et de vrai génie, grosses de vérités et de progrès scientifiques, venaient d'être créées :

D'une part, *Lavoisier* avait créé la *Théorie positive de la Combustion*, animale et focale (1), et fondé, sur elle, la *Théorie physico-chimique de la vie* ;

D'autre part, *Bichat* venait de créer la *Théorie générale des tissus et des propriétés vitales* et de fonder, sur elle, la *Théorie générale de l'organisation et du fonctionnement, normal ou pathologique, des êtres vivants*, c'est-à-dire, l'anatomie, la physiologie et la pathologie générales.

Des pléiades d'innombrables physiologistes expéri-

(1) De *focus*, foyer à feu.

mentateurs, s'inspirant des découvertes et des Théories de ces deux génies, vont, pendant la première moitié, *environ*, du nouveau siècle, continuer et développer l'œuvre transmise par leurs prédécesseurs des quatre derniers siècles, et édifier, enfin, méthodiquement et sur de larges bases, la *Physiologie expérimentale, normale* et *pathologique*.

A. — *Ch. Bell, Magendie, Longet, Purkinge, Waller, Stilling, Pfluger, J. Muller, Valentin, Schiff, Budge, Brown-Séquard, Cl. Bernard, Ludwig, Chauveau, Vulpian, Philipeaux, Bezold, Van Deen, Bischoff, Rosenthal, Gratiolet, Lussana, Doyère, Luys, Eckhard*, etc., etc., s'efforcent de débrouiller la structure, le rôle et les connexions, du système nerveux central et périphérique ;

B.—*Kilian, Meyer, Marshall-Hall, Nasse, Harless, Remak, Kolliker, Heidenhain, Marmé, Moleschott, Funke, Ranke, Faivre, Fick, Du Bois Reymond, Wundt, Matteucci, Munk, Eulenburg, Subotin, Herz, Marcé*, etc., etc., étudient, plus spécialement, les propriétés physico-chimiques des nerfs et des centres nerveux ;

C.—*Legallois, J. Muller, Stanius, Wittich, Kuhne, Rouget, Brücke, Donders, Werthein, Reid, Auerbach, Helmholtz, Weber, Wagner, Brondgeest, Ma-*

rey, *Hermann*, *Wittich*, *Meisner*, *Sanderz-Ezn*, *Kroneker*, *Smith*, *Lehmann*, *Vogt*, *Béclard*, etc., etc., ainsi qu'un grand nombre des expérimentateurs ci-dessus cités, s'attachent à l'étude des propriétés physiques, chimiques, physiologiques, etc., des muscles striés et des muscles lisses ;

D.— *E.* et *W. Weber*, *Michel*, *Giraud-Teulon*, *Osborne*, *Marey*, *Duchènne*, *Beau*, *Maissiat*, *Vierordt*, *Ludwig*, *Muller*, *Rameau*, *Sibson*, *Cagnard-Latour*, *Wiedemann*, *Mandl*, *R. Willis*, *Helmholtz*, *Debrou*, *Budge*, *Busch*, *Spigelberg*, *Sauer*, etc., etc., ainsi qu'un grand nombre des expérimentateurs déjà cités, instituent des investigations sur les *mouvements* des organes et des appareils de la marche, du saut, de l'effort, de la respiration et de la phonation, de la digestion et de l'urination, etc.

E. — *Poiseuille*, *Volkmann*, *Ludwig*, *Stéphan*, *Chauveau*, *Marey*, *Hering*, *Colin*, *Vierordt*, *Hérisson*, *Chélius*, *Naumann*, *Burdon-Sanderson*, *Cl. Bernard*, *Buisson*, *Landois*, *Laroyenne*, *Einbrodt*, *Noll*, *Weiss*, *Beaunis*, *Dogiel*, *Lortet*, etc., etc. ont l'ambition de *mesurer* et d'*enregistrer* les mouvements et les travaux des organes des circulations générale et locale, sanguine et lymphatique ;

F.— *Bressa*, *Curtis*, *Savart*, *Esser*, *Luschka*,

Bonnafont, Toynbée, Polytzer, Helmholtz, E. Weber, Giraud-Teulon, Duméril, Liégeois, Guyot, Admirault, Schirmer, Fick, Donders, Brücke, E. Du Bois-Reymond, Lotze, Fechner, Herbart, Héring, Wundt, Bain, Burgess, Duchènne, Piderit, Ch. Darwin, Spencer, etc., etc., entreprennent des recherches sur les organes des sens, les sensations, les expressions des émotions et la psychologie physiologique, genre d'études déjà ébauché par *Porta* (1586), *Le Brun* (1667), *Camper* (1774 à 1778), *J.-G. Lavater* (1741-1801), etc. ;

G. — *Bibra, Flourens, Sharpey, Kolliker, Liberkuhn, Hoppe-Seyler, Bedeker, Bezold, Milne-Edwards, Budge, Friedleben, Recklinghausen*, etc., etc., étudient, avec soin, la composition chimique, le développement, la résistance du squelette, et *Philips, Ollier, Mitscherlich, P. Bert, Magitot*, etc., font des découvertes surprenantes sur les greffes cutanées, périostiques, osseuses, etc. ;

H. — *Prévost* et *Dumas, Donné, Coste, Delpech, Bary, J.-C. Mayer, Strohl, Baer, Purkinge Bischoff, Robin, Dareste, Kolliker*, etc., etc., poursuivent de longues recherches sur la fécondation, l'embryogénie, la tératologie, etc. ;

I. — *Berzélius, Nysten, Prout, Chossat, Wohler,*

Liebig, Lecanu, Ludwig, Boussingault, C. Neubauer, Bowmann, Cl. Bernard, Barreswill, Wittich, Gall, Hermann ;

Schottin, Favre, Fiedler, Meisner, van Deen, Gilbert, Donné, Doyère, Vernois, Becquerel, Heynsius, Bœdecker, Gubler, Heidenhain, Millon, Coumailles ;

Duriau, Poulet, Dittrich, Willemin, Delore, Oré, Scoutteten, Demarçay, Miolder, Nasse, Muller, Arnold, Witte, Vulpian, etc., etc., s'attachent à éclaircir le mécanisme des sécrétions urinaire, sudorale, lactée, cutanée, biliaire, etc ;

J. — *De Blainville, Andral, Gavarret, Ch. Robin, Verdeil, Cl. Bernard, Vierordt, Welcker*, etc., etc., entreprennent des investigations sur le sang, le *milieu intérieur*, ses modifications par les *sécrétions internes*, et sur les humeurs en général ;

K.— *Magendie, Prévost* et *Dumas, Henle, Robin, Morel, Picard, Favre, Oré, Corvisart, Heidenhain, Pelouze, Vulpian, Cl. Bernard, Pélikan, Panum*, etc., etc., font de belles recherches, très importantes pour la pratique médicale immédiate, sur les anesthésiques, les substances toxiques et médicamenteuses ;

L. — *Mitscherlich, Rayer, Eckhard, Becker, Ludwig, Colin, Heidenhain, Pfluger, Schiff.*

Braconnot, Marcus, Schwann, Deschamps, Blondlot, Bassow, Cl. Bernard, Mialhe, Marcet.

Corvisart, Longet, Pavy, Thiry, Bouchardat, Sandras, Funcke, Becker, Voit, Moleschott, Tiedmann, Gmélin, etc., etc., instituent de longues recherches sur les sécrétions digestives, gastrique, pancréatique, etc., ainsi que sur les processus chimiques des digestions alimentaires ;

M. — *Dutrochet, Magendie, Ségalas, Matteucci* et *Cima, Poiseuille, Panizza, Boucherie, Pouillet, Becquerel, Schmidt, Gruby, Delafond, Willemain*, etc., etc., poursuivent des investigations sur l'absorption des produits de la digestion alimentaire, etc. ;

N.— *Spallanzani, Mulder, Liébig, Chossat, Dumas, Boussingault, Letellier, Regnautt, Reiset, Dulong, Lassaigne, Magnus, Despretz, Andral, Gavarret, Scharling, Fabre, Silbermann, Plateau, Hirn, Helmholtz, Fick* et *Wislicenus*, etc., etc., s'attachent, tout particulièrement à résoudre les grands problèmes de la transformation et de la combustion des aliments, pendant le fonctionnement de la *machine animale.*

En entreprenant ces grands travaux, les courageux investigateurs de cette catégorie n'aspirent à rien moins qu'à établir, mathématiquement, l'*équation* qui existe, naturellement, entre l'*énergie potentielle* contenue dans la *ration alimentaire* sous forme solide, liquide, gazeuse, introduite dans le *Système vivant,* d'une part, et d'autre part, les *travaux mécaniques, psychiques* et autres, accomplis, les *forces vives* dégagées, par ce *Système de Fonctions.*

Ces investigateurs cherchaient, ainsi, à vérifier, pour les *machines animales*, les prévisions établies par *Lavoisier, L. Carnot,* etc., pour les *machines à feu,* ainsi que les principes de la *Théorie mécanique de la chaleur, préparée* par les expériences et les remarques de *Rumfort* (1797), *H. David* (1799), etc., nettement *formulée* par *J.-R. Mayer* (1842), puis de mieux en mieux *démontrée* et solidement édifiée par *Joule* (1843), *Mayer, Clausius, Favre, Bosscha, William Tompson, Macquorn Rankine, Foucault, Helmholtz,* etc.

A. — Concours des Maîtres de l'Observation Clinique.

De leur côté, les Maîtres de la clinique, parmi lesquels il convient de citer, spécialement, *Chomel* (1817 et 1863), *Caillot* (1819), *Dubois d'Amiens* (1837), *Bouillaud* (de la Charente), *Andral, Hardy* et *Béhier* (1858), *Gintrac* père (1853), *Monneret* (1857), *Bouchut, Jaccoud,* en France, *Sprengel* (1809), en

Hollande, *J.-H. Bennett*, en Angleterre, *Billroth*, en Allemagne, confiants dans la sûreté et la puissance de la *Méthode expérimentale*, s'inspiraient, de plus en plus, soit dans leur pratique médicale, soit dans leurs publications, des progrès que cette méthode faisait réaliser à la *Physiologie normale et pathologique*.

Enfin, *Rostan*, séduit par l'esprit scientifique positif qui imprègne cette grande et féconde Méthode, édifie son « *Organicisme* » en face du « *Vitalisme* » métaphysique renaissant sous la chaude parole de *Chauffard*.

§ 2. — Edification de la Cytologie plastidiaire et microbienne normale et pathologique (1)

Pendant que les nombreuses pléiades de savants expérimentateurs cités ci-dessus, construisaient mé-

(1) Sous le nom de *Cytologie*, j'englobe, non seulement toutes les cellules dûment reconnues comme telles, mais, aussi, les *microbes*.

Ces *microorganismes* peuvent être, en effet, considérés, comme des *Cellules spéciales* dont le corps protoplasmique est extrêmement réduit et la matière nucléaire, au contraire, relativement très développée.

thodiquement, ainsi que beaucoup d'autres qu'il serait juste de citer, l'immense édifice de la *Physiologie expérimentale*, normale et pathologique, quatre grands évènements scientifiques, ayant, entre eux, la plus étroite parenté, et qui devaient révolutionner la médecine et la Biologie toute entière, se produisaient, grâce aux très importants perfectionnements qui avaient été introduits dans la construction du microscope et les procédés de la *Technique histologique*.

A. — Création de la Théorie cellulaire des êtres organisés.

Le zoologiste-histologiste *Schwann*, inspiré surtout par la découverte décisive de l'organisation cellulaire des végétaux que venait de faire, en 1837-1838, le botaniste-histologiste *Schleiden*, fonde définitivement, en 1839, la *Théorie cellulaire générale* de l'organisation des êtres vivants.

Mais, ici, il est juste de faire remarquer que cette *Théorie* avait été lentement préparée, pendant près de deux siècles, par les innombrables observations microscopiques et les raisonnements, successivement publiés, par *Malpighi, Grew, Leuwenhœk, Wolff, Oken, Triviranus, Mayer, Mirbel, Raspail* surtout, *Dutrochet, Turpin, H. von Mohl, Meyen,*

R. Brown, Schleiden, Dujardin, Henle, Purkinge, Valentin, Muller, etc.

B. — Création de la Théorie cellulaire pathologique.

Quelques années plus tard, de 1850 à 1858, *Virchow* édifiait, de son côté, la *Pathologie cellulaire* déjà ébauchée par les travaux de *Goodsir* (1845), *Kuss, Lebert*, etc., et qui découlait, naturellement, de la *Théorie cellulaire de Schwann.*

C. — Création de la Théorie générale des Ferments et des Fermentations.

En 1855, *Pasteur*, reprend méthodiquement, l'étude des *Saccharomyces* dont *Cagnard-Latour* avait fait, le *premier*, de 1835 à 1837, les « *agents vivants de la fermentation* » des jus sucrés.

Il inaugure l'étude méthodique de quelques *bactériacées* vues et mêmes décrites, mais incomprises, par un grand nombre de micrographes, depuis *Leuwenhœk* jusqu'à *Ehrenberg*.

Il construit, ainsi, définitivement, la *Théorie générale positive des fermentations.* Enfin, avec ses admirables travaux sur les *fermentations lactique* (1857), *alcoolique* (1858-59), *butyrique* (Aérobie et Anaérobie), en

1861, *Ammoniacale* (1862), il fonde la *Bactériologie* qu'il ne cesse de développer, pendant le reste de sa vie.

D. — Création de la Théorie microbienne des maladies infectieuses.

Enfin, le Dr *Casimir-Joseph Davaine*, un pathologiste expérimentateur des plus perspicaces, s'inspirant des travaux de *Pasteur*, et tout particulièrement, de ses mémoires sur la *fermentation butyrique*, *démontre*, les 27 juillet, 10 et 17 août 1863, que la *maladie charbonneuse* est déterminée par un « corps filiforme », une *Bactéridie*, qui, à ses yeux, présente une forme tout à fait semblable à celle du *Ferment butyrique* décrit par *Pasteur*.

De cette comparaison et de cette ressemblance avait jailli, aux yeux de cet observateur, un véritable *trait de lumière*, comme il l'avoue lui-même.

Davaine avait bien déjà remarqué ce « *Corps filiforme* », soit avec *Rayer*, en juin et août 1850, ou seul, en 1861, dans le sang des animaux morts du charbon, mais il ne s'était fait, alors, aucune idée sur sa nature, ni sur son rôle, ainsi, du reste, que *Panum* (1850), *Remak*, *Pollender* (1855), *Brauell* (1857), *Delafond* (1860), qui avaient également remarqué ce même corps.

Davaine avait, ainsi, fondé, et définitivement, la *Théorie parasitaire* microbienne des maladies infectieuses et putrides élaborée pendant 1900 ans.

L'*Histoire de la Pathologie* nous apprend, en effet, que cette *Théorie* a été, successivement :

Très vaguement conçue par *Varro*, *Columelle* (Ier siècle), *Longius*, *Zacutus*, *Deidier*, *van Helmont*, *Kircher*, *Lancisi*, *Linné*, *Trembley*, *Réaumur*, *H. Mollière*, etc. ;

Nettement, mais hypothétiquement formulée par *Sydenham*, *Pringle*, *Huxam*, *Raspail*, *J. Hameau* (1834), *Henle* (1840), *Panum*, *Remak*, etc. ;

Préparée par un nombre considérable d'observations de parasitisme microscopique, animal ou végétal, successivement publiées par :

Trembley (infusoires parasites de l'hydre, 1744) ;

Bassi (1835), *Guérin-Méneville* (1849), *Cornaglia* (1856), *Lebert* et *Frey* (1856-58), *Osimo* et *Vittadini* (1859), qui attribuaient la maladie du vers à soie à un champignon, la *muscardine* ;

Harnnover (parasites de la bouche, 1839-42) ; *Manicus* (parasites du Triton, 1843), *H. von Mohl*(champignons parasites de la vigne) ;

Schœnbein. *Gruby*, *Remak*, *Meisner*, *Virchow*, etc (champignons parasites de la *teigne faveuse*, du *por-*

rigo décalvans, du *pytiriasis versicolor*, de la *mentagre*) ;

Berg (parasites du *muguet*, 1847) ;

Plasse (maladies engendrées par des aliments moisis) ; etc.

La *Théorie microbienne* de l'infection, définitivement établie par *Davaine*, fut, dans la suite, sans cesse étayée et développée par un nombre croissant de recherches expérimentales successivement publiées par :

Robin (1865), *Suringar* (1866) : bactéridie charbonneuse ;

Davaine (septicémie, œdème malin, etc., 1864 à 1879) ; *Coze* et *Feltz* (septicémie, etc., 1865 à 1872) ;

Chauveau (morve, clavelée, variole, etc., 1866 à 1868) ; *Pasteur* (maladie du vers à soie, 1869) ;

Chauveau (conférences expérimentales sur les matières putrides, 1871-72) ;

Klebs et ses élèves, *Zahn*, *Tiegel*, etc. : sur le *microsporon septicum* (1871-72) ;

Cohn (*bacterium termo*. 1875-79) ;

R. Koch (culture sous le microscope et inoculation de bactéridie charbonneuse pure, *bacille de la tuberculose*, etc., 1876-1882 etc.) ; *Pasteur* et ses élèves ou collaborateurs, *Joubert*, *Duclaux*, *Roux*, *Cham-*

berland, Thuillier, etc. (choléra des poules, septicémie, charbon, rouget du porc, rage, etc., depuis 1877);

Perroncito, Toussaint, Chauveau, Lœffler (charbon, choléra des poules, 1878 à 1882, etc.);

Arloing, Cornevin et *Thomas* (maladie de Chabert, 1881 à 1884), etc.

Enfin, on pourrait encore joindre, à cette longue série d'expérimentateurs d'élite, un grand nombre d'autres qui, tous, apportèrent, dans la même période, des faits plus ou moins importants, en faveur de la *Théorie microbienne.* Tels sont, par exemple, *Hoffmann, Hallier, Klob, Thomé, Hueter Letzerich, Buhl, Waldeyer, Recklinghausen, Lemaire, Tyndall, Salisbury, de Bary, Warming, Schrœter, Cienkowski, Nœgeli, van Tieghem, Zopf, Babès, Cornil,* etc., etc.

E. — Bases de la Théorie pathogénique des maladies infectieuses

Les recherches expérimentales exécutées par les expérimentateurs cités ci-dessus, de même que celles de beaucoup d'autres encore, tendaient, de plus en plus, avec le temps, à établir que les trois *Dogmes* exposés ci-après devaient constituer, définitivement, les bases de la *Théorie pathogénique des maladies infectieuses*, ainsi que celles de la *Théorie des vaccinations* :

1° Les maladies infectieuses sont engendrées par l'introduction, dans l'organisme, de *micro-organismes thallophytes spécifiques* et par leur multiplication, plus ou moins intense, suivant que les conditions physico-chimiques du milieu organique leur sont plus ou moins favorables ;

2° Ces *microorganismes thallophytes spécifiques* engendrent les maladies infectieuses, suivant des processus biologiques analogues à ceux qui caractérisent les fermentations ;

3° Ces *microorganismes pathogènes* sont susceptibles de subir, sous les influences de certaines conditions de temps, de milieu physico-chimique, etc., des modifications qui en *atténuent* la virulence, c'est-à-dire, la puissance pathogène. Ces modifications transforment, ainsi, les *microorganismes pathogènes*, en *microorganismes vaccinants* capables d'engendrer une maladie plus ou moins atténuée qui donne, à l'organisme animal, une résistance artificielle, plus ou moins forte et tenace, aux actions des microbes pathogènes de même espèce et les plus virulents.

CHAPITRE IV

THÉORIES BIOLOGIQUE ET CHIMIQUE DES FERMENTS ET DES FERMENTATIONS

Pendant que la *Théorie microbienne des maladies infectieuses et de la vaccination*, ci-dessus indiquée, était édifiée, une grande question était posée et discutée avec une passion croissante.

Quelle était, exactement, la *nature* de l'*agent pathogène* ou *vaccinant immédiat* ?

Etait-ce le microbe lui-même, tout seul, ou les substances chimiques qu'il devait forcément engendrer, au cours des processus de sa vie et de sa multiplication, ou bien les deux réunis ?

§ 1. — Lutte entre la Théorie microbienne et la Théorie chimique sur le domaine de la Pathologie.

Les opinions furent partagées, dès le début.

D'une part, *Pasteur*, *Davaine*, *Coze* et *Feltz*, *Hoffmann*, *Œrtel*, *Obermeier*, *Ray-Lankester*, *Billroth*, *Hallier*, *Koch*, etc., etc., incriminaient, surtout ou même exclusivement, le microbe, dont ils expliquaient les actions pathogènes par sa multiplication et la satisfaction de ses besoins nutritifs.

D'autre part, *Klebs* et ses principaux élèves, *Tiegel* et *Zahn*, dès 1871, *Bergmann*, *Helmholtz*, à peu près à la même époque, puis, *Panum* (1856 à 1876), *Toussaint* (1878), *Chauveau* (novembre 1879), *Pasteur* lui-même (3 mai 1880), *A. Gautier*, *Briéger*, *Ch. Bouchard* (août et septembre 1882), etc., soutenaient que les substances chimiques engendrées par les microbes, dans leurs milieux nutritifs, étaient, aussi, capables de déterminer des troubles fonctionnels graves et la mort.

Mais, les *faits expérimentaux* qui servaient de base à l'opinion de cette dernière catégorie de savants, faits, du reste, peu nombreux, en comparaison des premiers, puis, épars dans les publications périodiques, insuffisamment agités et même négligés, quelquefois douteux et mal défendus, n'exerçaient pas, sur l'esprit des bactériologistes, l'influence qui devait revenir à leur haute importance.

On semblait même les ignorer ou en méconnaître la portée. On avait beaucoup de difficultés à admettre que des êtres aussi infimes que le sont les microbes pussent sécréter, encore, des substances chimiques.

Bref, émerveillés par leurs étonnantes propriétés,

les investigateurs n'avaient, en définitive, l'œil fixé que sur les microbes.

C'est dans ces conditions que, dès 1884, ne connaissant, encore, que quelques-uns des travaux publiés par MM. *A. Gautier*, *Bouchard*, *Briéger*, je résolus d'attirer, d'une façon toute spéciale, l'attention des bactériologistes et des chimistes, sur l'importance capitale du rôle que me semblaient devoir jouer les *substances chimiques d'origine microbienne*, dans la pathogénie des maladies infectieuses.

Et pour atteindre ce but, je fis, du début de l'année 1886 au milieu de l'année 1887, une série de publications relativement importantes qui eurent les avantages d'une large diffusion (1).

A partir de cette époque, un revirement très important qui, depuis, n'a fait que grandir, se fit dans l'orientation des bactériologistes.

Ils devinrent, aussi, plus ou moins chimistes, en étudiant les propriétés pathogènes ou vaccinantes des substances chimiques solubles contenues dans les bouillons de cultures microbiennes.

(1) *Microbes, Ptomaïnes et Maladies* in-8 de 235 p. — *Les Ptomaïnes et les Leucomaïnes.* — *Les Alcaloïdes animaux devant la médecine légale.* (*Voir les renseignements complémentaires à l'Index des Travaux*).

Et l'on vit, successivement, MM. *Salmon, Sirotinin, Charrin, Roux, Chamberland, Chantemesse, Widal*, etc , publier des *faits nouveaux* du plus grand intérêt.

Grâce aux recherches de ces expérimentateurs, tous les pathologistes expérimentateurs reconnaissaient, désormais, et hautement, l'importance capitale du *rôle pathogène ou vaccinant des substances chimiques d'origine microbienne.*

A. — Importance accordée au rôle des Ptomaïnes.

Mais, ici, une nouvelle question se posait encore. Quelle était la *nature* de *la* ou *des* substances chimiques qui possédaient des propriétés si remarquables ? On ne le savait pas.

Cependant, sous l'influence des nombreuses recherches entreprises et publiées sur les *Alcaloïdes putréfactifs* ou *Ptomaïnes,* depuis *Panum* (1856), *Bergmann, Chmiedeberg, Hager,* en passant par *A. Gautier, Selmi*, etc., jusqu'à *Briéger* (1886), on incriminait ces substances.

B. — Importance accordée au rôle des Diastases ou Ferments solubles.

Quant à moi, j'avais, même longtemps avant 1884,

une opinion sensiblement différente, et cette opinion reposait, aussi bien sur l'expérimentation que sur le raisonnement.

Tout en affirmant l'importance du rôle des *Ptomaïnes* que j'avais été l'un des premiers à faire ressortir, je pensais, en effet, que le principal *rôle pathogène* ou *vaccinant* revenait aux *Diastases* ou *Ferments solubles*. Je sentais qu'il y avait, là, des substances du plus haut intérêt et qu'il fallait les étudier avec soin.

Du reste, je l'ai appris beaucoup plus tard, je n'étais point le seul qui eut éprouvé un tel *sentiment*. Ainsi, presque tous ceux qui s'étaient occupés des *Fermentations*, jusqu'à *Cagnard-Latour* et à *Pasteur*, avaient eu, aussi, un *sentiment* semblable au mien. Et *Liébig, Traube, Berthelot, Schœnbein, Cl. Bernard, Frémy, Hoppe-Seyler, Schmiedeberg, Béchamp,* parmi beaucoup d'autres, avaient soutenu, autrefois, ou plus récemment, de 1860 à 1880, etc., contre *M. Pasteur*, que les fermentations étaient, surtout ou uniquement, des *processus chimiques d'un ordre spécial* engendrés par des *substances chimiques spéciales*.

Pour expliquer les fermentations, ces auteurs opposaient, ainsi, une *Théorie chimique*, à la *Théorie biologique* posée par *Cagnard-Latour*, puis largement développée et fortement consolidée par *Pasteur*.

C. — Documents tendant à établir l'importance du Rôle des Diastases ou Ferments solubles

Bien que cette *Théorie chimique des Fermentations* fut encore à l'état embryonnaire, elle était loin, cependant, d'être une simple vue de l'esprit. Elle reposait, déjà, sur l'existence d'un certain nombre de substances organiques azotés dont l'*action dissociante, coagulante* ou *oxydante,* sur les matières organiques hydrocarbonées ou protéïques, rappelait plus ou moins les processus ordinaires de la fermentation.

Telles sont les substances énumérées, ci-après, découvertes dans les trois premiers quarts de ce siècle, et rangées sous la dénomination générale de *Diastases* ou *Ferments solubles.*

1° L'**Amylase**, isolée et purifiée par *Payen* et *Persoz*, en 1833, et dont *Dubrunfaut* avait déjà signalé l'existence dans le *malt,* depuis 1820, mais surtout depuis 1830.

2° La **Pepsine**, découverte par *Schwann*, en 1836, par *Wasmann,* en 1839, et dont *van Helmont* avait, déjà, soupçonné et signalé l'existence, dans l'estomac.

3° L'**Emulsine**, isolée et bien étudiée, successivement, par *G. Wœhler* et *J. Liébig,* en 1837, par *Robiquet* (2 mai 1838), sous le nom de *Synaptase,* puis, présentée à l'Académie des Sciences de Paris, le même jour (16 décembre 1839), d'une part, par *Bussy*, sous le nom de *Myrosine*, d'autre part, par *Boutron* et *Frémy*, sous celui d'*Emulsine de la moutarde*, *Emulsine*, dont *Robiquet* et *Boutron-Charlard* avaient, déjà, signalé l'existence, le 3 mai 1830.

4° La **Ptyaline**, isolée et bien étudiée par *Mialhe*, en 1845, mais déjà précipitée, en 1814, par *Berzélius* qui en ignorait, alors, les propriétés, puis, par *Tiddemann* et *Gmelin*, et, en 1831, par *Leuchs* qui reconnaît, déjà, ses propriétés diastasiques.

5° La **Pancréatine** ou **Trypsine**, découverte, isolée et étudiée, par *Bouchardat* et *Sandras*, présentée à l'Académie des Sciences le 14 avril 1845.

6° La **Pectase**, découverte, isolée et étudiée, par *Frémy* (1848).

7° L'**Invertine** ou **Sucrase**, isolée par M. *Berthelot* (28 mai 1860), mais dont l'existence avait déjà été signalée, dans l'extrait aqueux de levure de bière, par *Mitscherlich*, en 1813 et en 1843, et par *Dobereiner*, en 1823.

8° Les **Substances Ozonophores** ou **Oxygénases** (*Oxydases* de nos jours), découvertes par *Traube*, en 1856, et par *Schœnbein*, en 1866, puis, étudiées par *Hoppe-Seyler*, *Schmiedeberg*, etc.

9° Le **Fibrinferment,** bien étudié par *Schmidt*, en 1861, et dont l'étude avait, déjà, été ébauchée par *Buchanan*, dès 1830.

10° L'**Uréase**, découverte et étudiée par *Musculus* (31 janvier 1876).

11° La **Papaïne**, découverte par *Wurtz* et *Bouchut*, en 1880.

D. — Résistances opposées à l'importance du rôle des Diastases ou Ferments solubles

Malgré les analogies plus ou moins frappantes qui existent entre les dissociations, etc,, obtenues à l'aide de ces différentes *Diastases*, et les processus fondamentaux de la fermentation, les partisans de la *Théorie chimique des fermentations* n'avaient pu réussir à faire admettre leur opinion par les microbiologistes.

Les preuves dont ils se servaient pour l'étayer avaient paru, après examen, ou erronnées ou insuffisantes, et, en présence des preuves si puissantes, si convainquantes, au moyen desquelles M. *Pasteur démontrait* que la fermentation était bien fonction de l'évolution et de la multiplication microbiennes, c'est-à dire, de la vie, toutes les résistances avaient fini par cesser.

On ne voyait plus que le microbe partout.

E. — Idées vagues émises sur le rôle pathogène des Diastases ou Ferments solubles, avant l'année 1889.

Quant au *rôle pathogène*, toxique, que les *Diastases* ou *Ferments solubles* pouvaient jouer, on n'en avait, encore, aucune idée, au début de 1877.

L'existence des *Diastases microbiennes*, déjà *implicitement* posée par la découverte de l'**Invertine**, en 1860, par *M. Berthelot*, et confirmée par la découverte de l'**Uréase** (*Musculus*, 31 janvier 1876 ; *Pasteur* et *Joubert*, 3 juillet 1876), n'avait, encore, suscité aucune remarque dans ce sens.

Aussi, *M. Duclaux* n'en dit pas *un seul mot* dans son volumineux article « *Fermentations* » du Dictionnaire de Dechambre paru cette année là (1877), de même, du reste, que dans sa « *Microbiologie* » de 1883.

Et si MM. *Pasteur*, le 30 avril et 16 juillet 1877, *Toussaint*, le 1er Avril 1878, en disent, chacun *un seul* mot vague, ce n'est que pour *nier* ce rôle pathogène ou le mettre en *doute*, en passant.

Cependant, *Cl. Bernard*, dès le 13 juin 1856, avait déjà fait ressortir l'analogie qui existait, pour lui, entre l'**Echidnine**, le principe actif du venin de vipère isolé par *Lucien Bonaparte*, et la **Ptyaline**.

Et *J.-B. Dumas*, puis M. *Gautier* (en 1874), avaient fait ressortir, à leur tour, l'analogie de composition chimique centésimale qui existe entre les principales diastases connues, alors, et les venins des reptiles les plus dangereux.

Plus tard, en 1886, ce dernier savant, dans son travail sur les « *Ptomaïnes et les Leucomaïnes* » avait fait remarquer, encore, *mais sans désigner les Diastases*, que *certaines* matières azotées et incristallisables sont bien plus toxiques que les alcaloïdes les plus énergiques.

De son côté, M. *Duclaux*, revenant sur la question des diastases, en 1887, dit qu'*il est porté à penser* qu'elles doivent jouer un rôle dans la nécrose de coagulation et dans la transformation des organes en putrilage.

M. *Arloing*, le premier, annonça, le 18 juin 1888, qu'il avait précipité, par l'alcool, du suc du poumon d'un animal atteint de péripneumonie, ainsi que du bouillon du microbe générateur de cette maladie, une « *matière phlogogène* » qu'il « *rapproche* » des diastases.

Vers la même époque, M. *Nuttal*, après un minutieux examen sur la nature de la substance bactéricide qu'il trouve dans le sérum, conclut, en disant que

« cette action bactéricide est, *vraisemblablement*, due « à l'action d'une diastase. »

M. *de Christmas*, en septembre 1888, annonce qu'il a précipité du bouillon de culture du *staphylococcus aureus*, au moyen de l'alcool, une substance pyogène et il termine son travail par cette phrase : « La nature de cette substance la *rapproche, probablement*, des diastases ».

En décembre suivant, MM. *Roux* et *Yersin*, étudiant le *poison dyphtérique* dont ils ont découvert l'existence dans leurs bouillons de culture, se demandent « si il est un alcaloïde ou une diastase » et ils concluent en disant :

« Bien que nous n'ayons pas isolé la substance ac-« tive des cultures de diphtérie, *il nous semble* que la « manière dont elle se comporte à la chaleur et à l'air, « *paraît* la *rapprocher* des diastases ».

Enfin, M. *Metchnikoff*, qui, en 1888, attribue, tout d'abord, la *Phagocytose* plutôt à un enkystement du microbe qu'à une action digestive, puis, le 25 novembre de la même année, qui « exprime la *supposition* qu'il s'agit, là aussi, d'une action zymotique intracellulaire », conclut, le 25 janvier 1889, que la digestion intracellulaire des corps albuminoïdes en général est plutôt due à une action diastasique qu'à une simple action de contact avec le protoplasma.

§ 2. — Recherches méthodiques et Démonstration des propriétés pathogènes et zymogènes des Diastases ou Ferments solubles.

A. — Démonstration expérimentale de l'Auteur

En somme, au commencement de l'année 1889, il n'y avait que *trois essais* expérimentaux, et encore de valeur bien inégale, tendant à établir le *rôle pathogène des Diastases ou Ferments solubles.*

Leurs auteurs ne se basaient que sur quelques vagues analogies pour comparer, aux diastases, les poisons qu'ils étudiaient.

Aussi, sentant bien la faiblesse de ces analogies et de leurs arguments, se montrent-ils, naturellement, fort réservés dans leurs conclusions. Ils ne font que « *rapprocher* », et encore, plus ou moins timidement, leurs poisons des diastases.

Quant à moi qui, je le répète, *n'ai connu ces différents travaux que longtemps après la publication des miens,* ayant complètement négligé de me tenir au courant de la littérature, pour me consacrer entièrement à *dégager positivement,* avant de ne rien communiquer, la solution du problème, j'étais beaucoup plus avancé, sur la question, que ces hardis et perspicaces expérimentateurs.

Depuis longtemps, même, j'étais bien sûr de tenir la vraie solution du problème, mais j'avais à cœur de ne la faire connaître qu'après avoir éliminé les nombreuses objections que je m'étais posées et l'avoir, ainsi, dégagée, de la façon la plus positive et la plus sûre.

Quoiqu'il en soit, la question des *Diastases pathogènes* en était encore là, lorsque M. *G. Hayem* voulut bien se charger de présenter, le 11 février 1889, en mon nom, à l'Académie de médecine de Paris, la partie essentielle des deux mémoires précédents (Voir la *Deuxième Partie* de ce volume), ainsi qu'un tube de verre contenant *1 gr.* du *Ferment soluble*, en poudre énergiquement pyrétogène, que j'avais isolé, préparé à l'état de pureté, et qui servait de base à mes deux mémoires.

On voudra bien reconnaître, sans difficulté, j'espère, que si, à cette date, j'étais en possession de 1 gr. de ce ferment bien purifié, autant que possible, je ne l'avais pas préparé et expérimenté, seulement, dans les mois précédents, mais que, au contraire, les résultats ne pouvaient être que les conséquences de longues, de très longues recherches expérimentales, chimiques et physiologiques.

Et, en effet, cet échantillon était, alors, peut-être, le 30e de ceux que j'avais isolés, purifiés et repurifiés, soumis aux essais chimiques, puis expérimentés sur un grand nombre d'animaux, depuis l'année 1885.

Si, le 11 février, je ne fis pas connaître la *nature* de cette subtance que j'appelai simplement « *Pyrétogénine* », pour bien marquer sa propriété physiologique dominante, c'est que je désirais la faire connaître, moi-même, à l'Académie, dans un prochain mémoire où j'avais posé les bases de la « *Théorie générale sur la nature et les rôles physiologique, pathogène et thérapeutique des Diastases ou Ferments solubles* ».

Tout cela fut accompli, en effet, tel que je l'avais combiné, le 14 mars suivant.

Mais, j'ajoute que, déjà, avant le 11 février, j'avais déposé, sous les auspices de M. le professeur *Ch. Bouchard*, au secrétariat de l'Académie des sciences, un pli cacheté qui s'y trouve encore, je pense, pli dans lequel j'avais exposé les faits principaux contenus dans mon travail et démontré que la « *Pyrétogénine* » était une *Diastase* ou *Ferment soluble*.

Qui donc pourrait, raisonnablement, me reprocher d'avoir tenu à exposer, moi-même, devant l'Académie de médecine, les résultats de recherches qui avaient exigé beaucoup de temps et d'efforts de tous genres ?

Ainsi donc, il fut démontré publiquement, pour la première fois, les 11 février et 14 mars 1889, et, pour moi, plusieurs années avant, qu'une parcelle de cette *Diastase* ou *Ferment soluble* sécrétée par les *saccharomyces* connus sous le nom de *levures de bière*, injectée dans la circulation sanguine du chien, était capable de faire surgir *l'accès de fièvre* le plus violent et le plus typique, c'est-à-dire, de déterminer, dans son organisme, une *véritable Fermentation* morbide.

Je fis ressortir, alors, avec énergie, qu'une *substance chimique*, c'est-à-dire, qu'une *Diastase considérée* comme une substance chimique, était capable de déterminer une *Fermentation*.

A lui seul, *ce fait*, permettait d'essayer de fonder une *Théorie générale sur le rôle pathogène des Diastases ou Ferments solubles*, parce qu'il était, alors, *le seul fait positif*. C'est ce que j'ai fait les 11 février et 14 mars 1889.

B. — Confirmation du Professeur Buchner

Qu'il me soit permis de faire remarquer, tout de suite, en passant, que dans ces dernières années (1897-

1898, etc.), M. *Buchner*, de Berlin, et ses élèves, ont extrait, des mêmes *saccharomyces*, une *Diastase* qui, mélangée à une solution aqueuse de saccharose à 40 0/0, y détermine, rapidement, une *véritable Fermentation alcoolique* très intense.

La molécule de sucre se disloque, sous l'action de cette *Diastase* ou *Ferment soluble*, en dégageant de l'alcool et de grandes quantités d'acide carbonique qui font bouillonner la solution.

La *Fermentation* que M. *Buchner* a, ainsi, obtenue, dans la solution de sucre contenue dans un ballon, je l'avais déjà déterminée, et très intense, dans le sang contenu dans le vase animal, c'est-à-dire, dans le système circulatoire, et probablement, aussi, dans l'intimité de certains des tissus qui constituent l'organisme.

A l'appui de cette affirmation, qu'il me soit permis de citer, encore, *deux* des *Conclusions* publiées, *in extenso*, en 8 grandes colonnes, par le *Bulletin Médical* du 13 mars 1889, le surlendemain de la lecture de mes Mémoires devant l'Académie de Médecine de Paris :

« 7° Quoiqu'il en soit, la *Pyrétogénine* est une « *Diastase* d'une grande énergie. Il suffit d'en intro- « duire quelques dixièmes de milligrammes dans

« l'organisme d'un chien *pour le faire entrer en fer-* « *mentation*, c'est-à-dire, pour lui donner une fièvre « intense.

« Cette diastase semble agir dans l'organisme com- « me l'invertine (l'autre variété d'invertine) dont elle « est sœur agit dans un tonneau de moût de raisin.

« 8° C'est là, un *fait nouveau* et *positif*, jusqu'ici « inconnu dans la Science et qui me paraît bien gros « de conséquences pour la pathologie générale.

« Sa portée n'échappera, certainement, à personne », (*Bulletin médical*, n° 21, p. 329).

Selon moi, M. *Buchner* n'a fait, en somme, qu'apporter une *éclatante et nouvelle démonstration* expémentale d'un *fait* que j'avais, déjà depuis plus de *dix ans*, rigoureusement démontré sur l'animal, puisque j'avais reconnu, par de nombreux dosages, l'augmentation, pendant la *Fermentation fébrile*, de l'*acide carbonique*, ainsi que celle de la vapeur d'eau, de l'urée, etc.

Cette remarque faite, en passant, je reprends l'exposé chronologique de la *succession* des *Faits* et des *Idées*, au point ou je l'ai laissé plus haut.

C. — Confirmations de MM. Arloing, Roux et Yersin.

Après la communication de mon travail à l'Académie de Médecine, le 11 février 1889, M. *Arloing* apporte quelques faits nouveaux qui viennent étayer les miens, ainsi que la *Théorie* à laquelle ils servaient de base, en publiant :

Le 4 mars suivant, que « les bouillons de culture « du *bacille héminécrobiophilus* renferment une « *substance pyrétique et nauséeuse* » qui détermine une vraie fièvre.

Et, le 11 mars d'après, que « cette substance possède « les caractères généraux des diastases » ; qu' « elle « est capable de déterminer des fermentations dans les « organes privés de la circulation sanguine. »

MM. *Roux* et *Yersin* viennent, à leur tour, en juin 1889, affirmer qu'ils ont *isolé* le *poison diphtérique*, au moyen des procédés ordinairement employé pour extraire les diastases et qu' « il a beaucoup d'*analogie* avec les *Diastases*. »

Enfin, le 2 décembre suivant, M. *Arloing* vint apporter des *faits nouveaux* et forts importants qui lui avaient manqué, jusque-là, et sans lesquels il ne pouvait démontrer et affirmer que la *substance d'apparence diastasique*, déjà signalée par lui, était *bien réellement une Diastase.*

Après avoir confirmé, de nouveau, les faits antérieurement publiés par lui, *M. Arloing* ajoute, en effet, que, à 32°, cette substance diastasique « dissout rapidement et transforme en peptone, la fibrine « du sang, intervertit le sucre candi, saccharifie faiblement l'amidon cuit, émulsionne et dédouble la « graisse, etc. »

Il conclut, en avançant que, « par conséquent, le précipité diastasique contient, non pas une seule, mais « plusieurs diastases. »

Et en effet, employant une méthode calquée sur celle de M. *Danilewsky*, « il sépare le *Ferment émulsif* et le *Ferment albuminoïde* ». Il ajoute, enfin, qu'il espère pouvoir séparer, aussi, plus tard, le « *Ferment saccharifiant* » et le « *Ferment inversif.* »

Le *rôle pathogène des Diastases* ou *Ferments* solubles, de même que la *Théorie générale* que j'avais émise, le premier, étaient donc, ainsi, positivement et définitivement établis.

Nous avons vu, dans les chapitres précédents, comment est née cette *Théorie générale*, comment elle a été définitivement et positivement établie. Nous allons voir, dans les chapitres suivants, comment elle a été acceuillie dans le monde des biologistes-expérimentateurs et comment leur ingéniosité et leur habileté expérimentale ont su la féconder.

SECTION III

APERÇU HISTORIQUE SUR LES DIASTASES OU FERMENTS SOLUBLES DE 1890 A 1899

CHAPITRE I

DIFFÉRENTS GENRES DE RECHERCHES ET LEURS AUTEURS

§ 1. — Nombres approximatifs, par nationalité, des Auteurs et de leurs Mémoires

Tous les faits exposés dans les chapitres précédents eurent un grand retentissement et exercèrent une légitime influence sur l'orientation des investigateurs.

Aussi, voit-on, à partir de la fin de 1889, publier

un nombre, sans cesse croissant, de travaux de plus en plus importants, sur la question des *Diatases* ou *Ferments solubles*.

Ainsi, j'ai compté que, depuis le commencement de l'année 1890, jusqu'à la fin de 1899, il a été publié, au moins, 450 *Mémoires originaux*, sur cette question, par 346 auteurs différents.

Sur ces 450 mémoires, 352, dont 12 belges, sont en langue française. Le reste est en langues étrangères et comprend 61 mémoires en langue allemande et 15 en langue anglaise.

Sur les 346 auteurs, 252 sont français et 8 sont belges. Le reste se compose de 60 allemands, 15 anglais, 6 russes, 2 suédois, 2 danois, 1 italien.

Il va, sans dire, que tous ces nombres ne sont qu'approximatifs. Je suis loin, en effet, d'avoir la prétention de connaître *tous* les mémoires qui ont été publiés, surtout à l'étranger. Je ne les considère, simplement, que comme un minimum.

§ 2. — Limites de cette étude historique

Mon intention n'est pas d'exposer, ici, même avec quelques détails, seulement, les différentes recherches qui ont été exécutées, pendant les dix dernières années, pour jeter quelque lumière sur la grande question des *Diastases* ou *Ferments solubles*.

Je n'ai même pas la prétention de vouloir en examiner tous les *principaux résultats*. Ce genre de travail exigerait plusieurs volumes.

Je désire, simplement, faire ressortir, dans cet *Aperçu historique*, le *mouvement général des préoccupations* qui ont agité les biologistes, pendant cette période de *dix ans*, et les *différentes voies d'investigation* où ils se sont engagés, sous l'influence de la *Théorie générale*.

Cette vue d'ensemble, rapidement déroulée sous les yeux du lecteur, lui démontrera clairement, j'espère, *deux faits* très importants, pour moi, que l'on parait, généralement, ignorer ou méconnaître :

1° La part qui me revient, dans la genèse de ce grand mouvement scientifique ;

2° L'étayement, par de nombreux investigateurs, de mes propres recherches sur la « *Pathogénie de la Fièvre* », ainsi que la vérification et la démonstration positive de la « *Théorie générale* » que j'ai émise « *sur la nature et les rôles physiologique, pathogène et thérapeutique des Diastases ou Ferments solubles* ».

Pour le moment, la démonstration de ces *deux faits*

me suffira. Plus tard, je développerai largement, j'espère, toutes les raisons qui la justifient.

Selon moi, le grand mouvement de recherches expérimentales qui, pendant ces dix dernières années, ont été exécutées sur la question des *Diastases* ou *Ferments solubles* comprend, au moins, les *trente-trois variétés de recherches* exposées dans les différents chapitres qui vont suivre, avec les noms de leurs principaux auteurs cités, généralement, dans l'ordre chronologique.

CHAPITRE II

MULTIPLICITÉ DES VARIÉTÉS DES DIASTASES

Les **Diastases** présentent des propriétés fort différentes et même opposées qui nous obligent à les diviser en un certain nombre de classes énumérées ci-après :

1° **Diastases Hydrolysantes** ;
2° — **Hydrogènantes** ;
3° — **Oxygènantes** ou **Oxydantes directes** ;
4° — **Oxygènantes** ou **Oxydantes indirectes**;
5° — **Coagulantes** ;
6° — **Agglutinantes** ;
7° — **Anticoagulantes** ;
8° — **Décoagulantes** ou **Dissolvantes** ;
9° — **Immunisantes** ou **Vaccinantes** ;
10° — **Toxiques** ou **Vénéneuses** ;
11° — **Antitoxiques** ou **Antivénéneuses**.

L'existence de ces différentes classes résulte des découvertes des *Diastases* énumérées ci-après, respectivement, dans chaque classe :

§ 1. — Diastases Hydrolysantes

Dextrinase (*Duclaux*, 1890) ;

Cytase (*Brown* et *Morris* 1890) ;

Diastase glycolytique (*Lépine* 1890), confirmée par *Barral, Arthus,* en 1891, et *Hédon* (1893) ;

Inulase (*Green*) ; **Glucase** (*Cuisinier*) ;

Thréalase (*Bourquelot, Gley,* 1893) ;

Diastase uréopoiétique (*Ch. Richet,* 1894), étudiée, aussi, par MM. *Chassevant, Lœvi, Otto,* en 1897-98 ;

Gaulthérase (*Bourquelot,* 1895) ;

Lipase (*Hanriot,* 1896), antérieurement entrevue par *Cl. Bernard,* et, beaucoup plus tard, par MM. *Green* (1887), *Arloing* (décembre 1889), *Siegmund* (1890), et étudiée, depuis M. *Hanriot,* par MM. *Camus, Leclerc, Gérard, Achard* ;

Amylo-Maltase (*Laborde,* 1897) ; **Takadiastase** (*Pugliesse,* 1897), etc. ;

Zymase, type des ferments solubles, (*Buchner* et ses élèves, 1897-98-99, etc.) ;

Maltase, diastase qui serait réversive (*Croft-Hill,* 1898, etc.) ;

Echidnase (*Phisalix,* 1899) ;

Diastase de l'Abumen du Caroubier (*Bourquelot* et *Herissey,* 1899).

Ces diastases auraient la propriété d'introduire, entre les molécules constituantes d'une molécule complexe, des molécules de H^2O qui s'y combinent et les font éclater, pour ainsi dire, en leurs parties constituantes.

§ 2. — Diastases Hydrogénantes

L'**Hydrogénase** ou **Philothion** est le type de cette classe de ferments. Elle a été isolée et étudiée par M. *de Rey-Pailhade* (1891 à 1899), puis, par MM. *Lépinois* (1899), *Reynaud* et *Olmer* (1899).

Très répandu dans les cellules animales et végétales anaérobies et réductrices, ce genre de substances avait déjà été entrevu par MM. *Hoppe-Seyler, Berthelot, A. Gautier*, etc., depuis longtemps.

L'**Hydrogénase** dégagerait, d'elle-même ou de substances voisines, l'*Hydrogène* qui s'y trouve faiblement combiné, pour le fixer, dans un état *actif* (*naissant*), sur d'autres substances qui en sont plus avides.

§ 3. — Diastases Oxygénantes ou Oxydantes directes.

Aperçues et étudiées par *M. Traube,* depuis 1856, puis, successivement, par *Schœnbein, Hoppe-Seyler, Schmiedeberg, Hikorokuro Yoshida* surtout (1883), ces substances ont été caractérisées, comme *Diastases,* et isolées, par *Jacquet* et par *Jacobson,* en 1892, puis enfin, bien démontrées et définies, par M. *G. Bertrand* (**Laccase**, juin 1894, **Tyrosinase**, 1896) qui, dans la suite, les a retrouvées plus ou moins actives, soit seul, soit en collaboration avec M. *Bourquelot*, dans tous les tissus vivants examinés (1895 à 1899).

L'étude de cette classe de *Diastases* a été, à partir des recherches de M. *Bertrand*, sans cesse élargie et approfondie, surtout par MM. *Rohmann*, *Spitzer*, *Dœbner*, en 1896 ; *Abelous* et *Biarnès* (**Salicylase**, etc., 1895 à 1899) ; *Carnot*, *Hugounencq* et *Paviot*, *Girard*, etc., en 1896 ; *Portier* (1897-98) ; *Gouirand*, *Martinaud*, etc., en 1897 ; *de Rey-Pailhade* (1897 à 99) ; *Bouffard* et *Sémichon*, *Lépinois*, *Bourquelot* et *Herissey*, en 1898 ; *Carrière*, *Phisalix*, en 1899.

Ce genre de *Diastases* possède la remarquable propriété d'attirer et de se combiner faiblement à l'*Oxygène libre*, puis de le dégager, à l'état *actif* (*naissant*), pour le fixer sur d'autres substances qui en sont plus avides et qui sont, ainsi, *oxydées directement*.

§4.—Diastases Oxygénantes ou Oxydantes indirectes.

Déjà entrevues par *Traube*, *Schœnbein*, depuis longtemps, ces substances ont été caractérisées, comme

Diastases, successivement, par MM. *Jacobson* (1892), *Bourquelot* (1897) ; *Linossier* (**Peroxydase**, 1898), *Lépinois* (1898-99) ; *Abelous*, *Carrière*, en 1899.

Ces substances attirent l'*Oxygène* plus ou moins faiblement *combiné* aux substances voisines. Elles semblent se l'approprier faiblement. Puis, elles le dégagent, à l'*état naissant* (*actif*), pour le fixer sur d'autres substances voisines qui en sont plus avides et sont, ainsi, *oxydées*.

§ 5. — Diastases Coagulantes

Ces substances ont été considérées, par certains expérimentateurs, comme étant de véritables *moyens de défense* de l'organisme. On n'en connait, encore, que quelques-unes. Telles sont :

La **Leuconucléine** (*Lilienfeld*, 1892-95) ;

La **Plasmase** ou **Fibrinase** (*Pechelharing*, 1892-1895), *Arthus* et *Pagès* (1893), *Delezenne* (1897-98-99) ;

La **Vésiculase** (*i*) et la **Vésiculase** (*e*) (*Camus* et *Gley*, 1896 à 1899) ; **Coaguline** (*Danysz*, 1899).

§ 6. — Diastases Agglutinantes

Comme les *Diastases coagulantes*, les *Diastases ag-*

glutinantes ou **Agglutinines** ont été considérées comme des moyens de défense.

Cela résulte des travaux des expérimentateurs énumérés ci-après : *J. Bordet, Metchnikoff* (1895 à 99) ; **Vésiculases** *i* et *e* (*Camus* et *Gley*, 1896 à 1899) ; *Gruber, Durham* (96) ; *Widal* et *Sicard* (1897 à 1899) ; *Krause, van de Velde, E. Malvoz,* en 1897 ; *Danisz* (**Agglutinine**), *Sabrazès* et *Brengues, Mongour* et *Buard,* en 1899.

§ 7. — Diastases Anticoagulantes

Ces substances s'opposent à la coagulation des matières coagulables sous l'action des diastases coagulantes.

Elles sont ou paraissent être des *Diastases,* ainsi que le démontrent ou tendent à le démontrer les recherches des expérimentateurs énumérés ci-dessous :

Ces substances sont :

La **Cytoglobine** (1890) ;

L'**Histone** *de Kossel* (*Lilienfeld,* 1892) ;

Les **Colloïdes synthétiques** de *Grimaux* (*Halliburton* et *Peckelharing,* 1892 à 1895) ;

La **Thrombase** (*Delezenne,* 1896 à 1899) ;

L'**Antiplasmase** (*Camus,* 1897) ;

La **Pectinase** (*Bourquelot*, 1899).

Il résulte, aussi, des expériences des investigateurs ci-après désignés, que ces substances sont ou paraissent être des *Diastases* : *Grosjean* (1890) ; *Contejean*, *Gley* et *Pachon*, *Starling* (1895) ; *Athanasiu* et *Carvallo* (1896 à 1897) ; *Dastre* et *Floresco* (1896 à 1898).

§ 8. — Diastases décoagulantes ou dissolvantes

Elles sont généralement connues sous le nom d'**Alexines** (*lysines*, *substances bactéricides*, etc.).

Tous les travaux des auteurs énumérés ci-dessous démontrent ou tendent à démontrer que ces différentes substances sont des *Diastases* d'origine leucocytaire.

Tels sont : *Buchner*, l'auteur des **Alexines** (1889 à 1894, etc.) ; *Pfeiffer* (1894) ; *Metchnikoff* (1895 à 1899) ; *Bordet* (1895 à 1898) ; *Freund* (1895) ; *Jacob*, *Lowit*, *Schattenfroh*, *Bail* (**Leucocidine**), de 1897 à 1899 ; *Danisz* (1899).

Il en est de même des recherches de *Erlich*, *Morgenroth*, *Landsteiner*, etc.

Ces substances possèdent la très curieuse propriété de ramollir, de fragmenter et de dissoudre, les microbes, après les avoir tués et rattatinés, ainsi que certaines substances déjà coagulées.

§ 9. — Diastases immunisantes ou vaccinantes

Béhring a découvert que l'inoculation de certains microbes pathogènes ou de leurs toxines fait apparaître, dans le sang de l'animal inoculé, des substances chimiques capables d'atténuer ou de détruire ces microbes et de constituer, ainsi, des moyens de défense pour l'organisme animal.

Depuis, les recherches d'*Ogata* (1890), celles de *Béclère*, *Chambon* et *Ménard*, sur le **Principe vaccinant** contre la variole (1899), de même que celles de *Georghiewsky* sur le **Principe immunisant** (1899), etc., ont tendu à démontrer, nettement, que ces différentes substances sont bien réellement des *Diastases*.

§ 10. — Diastases microbiennes hypertoxiques

La plupart des *Toxines microbiennes*, sinon toutes, ont été considérées, par ceux qui les ont le mieux étudiées, comme des *Diastases*. Telles sont, par exemple, les toxines suivantes :

Toxine du Hog-choléra (*Sélander*, 1890) ;

Poison tétanique (*Weil* et *Kitasato, Knud Faber,*

Tizzoni et *Cattani, Vaillard* et *Vincent* (1890), et surtout, *J. Courmont* et *Doyon* (1893) ;

Toxine du streptocoque de l'Erysipèle (*Roger*, 1891) ;

Poison diphthérique (*Sidney, Martin*, 1892) ;

Tuberculine (*Koch*, 1891) ;

Malléïne et **Pneumo-bacilline** (*Arloing*, 1893) ;

Les **Poisons microbiens** en général (*Buchner, Utchinsky*, 1893) ;

Toxine du gonocoque (*de Christmas*, 1897) ;

Toxine typhoïde (*Chantemesse*, 1897) ;

Sarcocystine (*Laveran* et *Mesnil*, 1899).

Tous ces auteurs sont plus ou moins affirmatifs.

Il en est, à peu près, de même pour les auteurs suivants : *Metchnikoff, Roux* et *Taurelli-Salimboni* (**Toxine du Choléra** (1896) ; *Roux* et *Botzarof* (**Toxine pesteuse**) ; *Enriquez* et *Hallion* (**Poison Diphthérique**, 1894).

Enfin, on peut rapprocher de ces différents travaux, ceux de *Morat* (1895), *Nageotte* et *Ettinger* (1898), sur les *lésions cytologiques* du névraxe, ainsi que ceux de *Madsen*, sur la constitution du poison diphtérique (1899).

Quelques expérimentateurs, il est vrai, tendent plutôt à considérer certaines de ces toxines :

Soit, comme des **Albumoses** : *poison diphtérique* (*Brièger* et *Fraenkel*, 1890) ; *Poison charbonneux*, (*Hankin* et *Westbrook* (1892), *Marmier* (1895)) ;

Soit, comme une **Globuline** ou une **Toxo-Peptone** : *Poison du choléra* (*Scholl-Petri*, 1890) ;

Soit, enfin, comme une **Nucléo-Albumine** : *poison diphthérique* (*Gamaléia*, 1892).

Mais, on peut objecter que ces *Albumoses*, *Globulines*, *Toxo-Peptones* et *Nucléo-Albumines* ont, elles-mêmes, été considérées comme de *véritables Diastases*, par quelques autres expérimentateurs. Tels sont : MM. *Abelous* et *Biarnès* (**Globuline oxydante** ou **Salicylase,** 1897), *Halliburton* (**Plasmase** qui serait une *globuline* spéciale).

Enfin, M. *Lilienfeld* (1894-95) et quelques autres expérimentateurs sont plutôt portés à considérer les **Alexines** comme des **Prodiastases** dont la **Leuco-Nucléine** serait un remarquable exemple.

§ 11. — Diastases types antitoxiques

Il existe un certain nombre de *Diastases types*, dont la nature diastasique est évidente et admise par tous, telles que la **Pepsine**, la **Trypsine**, etc., qui sont manifestement capables d'atténuer, de disloquer et de détruire les molécules des toxines les plus vénéneuses.

Cela résulte des recherches de MM. *Gamaléia* (1892), *Metchnikoff*, *Charrin* et *Lefèvre* (1896-98), *Nencki, Sieber*, *Schoumow-Simanowsky* (1896), *C. Wehrmann* (novembre 1897), *Charrin* et *Levaditi* (1899), etc., sur le **Poison diphthérique**, ainsi que des recherches de MM. *Carrière* (1898-99), *Tchistovitch* (1899), sur le principe vénéneux des venins ophidiens, et, aussi, de celles de M. *Phisalix* (1899), sur la destruction de l'**Echidno-toxine** par l'**Echidnase**.

Il peut donc exister des *Diastases antivénéneuses* et *antitoxiques*.

§ 12. — Diastases toxiques des venins d'ophidiens

Les recherches expérimentales de MM. *Calmette* (1892-97), sur le venin du *Naja tripudians*, du *Cobra Capello*, de même que celles de M. *Nowak* (1898), sur les venins d'autres ophidiens et des *Scorpions* tendaient, déjà, à attribuer leur toxicité à des *Diastases*.

Les recherches plus récentes faites par M. *C. Wehrmann* (1898), dans la même direction, paraissent l'avoir établi solidement.

§ 13. — Diastases types qui sont toxiques

Langerhans (1891), *Hlava* (1896), *Dettmart*, *Lev*, ont étudié, successivement, et démontré la toxicité de la **Trypsine**.

Cette toxicité a été confirmée, de nouveau, dans ces derniers temps (mars 1900), par MM. *Charrin* et *Levaditi*.

A ces recherches, il faut joindre celles exécutées dans le même sens, en 1897, par MM. *Dastre* et *Floresco*, sur le **Lab-Ferment**, le **Fibrine-Ferment**, l'**Invertine** et la **Trypsine** elle-même.

Toutes ces *Diastases*, notoirement reconnues comme telles, sont plus ou moins toxiques.

§ 14. — Diastases Pyrétogènes

Toutes les toxines microbiennes expérimentées, jusqu'ici, exercent une action plus ou moins forte sur la thermogénèse. Presque toutes déterminent une élévation de la température et les autres symptômes caractéristiques de la fièvre, à des degrés variés.

L'hyperthermie oscille entre 3° et 4°.

Cela résulte des recherches faites, par les expérimentateurs cités dans le paragraphe 10, sur le **Poison diphthérique**, la **Tuberculine**, le **Poison tétanique**, la **Malléïne**, la **Pneumo-Bacilline**, la **Toxine typhoïde**, les **Toxines du Streptocoque de l'érysipèle** et du **Gonocoque**, les **Toxines Leucocytaires** (*Pillon* 1896), etc. etc.

§ 15. — Diastases Kryogènes ou Rigogènes

Dans ses recherches sur la toxicité des urines de cholériques, M. le professeur *Ch. Bouchard* y avait déjà signalé l'existence d'une substance possédant la propriété d'abaisser fortement la température des animaux auxquels on l'injectait. M. *Bouchard* incrimina, naturellement, le **Poison cholérique**.

Plus tard, en 1889, je rencontrai, aussi, dans des extraits putrides des matières qui possédaient la même propriété (Communication à l'Académie de médecine de Paris, séance du 12 février 1889. Voir la *Gazette des Hôpitaux* du 14 février 1899 : « *Pyrétogénine et Frigorigénine.* »).

Depuis, on a découvert deux *nouvelles toxines* qui, à dose infime, déterminent des abaissements de la température pouvant aller jusqu'à 5° à 6°.

Telles sont la **Toxine cholérique** sécrétée par le

microbe du choléra et la **Sarcocystine** découverte, en 1899, par MM. *Laveran* et *Mesnil*. Ces substances présentent un certain nombre des propriétés générales des diastases.

Peut-être, conviendrait-il de désigner ces remarquables substances sous un nom spécial, tel que **Rigogène** (de ῥῖγος, froid, et γεννάω, j'engendre) ou **Kryogène** (de κρῦος, froid, et γεννάω, j'engendre).

Ces substances ne doivent pas être seules, et celles que l'on découvrira, sans doute, dans la suite, viendraient se ranger sous l'une ou l'autre de ces dénominations.

§ 16. — Principes actifs diastasiques des organes animaux

Les testicules, les ovaires, les capsules surrénales, le thymus, les centres nerveux, le foie, les poumons, le pancréas, la rate, etc., etc., ont donné des extraits qui contiennent des substances chimiques très actives. Ces substances engendrent, souvent, dans l'organisme où on les introduit, par injection sous-cutanée, des modifications bienfaisantes qui portent les médecins praticiens à s'en servir, comme *agents thérapeutiques.*

La *nature diastasique* de ces substances paraît ressortir nettement des nombreuses recherches expérimentales de MM. *Brown-Séquard* et d'*Arsonval* (1892, etc), les inaugurateurs de ce genre d'études (1887) : *Cybulski, Oliver* et *Schäfer, Gluzinski, Haskovec,* en 1895-96 ; *Langlois, Svehla,* en 1896 ; *Livon, Gley* et *Langlois,* en 1898-99 ; *Guinard* et *Martin, Gauducheau, Bordier, Frenkel,* en 1899 ; etc. etc.

On peut encore rapprocher, des *substances diastasiques* contenues dans ces extraits d'organes vivants, les *Toxines,* également *diastasiques,* signalées dans l'*urine d'urémique* (*Charrin,* 1890) et dans l'*urine normale* (*Roger,* 1894), l'urine pouvant être considérée, jusqu'à un certain point, comme une sorte d'extrait d'organes vivants.

CHAPITRE III

TRAVAUX SUR LES PROPRIÉTÉS DES DIASTASES

§ 1. — Spécificité des Diastases

Une diastase donnée ne serait point apte à décomposer une molécule quelconque prise dans une même famille de molécules, bien qu'elle décompose rapidement l'une de ces molécules.

De même qu'il faut une *clef spéciale* pour ouvrir une serrure donnée, ainsi il faudrait une *Diastase spéciale*, c'est-à-dire *spécifique*, pour ouvrir ou décomposer, en ces molécules constituantes, une molécule composée donnée.

Chaque molécule décomposable aurait, ainsi, sa *Diastase*.

C'est ce qui paraît ressortir des recherches de MM. : *E. Fischer* (1894-95), sur les sucres ; *Duclaux* (1883-99) ; *Pfeiffer* (1894), *Gruber* et *Durham* (86), *Krause* (1897), *Metchnikoff*, etc, sur les **Alexines** (*Aggluti-*

nines, Lysines, Immunisines, Bactéricines) ; *Bourquelot* (1896), *Abelous* et *Biarnès* (1898), etc.

§ 2. — Vaccination et Sérothérapie

Les études de ce genre ont surtout porté :

Sur le renforcement ou la création des moyens de défense (*bactéricides* et *antitoxiques*) des leucocytes, des éléments cellulaires en général, des humeurs, du sérum sanguin, principalement ;

Sur la coaguabilité du sang, l'agglutinabilité du sérum sanguin, l'hématolyse, la leucocytolyse, la tension sanguine ;

Sur la dynamogénie et la nutrition, les sécrétions rénales et intestinales ;

Sur les modifications cytologiques du névraxe, du foie, de la muqueuse intestinale, de la rate ;

Sur les puissances lypasique et glycolytique du sang, etc, etc.

Ces multiples recherches expérimentales ont été exécutées par la plupart des expérimentateurs cités précédemment, et, elles ont conduit ces expérimentateurs et les praticiens à établir deux grandes méthodes thérapeutiques : la *Vaccination* et la *Sérothérapie*.

On sait que l'on attribue, généralement, ou que

l'on tend à attribuer, les *propriétés thérapeutiques, prophylactiques* ou *vaccinantes* des *Sérums* aux *Diastases* ou aux *Substances diastasiques* qu'ils contiennent.

§ 3. — Multiplicité et Variabilité des propriétés diastasiques d'une Diastase. Unicité de la Diastase

Si il existe un certain nombre de faits qui autorisent à penser que l'action des *Diastases* est *spécifique,* comme l'indique le premier paragraphe de ce chapitre, il existe, aussi, un nombre de faits encore plus grand qui autorisent à admettre le contraire, au moins, dans une large mesure.

Beaucoup de recherches expérimentales tendent à démontrer, en effet, qu'*une même Diastase*, la *même, en apparence,* il est vrai, peut accomplir, les *mêmes travaux* de décomposition moléculaire qui semblent devoir exiger les *actions successives* de toute *une série de Diastases différentes.*

Ainsi, parmi les **Diastases hydrolysantes**, on connaît actuellement 7 à 8 Diastases, au moins, qui sont capables d'accomplir les multiples travaux de ce genre.

Telles sont :

L'**Amylase** qui transforme l'*amidon en maltose* (*Ling*, 1898) ;

La **Diastase de l'Amylomyces Rouxii** qui transforme l'*amidon en alcool* (*Calmette* 1892) ;

La **Cytase** qui transforme la *Cellulose en glycose* (*Brown* et *Morris*, 1890) ;

L'**Amylo-Maltase** qui transforme l'*amidon en glycose* (*J. Laborde*, 1897) ;

La **Zymase**, *le type des Ferments solubles*, qui transforme le *sucre* (saccharose) en *alcool* et en *acide carbonique*, etc. (*Buchner*, 1897-98, etc.) et qui, de plus, décompose la *caséine*, jusqu'à la *leucine* et à la *tyrosine* (*Boullanger*, 1896 ; *Hahn* et *Geret*, 1898) ;

La **Glucase** qui possède les mêmes propriétés, à peu près, que la **Cytase** (*Cuisinier*) ;

L'**Emulsine** qui décompose une foule de *glucosides très différents* ;

Enfin, on connait une **Maltase** qui, alternativement, dissocie la molécule de maltose en molécules de glycose, et associe, ensuite, les molécules de glycose en une molécule de maltose (*Croft Hill*, 1897-98), etc.

Si la singulière propriété de cette **Maltase** est bien réelle, nous aurions là, la première *Diastase réversible*.

Ce fait serait de la plus haute importance. Cela saute aux yeux, comme on dit vulgairement.

Pour être juste, je dois faire remarquer que les partisans de la *spécificité* des diastases cherchent à expliquer ces actions multiples et variées d'une *même Diastase*, en avançant que cette diastase n'est point *Une*, mais, au contraire, un *mélange de Diastases* ayant des propriétés variées.

§ 4. — Les propriétés et l'énergie diastasiques sont fonctions du Milieu.

Un grand nombre d'expérimentateurs se sont attachés à démontrer que la *variabilité* et l'*intensité* des propriétés diastasiques dépendent, surtout, des actions, isolées ou simultanées, exercées sur les diastases, par les *agents modificateurs physiques, chimiques* ou *nerveux,* etc., qui constituent ou contribuent à constituer les *milieux* respectifs, dans lesquels naissent ou agissent ces diastases.

Suivant leur *qualité,* leur *quantité* ou leur *concours,* ces agents modificateurs peuvent être *excitateurs, inhibiteurs* ou *destructeurs* des propriétés des diastases.

Parmi les expérimentateurs qui se sont consacrés à ces différents genres de recherches, avec le plus de soins ou d'ingéniosité, je citerai, surtout, ceux qui sont énumérés ci-après, suivant les catégories d'agents modificateurs étudiés.

A. — Agents modificateurs physiques.

1° **Chaleur**. — *Fernbach* (**Sucrase**, 1889) ; *Lorcher* (**Présure**, 1890) ; *Szilagyi* (1891), *Osborne* (1895) : **Amylase** ; *G. Bertrand* (1894), *Abelous* et *Biarnès* (1897) : **Oxydases** ;

Knud Faber (1890), *Vaillard* et *Vincent* (1891) : **Toxine tétanique** ; *Phisalix* (1894) *Calmette*, (1894) : **Venins d'ophidiens** ; *Miquel* (1897, etc.) : **Uréase**.

On pourrait ajouter, à cette liste, celle de tous les auteurs qui ont entrepris des recherches expérimentales sur les diastases. Tous ont, en effet, étudié, plus ou moins méthodiquement, l'action de la chaleur sur les propriétés des diastases.

2° **Lumière**. — *Fernbach* (**Sucrase**, 1890) ; *Green* (**Amylase**, 1897) ; *Phisalix* (**Venin d'ophidien**) ; etc.

3° **Electricité**. — *A. Smirnow* (1895), *S. Kruger* (1895), d'*Arsonval* et *Charrin* (1896) : **Toxine diphtérique** ; *Phisalix* (1896), *Marmier* (1896 : **Venins des ophidiens**.

4° Chauffage combiné à la variation de la dilution de la Diatase. — *Biernacki* : diastase en général ; *Puglièsse* (**Takadiastase,** 1897).

La diminution de la résistance des propriétés diastasiques due à la dilution de la diatase est à rapprocher de l'augmentation de la résistance de cette même diastase obtenue par la dessication. Ce rapprochement est vraiment instructif.

B. — Agents modificateurs chimiques.

1° Produits de dédoublement engendrés par la Diastase elle-même. — *Lindet* (1889), *Tammann* (1892), se sont spécialement attachés à l'étude de cette question. Il résulte des études de ce genre que ces produits, sont, tous, *affaiblissants, suspenseurs* ou *destructeurs*, des propriétés diastasiques.

2° Acides minéraux ou organiques, bases, alcools, éthers, anesthésiques, sels métalliques, alcalins ou alcalino-terreux, alcaloïdes, ozone, etc., etc. L'étude des actions modificatrices de ces différents agents chimiques a porté, principalement, sur les diastases ci-après :

Plasmase : *Arthus* et *Pagès* (1890-93), *Peckelharing* (1892-95), *Soxlet* (1893), *Dastre* et *Floresco* (1895-

97), *Lilienfeld* (1895), *Hammarsten* (1896), *Soldner* (1898), etc.

Amylase : *Dubourg* (1889, *S. Jentys* (1892), *Schierbach* (1895), *Pottevin* (1898). etc. ;

Sucrase : *Fernbach* (1889), *O. Sullivan* et *Tompson* (1890), *Linossier* (1899), etc.

Présure, Pepsine, Trypsine : *Wroblewski* (1895), *Lorcher* (1897), *Freudenreich* (1897), *Camus* et *Gley* (1897), *J. Laborde* (1899), *Linossier* (1899), etc.

Oxydase : *Abelous* et *Biarnès* (1897), *Bourquelot* (1897), etc.

Pectase : *G. Bertrand* et *Mallevre* (1895), *Bourquelot* (1899), etc.

Lysines, Agglutinines, Coagulines : *Danisz* (1899), etc.

C. — Agents modificateurs nerveux.

Ce genre de recherches qui est, cependant, fort intéressant, a été ou paraît avoir été peu cultivé. Ceux qui s'en sont occupés ont recherché plus spécialement quels sont les modifications subies par les diastases du tube digestif, soit sous l'action réflexe de l'irritation de la muqueuse gastro-intestinale par les différents aliments ou d'autres agents excitants, soit sous l'action d'une influence morale, etc.

Les recherches de M. *Pavlof* et Mme *Schoumof-*

Simanowski (1890), *Lobanof* (1897), etc., tendent à démontrer que l'action modificatrice de ces différents agents nerveux est considérable et que, *à chaque espèce d'irritation, correspond une variété de Diastase.*

D. — Agents modificateurs alimentaires.

Ce genre d'agents modificateurs joue un très grand rôle sur l'élaboration des *Diastases* par les cellules. Ce rôle varie avec la composition chimique des aliments. C'est là un fait capital.

L'étude de ces actions modificatrices, déjà ébauchée, autrefois, par *Schiff*, etc, a été faite, soit sur l'animal vivant, soit sur des micro-organismes divers placés dans des *milieux de cultures*, c'est-à-dire, des *milieux alimentaires* variés.

Parmi les expérimentateurs qui se sont le plus occupés de ce genre d'études, il convient de citer, tout particulièrement :

MM. *Duclaux* (de 1883 à ces derniers temps) ; *Fernbach* (action de la peptone sur la levure 1889-90) ; *O. Sullivan* et *Tompson* (action de la privation d'aliments et de l'*Aütophagie* sur la levure, 1890) (1) ;

(1) Il résulte des recherches de ces deux savants expérimentateurs que l'*Autophagie* force les cellules de levures qui

Pavlof et Mme *Schoumof-Simanowski* (1890), *Vassilief* (1894), *Jablousky* (1895) (action des différents aliments sur les diastases digestives, etc).

Il ressort de ces recherches, que la variation de la *Nature* des aliments exerce une grande influence, non seulement sur la *quantité* et l'*énergie chimique* des diastases, mais aussi sur la *spécificité* de ces diastases.

E. — Agents modificateurs divers.

Des modifications engendrées par les agents modificateurs énumérés ci-dessus, on peut rapprocher les suivantes qui présentent, avec les précédentes, les analogies les plus frappantes, malgré l'obscurité qui règne, encore, sur leur nature.

MM. *Frankel* et *Sobernheim* ont découvert, que la substance connue sous le nom d'**Immunisine** possède la singulière propriété d'*exalter* la **Lysine vaccinante** qui serait de *nature diastasique*.

D'autre part, MM. *Arloing* et *Cornevin* ont découvert

y sont soumises à sécréter une *Diastase* spéciale dont l'*énergie chimique* est sensiblement plus forte que celle de la *Diastase* sécrétée dans les conditions nutritives normales.

C'est là un *fait* que j'ai constaté, moi-même, il y a déjà 12 à 15 ans et que j'ai publié, en y insistant spécialement, dans mes *Mémoires de 1889*. Prière de se reporter à la page 158.

vert que l'addition d'une petite quantité d'*acide lactique,* à une certaine quantité du *virus atténué* de charbon symptômatique, non seulement, *supprime* son *atténuation artificielle*, mais encore, *exalte* la virulence primitive de ce virus.

Enfin, M. *H. Roger* a publié, en 1890, que l'injection d'une solution de **Papaïne**, pepsine végétale retirée du *carica papaia* (papayées), dans l'organisme d'un animal *vacciné* contre le charbon symptômatique ou contre le pneumocoque et ayant acquis, ainsi, une immunité éprouvée, *abolit cette immunité.*

Le même expérimentateur, a publié aussi, à la même époque, que l'abolition de l'immunité artificielle contre le charbon symptômatique est, encore, déterminée par des *substances diastasiques* sécrétées par les *bacillus prodigiosus* et *staphylococus.*

§ 5. — Rôle du Squelette minéral dans la Molécule de Diastase

Les conditions et les processus chimiques qui constituent le mécanisme intime de la propriété de l'action et de l'énergie diastasiques, sont restés, longtemps, comme des mystères qui semblaient devoir défier la curiosité et la perspicacité des investigateurs les plus hardis

Mais, les mystères les plus impénétrables, en apparence, finissent, toujours, par tenter quelques courageux expérimentateurs qui, après beaucoup d'efforts ingénieux et persévérants, arrivent à jeter une lumière plus ou moins vive dans les ténèbres de l'inconnu.

C'est là, ce qui se serait heureusement produit, pour MM. *G. Bertrand*, d'une part, de 1894 à 1897, et *J. Gaube*, d'autre part, en 1897. pour les conditions chimiques structurales, c'est-à-dire, *statiques*, qui engendrent les propriétés et l'énergie des propriétés chimiques des *Diastases*.

Le premier de ces deux expérimentateurs s'est attaché, en effet, à démontrer que la présence du *Manganèse* dans le *Squelette minéral* de la molécule d'oxydase est la condition chimique capitale de sa propriété oxygénante ou oxydante et que son énergie oxydante est, jusqu'à un certain point, fonction de la *quantité* de manganèse qui se trouve contenu dans ce squelette minéral.

Le second, M. *J. Gaube*, généralisant ce fait, soutient que la propriété et l'énergie d'une diastase quelconque sont également fonction de son squelette minéral et de sa *dominante saline*.

Il y a, là, une voie d'investigation nouvelle qui parait devoir être très féconde pour la science. Espérons qu'elle sera explorée et fouillée comme il convient.

§ 6. — Rôle de la Dessication dans la résistance des propriétés diastasiques

On savait déjà, depuis longtemps, que la **Trypsine**, la **Pepsine** et d'autres diastases, convenablement desséchées, pouvaient supporter une température de 110°, sans perdre leurs propriétés, et qu'il suffisait de chauffer, à 70° ou 80°, ces mêmes diastases, en solution aqueuse, pour abolir leurs propriétés.

Ce genre de recherches a été repris et étendu dans ces dernères années. Il a été démontré que les *Diastases desséchées* pouvaient résister à des températures sensiblement plus élevées, sans être affaiblies.

Ainsi, les *Diastases désséchées*, énumérées ci-après, résisteraient :

La **Pepsine**, à 160°, pendant 3 à 4 heures (*Salkovski*);

La **Présure**, à 138°, pendant 1/4 d'heure (*Camus* et *Gley*, 1897) ;

La **Vésiculase**, **l'Antiplasmase**, les *substances dias-*

siques anti-venimeuses et *antidiphtérique*, à 140° (*Camus 1898*).

On peut encore rapprocher de ces faits ceux du même ordre que MM. *Arthus* et *Pagès* (1890), *Dastre* et *Floresco* (1898), ont publiés concernant les *plasmas*, ainsi que celui de M. *de Rey-Pailhade* (1899) relatif à l'**Hydrogénase**.

§ 7. — Rôle de l'Hydratation et de la Dilution dans la résistance des propriétés diastasiques

Si la dessication est une condition qui permet de faire subir, aux *Diastases*, des températures relativement très hautes, sans affaiblir leurs propriétés, inversement, la simple *hydratation* et, surtout, la *solution* et la *dilution* de ces mêmes *Diastases*, permettent d'affaiblir, plus ou moins, et même de détruire, rapidement, suivant le degré de la température, leurs propriétés diastasiques.

L'affaiblissement ou la destruction seraient d'autant plus grands et plus rapides que la solution serait plus *diluée*, c'est-à-dire, en définitive, que la diastase serait plus *dissociée*.

Ces faits résultent des recherches de MM. *Bier-*

nacki, sur les diastases en général, et *Pugliesse* (1897), sur la **Takadiastase.**

§ 8. — Exothermie et Endothermie déterminées par l'Action des Diastases

On sait que toute action chimique s'accomplit avec dégagement ou absorption de chaleur. Ce sont, là, des faits qui ont été bien mis en évidence, tout particulièrement, par les belles recherches de M. *Berthelot* qui en a fait la base de son « *Essai de mécanique chimique fondée sur la Thermochimie* ».

On pouvait penser, à *priori*, qu'il devait en être de même, pour l'action des *Diastases*. Or, les recherches expérimentales exécutées par MM. *Brwon, Pichering, Croft Hill, Buchner*, en 1897-1898, de même que celles, encore plus convaincantes, publiées par M. *Dubois*, en 1899, tendent à démontrer, clairement, qu'il en est bien ainsi.

Il semble même se dégager, de ces recherches, qu'il existe des *Diastases* qui sont spécialement *exothermiques*, d'autres qui sont plus spécialement *endothermiques*, d'autres, enfin, qui sont, alternativement, *endothermiques* et *exothermiques*.

§ 9 — Mesure du travail des Diastases

Si la première règle de la *Méthode* qui régit la *Science expérimentale* prescrit de démontrer les *relations constantes* qui existent entre un phénomène et ses conditions déterminantes, c'est-à-dire, de démontrer le *déterminisme* de ce phénomène, comme aurait dit *Cl. Bernard*, la seconde règle de cette *Méthode* ordonne de *mesurer* les variations du phénomène en fonction des variations de ses conditions.

Ce genre de travaux constitue l'*essence même de la vraie Science*, c'est-à-dire, de la *Science parfaite* qui, dans aucun cas, ne peut-être édifiée sans lui.

La *Science* tend, ainsi, à passer de l'*état concret* à l'*état abstrait* et à s'imprégner des attributs mathématiques qui, seuls, caractérisent la dernière étape du *Progrès scientifique*.

Mais, il va sans dire que, même dans cette *dernière étape*, il y a, encore, une immense *échelle de degrés mathématiques* tendue vers la *Science absolue*.

L'étude des diastases devait donc subir la loi commune à tout genre de recherches. Mais, pour essayer de lui donner ce caractère scientifique définitif, il fallait, tout d'abord, imaginer des *Méthodes de mesures* sûres, précises, et assez pratiques.

C'est vers ce but qu'ont tendu les efforts d'un grand nombre d'expérimentateurs. Parmi eux, je citerai, surtout, MM. *Duclaux*, *Fernbach*, *O. Sullivan* et *Tompson* (1873), *Courant*, *Grünhagen* (peptone 1871), *Ferni*, *Mette*, *Grutzner* (peptone, 1873), *Wroblewski* *Hanriot* et *Camus*, *Widal* et *Sicard*, *Rohmann* et *Spilzer*, *Floresco*, *Bourquelot*, *E. Fischer*, *Gehrig*, *J. Laborde*, *Linossier*, *Ehrlich*, *Madsen*, etc.

Chacun de ces auteurs s'est efforcé de perfectionner les méthodes de mesures déjà existantes ou d'en imaginer de nouvelles. Leurs études ont porté, surtout, sur la **Sucrase**, la **Cytase**, la **Peptone**, la **Trypsine**, les **Lypases**, les **Oxydases**, les **Hydrogénases** et diverses **Toxines** ayant les propriétés générales des *Diastases*.

Il ressort, nettement, de ce genre de recherches, qu'une *Diastase* donnée est loin d'être toujours identique à elle-même. Même placée dans des conditions sinon absolument identiques, du moins toujours très voisine d'un *état mésologique* pris comme type invariable, leur *énergie diastasique* et, conséquemment, leur travail chimique, varie dans des proportions plus ou moins étendues.

Ces recherches indiquent, aussi, que les *Diastases* d'un même type représentent, chacune, une *espèce*, et que l'ensemble de ces espèces constituent une *famille*.

§ 10 — Théories du mécanisme des actions diastasiques

Théorie positive et Science pure

De tous les problèmes qui se posent devant l'esprit de l'homme de science, il n'en est point, assurément, de plus délicats, de plus difficiles à aborder et à résoudre que ceux qui sont relatifs aux *mécanismes intimes* qui engendrent les phénomènes, quel que soit, du reste, l'ordre auquel appartiennent ces phénomènes.

L'esprit le plus entreprenant et le plus audacieux, le plus sagace et le plus persévérant, se trouve souvent arrêté, dès le début, et presque toujours, sinon toujours, réduit, après une longue série d'efforts, à ébaucher, simplement, ou à édifier, plus ou moins grandement, une *Théorie* qui est souvent fragile et toujours trop limitée ou trop générale.

Faire une *Théorie positive*, fidèle et complète, de la *succession* et de l'*enchaînement* des phénomènes et des êtres, une *Théorie* qui soit absolument conforme à la *réalité objective*, tel est, en vérité, l'idéal le plus noble et le plus grandiose qui puisse attirer, et soutenir, dans ses dures épreuves, l'esprit le plus robuste, le plus scientifique et le plus ambitieux.

S'il parvenait à faire, complètement, la conquête d'une telle *Théorie*, il posséderait la *Science la plus parfaite*; la seule et *vraie Science*. Il posséderait la *pure Vérité*.

Mais, hélas ! malgré tous ses efforts et même tout son génie, quand il en a, il est toujours plus ou moins loin de ce grand *Idéal* ! Il faut bien se garder de se faire illusion sur ce point. Ce sera sage.

Cependant, empressons-nous d'ajouter, pour soutenir notre courage, nous exciter et rendre hommage au *Progrès*, que si l'esprit humain est toujours loin de cet idéal, il ne cesse, néanmoins, quoique plus ou moins lentement et non sans oscillation, de s'en approcher. Et cette constatation est réconfortante.

C'est là ce qui s'est passé et se passe, ce qui se passera, sans doute, longtemps, encore, pour les *Ferments* et les *Fermentations*.

Les phénomènes de la fermentation constituent, cela

est bien évident, les *bases même de la vie*, animale ou végétale, normale ou morbide, il est tout naturel que lés biologistes s'acharnent à en découvrir *l'explication positive*.

Déjà, depuis que la *Biologie* est entrée dans la voie expérimentale, vraiment positive, *Berzélius* (1779-1848), *Cagnard-Latour*, *Liébig* (1803-1873), *Pasteur*, *Traube*, *Berthelot*, *Schœnbein*, *Reinke*, *Hoppe-Seyler*, *Schmiedeberg*, *A. Gautier*, *Duclaux*, *Schutzenberger*, *Arloing*, *Roussy*, etc., etc. s'étaient efforcés d'éclaircir le grand mystère de la fermentation et de la vie normale ou morbide.

Depuis, MM. *Deacon*, *Bunge* (1891), *Jacquet* (1892), *de Rey-Pailhade* (1891-98), *G. Bertrand* (1894-97, etc.), *Dastre* (1896), *Bourquelot* (1897), *J. Gaube* (1897), *Croft-Hill* (1897-98, etc.), *Chabrié* (1898), *R. Dubois* (1899), etc., sont encore parvenus à ajouter de nouveaux éclaircissements positifs d'ordres expérimental et logique et à perfectionner les *Théories* déjà plus ou moins ébauchées.

Il résulte, des recherches de ces divers expérimentateurs, que les phénomènes de la fermentation paraissent être engendrés, surtout, par quatre grandes catégories de processus chimiques :

1° *Processus d'hydratation* ;
2° — *de déshydratation* ;
3° — *d'hydrogénation* ;
4° — *d'oxygénation* ou *d'oxydation.*

Si ces différents processus ont été les premiers notés, ce n'est pas une raison suffisante pour croire qu'ils sont les seules causes des fermentations. Il semble probable, en effet, qu'il en existe encore d'autres que l'avenir permettra de mieux mettre en relief ou de découvrir.

§ 11. — La Nature des Diastases. Propriétés stéréométriques et mécaniques de leurs constructions moléculaires

Avec la question de la *Nature des Diastases* le biologiste se trouve encore, là, en présence de l'un des problèmes les plus délicats, les plus difficiles à résoudre et même à étudier.

Jusqu'à ces dernières années, la presque totalité des biologistes, sinon tous les biologistes, ont considéré les *Diastases* comme des *substances chimiques*, agissant sur la matière organique par leurs propriétés chimiques, ici, par *hydratation*, là, par *coagulation* ou par *désyhdratation*; ailleurs, par *oxydation*, ailleurs encore, par *hydrogénation*, etc. Et l'origine, et la nature des propriétés chimiques de la molécule de diastase n'étaient pas ou ne paraissaient pas être, pour les biologistes, différentes de l'origine et de la nature des propriétés chimiques des autres molécules.

Mais, dans ces dernières années, quelques biologistes ont envisagé la question à un autre point de vue. Ils ont comparé, en effet, la propriété diastasique à l'*aimantation* du fer doux, par exemple. Ils ont fait, ainsi, de cette propriété, une *propriété physique*.

Tels sont, MM. *Arthus* (1896), *de Jager*, *Calmette* et *Deléarde* (1896), etc.

On peut rapprocher, de ces vues, celles déjà émises par *Béhring*, *O. Gengou*, etc., sur la nature de l'immunité.

Certes, on pourrait faire de nombreux rapprochements, entre ces vues et la *Théorie de la Polarité* qui, surtout dans le premier tiers de ce siècle, a joui d'un grand prestige, dans le monde savant.

Mais ce n'est point, pour moi, le moment d'entrer dans tous les développements que comporte cette grande question. Ils prendraient une place que je ne puis leur accorder ici. Mais, je me propose de reprendre longuement, ailleurs, cette intéressante question.

Pour le moment, je me bornerai à faire remarquer, simplement, qu'au fond, la *Nature chimique* et la *Na-*

ture physique des propriétés moléculaires se confondent.

Les *propriétés chimiques* sont subordonnées aux *propriétés physiques* des molécules et, évidemment, engendrées par elles.

Ces deux sortes de propriétés sont liées, entre elles, comme les *propriétés physiques* sont liées avec les *propriéiés mécaniques* (statiques, dynamiques et cinétiques) des molécules, comme les *propriétés mécaniques* sont liées aux *propriétés mathématiques* (numériques et géométriques ou *stéréométriques*) de ces mêmes molécules, comme les *propriétés géométriques*, enfin, sont liées, inversement, aux *propriétés mécaniques*.

Les propriétés chimiques sont, ainsi, ramenées, progressivement, aux propriétés mathématiques, numériques et stéréométriques, des molécules.

De là, la nécessité de ramener, en définitive, toutes les propriétés chimiques à la *Stéréométrie moléculaire* dont *Pasteur* a indiqué les premiers principes, dans ses belles recherches sur les acides tartriques, et qui, depuis, a reçu de grands développements, avec les admirables travaux de MM. *J.-H. Van't Hoff* et *Meyerhoffer, Le Bel, Paterno, Rosensthiehl, Wislicenus, von Baeyer, Victor Meyer, E. Fischer, P.-A. Guye, Hantzsch, Werner*, etc.

CHAPITRE IV

ORIGINE DES DIASTASES OU FERMENTS SOLUBLES

---

§ 1. — Ubiquité des Diastases

Une *Diastase* n'est point uniquement sécrétée par une espèce de cellule ou de microorganisme. Loin de là.

Il résulte, en effet, des recherches de MM. *Kaufmann* (1889), *Deny* et *Marbaix* (1890), *Bourquelot* (1893), *Lintner* et *Krober* (1895), *Bourquelot* et *Herissey* (1896), *Boullanger* (1896) ; *Green*, *Miquel*, *Delezenne*, en 1897 ; *Lindner*, *Will*, en 1898, etc. ; qu'une même *Diastase*, telle que la **Présure**, la **Trypsine**, la **Pepsine**, l'**Invertine**, l'**Emulsine**, l'**Amygdaline**, la **Maltase**, etc., etc., peut être sécretée par un grand nombre de cellules ou de microbes tout à fait différents, en apparence, et se trouver, ainsi, dans des milieux très divers.

§ 2. — Multiplicité des Diastases dans une même espèce de cellules

Déjà, depuis longtemps, M. *van Tieghem* avait montré qu'un même microorganisme, l'*Amylobacter*, était capable de sécréter, suivant ses besoins nutritifs, des diastases très variées.

Depuis 1890, les recherches de MM. *Bourquelot, Duclaux, Graziani. Hérissey, Camus, Boullanger, Hanriot, Puriévith, Achalme, Girard,* etc. etc., ont démontré qu'il existe un grand nombre de microorganismes parmi lesquels on rencontre des cellules animales qui sécrètent, simultanément ou successivement, jusqu'à 9 *Diastases* différentes.

Ainsi, on sait, maintenant, que :

Le *Penicillum glaucum* peut sécréter 9 *Diastases*
Le *Leucocyte*..................... 7 —
L'*Amylobacter*.................... 7 —
L'*Aspergillus niger*............... 7 —
Le *Saccharomyces*................. 7 —
Le *Polyporus sulfureus*........... 4 —
L'*Œuf d'araignée*................. 2 —
L'*Embryon germé d'orge*.......... 3 —

J'ajoute que ce n'est, là, qu'un minimum, car je n'ai compté, dans ces nombres, que les *Diastases hydrolysantes* ou *coagulantes*. Or, il est probable qu'il faut y joindre, encore, au moins, des *Diastases hydrogénantes* et des *Diastases oxygénantes* ou *oxydantes*.

§ 3.—Des Espèces et des Familles de Diastases

Tout ce qui précède démontre que les *Diastases* doivent être rangées en classes nettement différenciées. La division ne s'arrête, sans doute, pas là.

Il est très probable, en effet, que *chaque classe* ou *famille* est, elle-même, formée d'*espèces* plus ou moins différenciées et nombreuses.

Il y aurait, ainsi, non pas *une* mais *plusieurs* et, peut être, *beaucoup* de **Lipases**, de **Sucrases**, d'**Amylases**, de **Pepsines**, de **Trypsines**, etc.

C'est ce que l'on peut commencer à déduire des recherches de : MM. *Klug*, *Wroblewski*, de 1895 ; *J. Laborde*, *Hanriot*, de 1897 ; V. *Harlay* (1899), etc.

§ 4.— Les Diastases seraient engendrées par des Prodiastases

Les nombreux travaux, plus ou moins anciens, publiés par *Ebstein, Grützner, Schiff, A. Herzen, Langley, Edkins, Liversidge Hammarsten, Gamgée, Asher, Beyer, Schmidt*, etc., avaient déjà commencé à établir que les *Diastases* ne sont point *immédiatement* sécrétées, telles qu'on les trouve dans les liquides de sécrétions, mais qu'elles sont, au contraire, précédées par une substance spéciale qui n'est pas, encore, tout à fait une *Diastase* et qui va le devenir.

Ces opinions conduisirent les savants à imaginer la *Théorie des Proferments*

Depuis, cette théorie a encore été étayée par les recherches expérimentales et les vues théoriques de MM. *Lorcher* (**Proprésure**, 1897), *Green* (**Proamylase**, 1897), *Dastre* (« **Substances** *ou* **Conditions zymoplastiques,** » 1897), *Gachet* et *Pachon* (**Protrypsine,** 1898), etc.

D'autre part, les recherches de M. *Guignard,* 1890 à 1894, sur l'**Emulsine** des crucifères, etc., de même que celles de M. *Phisalix* (1899), sur l'**Echdinase** du venin de la vipère, démontrent ou tendent à démontrer que, si les diastases sont sécrétés par *toutes* les cellules libres (microbes et micro-organismes divers), il n'en est plus ainsi dans les organismes compliqués des végétaux et des animaux.

Les diastases, ou du moins certaines diastases, n'y

sont point sécrétées, indistinctement, par toutes les cellules de l'organismes. Cette sécrétion est localisée dans certains tissus ou organes spéciaux et même dans certains groupes ou colonies de cellules spéciales qui font parties de ces tissus ou organes.

Cette localisation est, cela ressort avec évidence, une conséquence de la division du travail qui, dans l'organisme végétal ou animal, comme dans l'organisme social, est d'autant plus nécessaire, que cet organisme est plus compliqué.

§ 5. — Origine des Prodiastases

La localisation de l'origine des *Diastases* dans un *tissu*, un *organe* ou un *groupe cellulaire spéciaux*, pas plus que le *Proferment* ou la *Prodiastase*, du reste, encore hypothétiques, ne pouvait paraître suffisant.

Aussi, la question de l'origine des diastases fut, approfondie de nouveau, et la solution du problème encore reculée.

On chercha à localiser l'origine de la *Diastase* ou de la *Prodiastase* dans le noyau ou la masse protaplasmique.

Les investigateurs sont loin de s'accorder sur ce

nouveau terrain de recherches. Les origines qu'ils attribuent aux *Prodiastases* sont très variées.

Ainsi, *Altmann* place cette origine dans les « *granulations éosinophiles* » du protoplasma. *Lilienfeld* (1894-95) la place dans la *Nucléine*, et *Ogata*, dans le *noyau accessoire*, alors que *Olger*, *Ch. Garnier*, *J. Mouret* (1895), estiment que cette origines est représentée par certains « *filaments prézymogènes* » et que la *Paranucléine* est la vraie source des *Prodiastases* et des *Diastases*.

Comme on voit, si la solution du problème est, de plus en plus, reculée et limitée, elle est encore loin d'être définitivement trouvée.

§ 6. — Méthodes d'extraction et de purification des Diastases

La conditon capitale, pour faire une étude sérieuse et précise sur une substance chimique quelconque, consiste à n'opérer qu'avec une substance exempte de tout mélange, qui soit *absolument pure*.

Si l'on ne peut arriver à séparer la substance étudiée de celles qui l'accompagnent et qui constituent autant d'impuretés, à l'obtenir à l'état de pureté, il faut, tout au moins, connaître ces impuretés, leur nombre, leurs quantités, leurs propriétés, et en tenir un compte aussi rigoureux que possible, dans le résultat total obtenu avec le mélange.

Toute étude qui ne remplit pas ces conditions élémentaires imposées par la *Méthode expérimentale* ne saurait prétendre à être autre chose qu'une *ébauche* plus ou moins développée et approfondie d'une question, ou qu'une simple indication plus ou moins vague et générale.

Aussi, est-il indispensable de posséder, tout d'abord, des méthodes pratiques, sûres, qui permettent d'extraire et d'obtenir, à l'état de pureté, les substances chimiques qu'on se propose d'étudier. Et quand les méthodes connues sont insuffisantes ou qu'on n'en connaît aucune, il faut en imaginer qui présentent toutes les garanties désirables.

Cette nécessité s'impose, particulièrement, pour l'étude des diastases qui ont toujours été considérées, avec raison, comme des mélanges complexes, ou des substances plus ou moins impures, qu'il est extrêmement difficile, sinon impossible, d'obtenir à l'état de pureté.

Cette opinion professée, depuis la découverte et l'extraction de la première diastase, a été encore confirmée et mise en évidence, dans ces dernières années, surtout, par les recherches d'*Ehrlich*, *Wroblewsky*, *Madsen*, etc., sur les *Diastases* et les *Poisons diastasiques*.

Depuis longtemps, déjà, *Cohnheim*, *Heidenhain*, *Kühne*, *Danilewski*, *Paschutin*, *Wittich*, etc., qui ont imaginé ou perfectionné des procédés d'extraction et de purification des diastases du tube digestif, avaient bien compris cette nécessité.

Depuis 1890, cette importante question de technique a, encore, fait de nouveaux progrès, surtout, grâce aux recherches :

De *O. Sullivan* et *Tompson* (1890), *Amthor* (1892), sur la **Cytase** et la **Sucrase** ;

De *Linnter* (1891), *Yvon* (1899), sur l'**Amylase** ;

D'*Abelous* et *Biarnès* (1897), sur les **Oxydases** ;

De *Dastre* et *Floresco* (1898), sur divers ferments :

De *Buchner* et *Rapp* (1898), sur la **Zymase**, etc.

Malgré tous les efforts faits, jusqu'à ce jour, la question est loin d'être épuisée. Et comme elle est de la plus haute importance, on ne saurait trop engager les meilleurs investigateurs à lui consacrer, au moins, une partie de leur activité et de leur ingéniosité.

CONCLUSIONS GÉNÉRALES

Mon intention n'est pas de dégager et d'exposer, ici, *toutes* les conclusions, même les plus générales, qui découlent logiquement de tout ce qui précède.

La tâche serait longue. Elle serait aussi, superflue, ici, puisque le travail précédent n'est, lui-même, qu'un *Résumé succinct* du mouvement de la Science concernant la grande question des *Ferments* et des *Fermentations,* et que chaque partie de ce résumé n'est, en somme, elle-même, qu'une sorte de conclusion.

Je me bornerai donc, simplement, à faire ressortir, ici, en la résumant à grands traits, la succession des progrès réalisés dans la connaissance des phénomènes de la fermentation, depuis les temps les plus reculés jusqu'à nos jours.

§ 1. — Règne de l'Esprit métaphysique ontologique et théologique

Les premières observations enregistrées, dans l'antiquité, sur les *Fermentations panaire* et *vineuse,* remontent à *Noé, Bacchus, Osiris, Abraham* et

Moïse. Elles sont consignées dans la *Genèse*, le plus ancien des livres sacrés, et dans les œuvres des historiens de l'antiquité grecque.

On ne possédait, alors, aucune idée sérieuse sur la nature des ferments.

Les phénomènes de la fermentation n'étaient, comme tous les autres phénomènes, du reste, que des manifestations de la volonté capricieuse des Dieux ou d'un Dieu. Cette façon de voir persistera de nombreux siècles.

Hippocrate (460 à 380 av. J.-C.) paraît être le premier qui ait assimilé la *fièvre* à la *fermentation*.

Galien (131 à 201 ap. J.-C.) compare les *maladies putrides* à la *fermentation putride*.

Tout le *Moyen-Age* conserve pieusement ces vues, en les commentant, sans les perfectionner sensiblement.

Van Helmont (1577 à 1644) assimile la *vie normale* ou *morbide* aux *fermentations normales* ou *morbides*.

Il ne voit, dans toutes les parties de l'être vivant, que des fermentations engendrées par des *ferments sains* ou *avariés*.

Il paraît considérer les ferments comme des *agents chimiques* et les fermentations comme des *processus chimiques*.

Mais, toutes ces fermentations sont, encore, dominées et régies par des *Entités métaphysiques* : des *Archées* et des *Blas*.

§ 2. — Avènement et Règne de l'Esprit Scientifique positif. Observation et Expérimentation méthodiques

Sydenham (1624 à 1689), le premier, *pense* que les *fermentations morbides*, les *maladies putrides*, etc., sont engendrées par des *particules aériennes extrêmement ténues qui en sont les ferments.*

Les *idées* de *Van Helmont* et de *Sydenham*, adoptées par presque tous leurs successeurs, sont, sans cesse, de plus en plus développées et précisées par l'observation méthodique et rigoureuse des maladies, la pathologie expérimentale, les vaccinations, etc.

Ce grand mouvement d'opinions s'étend jusqu'au début du XIXe siècle où l'on a, encore, aucune idée vraiment nette et positive sur la nature des ferments.

Cependant, on croyait généralement, que les *ferments* étaient des *agents chimiques* et les *fermentations* des *processus chimiques.*

A. — Luttes entre les Théories chimique et biologique des Fermentations

Dubrunfaut, en 1830, *montre nettement* l'existence d'un *ferment chimique* dans l'extrait de malt de l'orge germé d'où *Persoz* et *Payen* l'extraient, en 1833, et lui donnent le nom de *Diastase*.

C'est la *première Diastase* ou *ferment soluble* positivement connue et isolée.

Cagnard-Latour découvre, en 1836, à l'aide du microscope perfectionné, que la fermentation des jus sucrés est déterminée par la nutrition et la multiplication d'un micro-organisme vivant, la *levure de bière* (*thallophyte dyscomycète du genre saccharomyces*). Il soutient que c'est, là, le vrai *Ferment* et pose, comme une *loi*, que « *la fermentation est corrélative de la vie de ce micro-organisme.* »

C'est, en effet, le *premier Ferment figuré* positivement connu.

Liébig, en 1839, développant, en la précisant, la vieille *Théorie chimique des fermentations*, soutient toujours, contrairement à *Cagnard-Latour*, que la fermentation est un acte purement chimique et le résultat de la « *communication, à la matière fermen-*

« *tescible, du mouvement propre au ferment chimi-*
« *que.* »

Cette *Théorie*, généralement adoptée, a joui d'une grande faveur dans le monde savant.

Pasteur, de 1856 à 1860, reprenant les travaux de *Cagnard-Latour, démontre*, d'une façon éclatante, que la fermentation alcoolique est bien due, comme l'avait formulé ce dernier savant, à la nutrition et à la multiplication des *saccharomyces* et qu'elle est corrélative de leur vie, pendant que *Traube* (1856), *Schœnbein*, etc, s'efforcent, toujours, de démontrer l'existence et le rôle de *ferments chimiques protoplasmiques*.

Pendant de nombreuses années, encore, (de 1860 à 1880, environ), *Berthelot*, *Frémy*, *Cl. Bernard*, etc, combattent la *Théorie nouvelle*, en soutenant celle des *Ferments chimiques* qui continue à être, de plus en plus, fortement sapée, par les belles expériences et les rigoureux raisonnements de *Pasteur*.

L'exactitude de la *Théorie chimique* ne pouvant être démontrée par aucun *fait positif*, vraiment probant, la *Théorie de Cagnard-Latour* et de *Pasteur* triomphe de plus en plus, grâce, surtout, à la découverte du *parasitisme microbien des maladies infectieuses* faite par le Dr *Davaine*, et cela, malgré les justes remarques de *Klebs*, *Tiegel* et ses autres élèves de *Panum*, *Hoppe-Seyler*, *Schmiedeberg*, etc.

Cependant, la question du rôle des *substances solubles toxiques* constatées, dans les bouillons ayant servi à cultiver les microbes, par *Klebs* et ses élèves, dès 1872, agitée de nouveau par *Panum*, en 1876, par *Toussaint* (1878), *Chauveau* (1879), *Pasteur*, lui même, mais sans y insister, le 2 mai 1878, ainsi que par MM. *A. Gautier*, *Ch. Bouchard*, etc, tend à s'imposer, de plus en plus, aux expérimentateurs.

Mais, toutes les preuves dont-on se sert, pour justifier l'existence et le rôle des substances solubles toxiques d'origine microbienne, paraissant généralement insuffisantes ou même erronées, la question excite peu les esprits.

Elle tend plutôt à tomber dans l'oubli, devant les expériences et les arguments si précis et si puissants de *M. Pasteur* qui démontre, de la façon la plus positive, le rôle des microorganismes dans les fermentations et les maladies infectieuses.

B. — La Théorie chimique des fermentations justifiée complète la Théorie biologique.

Le microbe régnait encore, à peu près, en maître

absolu, lorsque, au début de 1886, j'attirai énergiquement l'attention dans « *Microbes, Ptomaïnes* et *Maladies* » sur la nécessité d'étudier sérieusement le rôle des *poissons solubles* engendrés par les micro-organismes dans leurs bouillons de culture.

A partir de cette époque, on vit entreprendre des recherches dans ce sens, et même, par ceux qui, jusque là, semblaient avoir été les plus indifférents ou les plus hostiles.

Les découvertes faites dans cette nouvelle voie d'investigation furent surprenantes et justifièrent largement les prévisions.

Je ne m'arrêtai point là.

Je publiai, en effet, au commencement de l'année 1889, les résultats des recherches expérimentales que je poursuivais, depuis 4 à 5 ans, sur la « *Pathogénie de la fièvre* », ainsi que sur la « *Nature et les rôles physiologiques, pathogène et thérapeutique des Diastases* ou *Ferments solubles* ».

Ayant démontré, le premier, qu'il suffit d'introduire dans la circulation sanguine d'un chien, par une veinule de l'oreille, quelques milligrammes d'une *Diastase ou Ferment soluble* vraiment authentique, secrétée par la levure de bière, pour engendrer, rapidement, un *accès de fièvre* des plus intenses et des plus typiques, c'est-à-dire, une *véritable Fermentation,* j'édifiai, à grands traits, sur cette base positive, une « *Théorie générale* » sur les différents rôles de ces *Diastases ou Ferments solubles.*

Cette *Théorie*, appuyée et fortifiée, tout d'abord, par les belles recherches et la grande autorité de MM. *Arloing, Roux* et *Yersin*, etc., eut un grand retentissement et elle prit, rapidement, un grand développement.

A partir de 1890, les recherches et les mémoires, de plus en plus nombreux et importants, qui furent publiés, justifièrent, en les développant, et la « *Théorie générale* », et les *faits* expérimentaux qui lui servent de base.

Parmi les travaux les plus remarquables qui étayent le plus solidement cette *Théorie générale* et qui confirment le mieux les résultats de mes recherches sur les *Fermentations par Ferments solubles,* il convient de citer, tout spécialement, ceux de M. *Buchner.*

Les recherches de cet expérimentateur ont démontré, en effet, d'une façon *décisive,* qu'une *Diastase* ou *Ferment soluble* extraite de la levure de bière et qu'il appelle *Zymase,* introduite, en quantité relativement infime, dans une solution de sucre (*saccharose*), y détermine, rapidement, une *Fermentation alcoolique intense et typique*, produisant de l'alcool, de l'acide carbonique qui s'échappe en bulles, etc.

Presque à la même époque (1897-98), etc., un autre expérimenteur des plus ingénieux, M. *Croft-Hill*, fait faire, à la question, un nouveau progrès très important, en démontrant qu'une autre *Diastase*, la *Maltase*, peut, non seulement *dissocier* la molécule de maltose en ses molécules constituantes, mais aussi, *associer* ces mêmes molécules constituantes, préalablement dissociées, pour en faire une molécule de maltose identique à la première.

Ainsi, la *Maltase* de M. *Croft-Hill* serait donc un *Ferment soluble réversif*.

Si la démonstration d'un tel fait est bien certaine, son importance et sa portée ne peuvent échapper à aucun biologiste. Elles sont, assurément, très grandes et méritent de fixer, sans cesse, l'attention des meilleurs esprits.

C. — Hypothèse sur la nature vivante de la molécule de Diastase ou Ferment soluble.

Eclairé par tous ces faits, l'esprit peut *essayer* de faire, aujourd'hui, je crois, sans méconnaître la rigueur des règles de la *Méthode positive*, un nouveau pas théorique dans l'inconnu.

Quant à moi, je suis porté à *penser*, plus que jamais, que l'on peut admettre, comme une *Hypothèse* raisonnable et peut-être vérifiable par l'expérience, que *certaines Diastases* ou *Ferments solubles*, sinon toutes, considérées comme des *substances purement chimiques*, seraient encore des *êtres vivants*, des *unités vivantes* infiniment plus petites que les micro-organismes d'où elles dérivent, *unités vivantes* qui seraient, encore, susceptibles de se cultiver et de se multiplier, en milieu approprié.

Une telle *hypothèse* peut, dés maintenant, être étayée par des observations et des expériences qui méritent, je crois, l'attention des savants les plus sévères.

En effet, *Buffon, Béchamp, Altmann,* on le sait, ont soutenu, énergiquement, qu'il existe des *granulations vivantes* dans les liquides sécretés par les glandes, ainsi que dans les protoplasmes cellulaires, etc.

Moi-même, j'ai terminé mon Mémoire sur l' « *Agent pathogène de l'Influenza* », etc., que j'ai lu, le 10 juillet 1894, devant l'Académie de médecine de Paris, (voir : *Revue de Médecine* du 10 août 1895), en avançant, comme une *Hypothèse*, après un raisonnement appuyé sur des observations précises et nombreuses, qu' « *il doit exister des microorganismes d'une*

« *grande énergie toxique dont l'état moléculaire* « *est voisin de l'état de vapeur* ».

Plus tard, M. *A. Gautier* (voir : « *Toxines* », 1896, p. 345) a publié qu'il était parvenu à obtenir « un « commencement de preuve positive tendant à établir « que les ferments solubles seraient, non pas des êtres « vivants à proprement parler, mais qu'ils sont déjà « doués d'*une organisation qui se rapproche singu-* « *lièrement de celle de la trame du protoplasma* « *de la cellule dont ils dérivent* ».

Enfin, en mai 1899, M. *Livet* a lu, devant l'Académie de médecine de Paris, un Mémoire dans lequel il prétend avoir démontré :

1° Que tous les organes des êtres vivants contiennent des « *Ferments animaux* » qui sont capables de transformer le sucre, en alcool et en acide carbonique ;

2° Qu'on peut isoler et cultiver ces ferments.

Il y a donc, là, un ensemble d'observations qui obligent, au moins, à réfléchir sur la question et à la considérer comme très digne d'un examen sérieux.

Si tout cela était vrai, la *Microbiologie* ne ferait, on le voit, tout simplement, que reculer ces limites. La *Théorie biologique des Fermentations* édifiée par *Cagnard-Latour* et notre grand *Pasteur*, loin de perdre de sa force, ne ferait qu'en prendre une nouvelle.

D. — Remarques finales.

Certes, le travail que je présente, aujourd'hui, est bien écourté, bien sommaire, je le sens aussi vivement que quiconque.

Mais, je prie le lecteur qui serait disposé à en faire la remarque, de ne pas oublier que je me suis donné, pour *but*, de présenter un simple « *Aperçu général* » sur l'histoire des *Ferments* et des *Fermentations*.

Ce n'est, là, qu'une première approximation. Elle exige, maintenant, de larges développements et une critique sévère que j'espère faire plus tard (1).

(1) Je prie, également, le lecteur qui aura relevé des *erreurs*, des *lacunes*, des *omissions*, etc., de vouloir bien m'adresser *38, quai d'Orléans à Paris*, toutes les *Observations* qu'il jugera convenables. Elles seront toujours reçues avec *reconnaissance*.

TABLE ANALYTIQUE DES MATIÈRES

PREMIÈRE PARTIE

SIMPLES REMARQUES

CHAPITRE I

LES PROGRÈS DE LA SCIENCE ET LEURS VOLONTAIRES DÉLAISSÉS

CHAPITRE II

DEVOIRS DE L'ÉTAT ET DE LA SOCIÉTÉ ENVERS LES VOLONTAIRES DES PROGRÈS DE LA SCIENCE

CHAPITRE III

DEVOIRS DES HISTORIENS DE LA SCIENCE

DEUXIÈME PARTIE

MÉMOIRES DE 1889

PREMIER MÉMOIRE

Recherches expérimentales sur la Pathogénie de la Fièvre

CHAPITRE I

OBSERVATIONS CLINIQUES ET RECHERCHES HISTORIQUES SUR LA PATHOGÉNIE DE LA FIÈVRE

CHAPITRE II

RECHERCHES EXPÉRIMENTALES SUR LA PATHOGÉNIE DE LA FIÈVRE

CHAPITRE III

PROPRIÉTÉS DE LA PYRÉTOGÉNINE

DEUXIÈME MÉMOIRE

Théorie générale sur la Nature et les Rôles physiologiques, pathogène et thérapeutique des Diastases ou Ferments solubles

---

TROISIÈME PARTIE

APERÇU HISTORIQUE
SUR
LES FERMENTS ET LES FERMENTATIONS
NORMALES ET MORBIDES

SECTION I

DIFFÉRENTS GENRES
DE FERMENTS ET DE FERMENTATIONS

CHAPITRE I

ÉTENDUE DE L'HISTOIRE
DES FERMENTS ET DES FERMENTATIONS

CHAPITRE II

FERMENTATION PANAIRE

CHAPITRE III

FERMENTATION VINEUSE

CHAPITRE IV

FERMENTATION PUTRIDE

CHAPITRE V

FERMENTATION DIGESTIVE HYDRATANTE GASTRO-INTESTINALE

CHAPITRE VI

FERMENTATION NUTRITIVE HYDRATANTE PÉRI ET INTRA-CELLULAIRE

CHAPITRE VII

FERMENTATION SPERMATIQUE

CHAPITRE VIII

FERMENTATION OXYDANTE ET FERMENTATION HYDROGÉNANTE

CHAPITRE IX

FERMENTATIONS MORBIDES DE L'ORGANISME

SECTION II

RÈGNE DE L'ESPRIT SCIENTIFIQUE
CONSTITUTION DU DOGMATISME EXPÉRIMENTAL

CHAPITRE I

DÉVELOPPEMENT DE L'HUMORISME ET DE LA DOCTRINE DES FERMENTATIONS

CHAPITRE II

RÉACTIONS VARIÉES CONTRE L'HUMORISME ET LA DOCTRINE DES FERMENTATIONS

CHAPITRE III

LA SCIENCE BIOLOGIQUE DE 1800 à 1860. AVÈNEMENT DE LA THÉORIE CELLULAIRE ET MICROBIENNE.

CHAPITRE IV

THÉORIES BIOLOGIQUE ET CHIMIQUE

DES FERMENTS ET DES FERMENTATIONS

1° — M. *Arloing* découvre plusieurs *Diastases microbiennes pyrétogènes* et *zymogènes*.

2° — MM. *Roux* et *Yersin* déclarent que le *Poison diphtérique* présente les propriétés des *Diastases*.

SECTION III

APERÇU HISTORIQUE SUR LES DIASTASES OU FERMENTS SOLUBLES DE 1890 A 1899

CHAPITRE I

DIFFÉRENTS GENRES DE RECHERCHES ET LEURS AUTEURS

CHAPITRE II

MULTIPLICITÉ DES VARIÉTÉS DE DIASTASES

CHAPITRE III

TRAVAUX SUR LES PROPRIÉTÉS DES DIASTASES

CHAPITRE IV

ORIGINE DES DIASTASES

CONCLUSIONS GÉNÉRALES

PARTHENAY. — IMPRIMERIE A. RAYMOND

NOTES COMPLÉMENTAIRES

LES THÉORIES ACTUELLES

SUR

LA PATHOGÉNIE DE LA FIÈVRE

Lorsque j'ai pris la décision de tirer de l'oubli mes deux anciens *Mémoires*, je m'étais promis de compléter, à la page 116 de ce volume, l'*Aperçu historique* qui s'y termine d'une façon trop implicite, surtout en ce qui concerne la *cause parasitaire* de la fièvre.

La longueur de la présente note ne m'ayant pas permis de l'insérer, ainsi que je l'aurais voulu, à la place qui lui revient dans le corps du volume, je me suis vu obligé de la mettre à la fin de mon travail.

Fidèle, autant que je le puis, à la règle exposée au Chapitre III de la *Première Partie*, je ne veux pas fermer ce volume sans rendre hommage, suivant l'ordre chronologique, aux efforts de ceux qui ont contribué à préparer la solution du grand et difficile problème de la *Pathogénie de la Fièvre*, tantôt par l'*Observation*, tantôt par l'*Expérimentation*.

CHAPITRE Ier

THÉORIES PARASITAIRES PURES DE LA FIÈVRE

§ 1. — Théorie Microzoaire de la Fièvre palustre

Varron (115-26, av. J.-C.), *Vitruve* (1er S. av. J.-C.), *Columelle* (1er S. ap. J.-C.) soutenaient, déjà, que les *fièvres palus-*

tres devaient être attribuées à l'introduction d'*animalcules* dans l'organisme humain.

Lancisi développe et précise, en 1717, les vues des anciens, en ajoutant que ces *animalcules*, extrêmement petits, microscopiques, proviennent de la putréfaction des végétaux des marais, qu'ils se répandent dans l'air des lieux marécageux d'où ils passent dans le sang de l'homme.

Razori adopte les vues de *Lancizi*.

Virey croit que se sont des *Infusoires* qui rendent les marais insalubres.

On croyait, généralement, avec ces auteurs, que l'agent pathogène des fièvres palustres était de *nature animale*.

§ 2. — Théorie Microphytaire de la Fièvre palustre

Avec les auteurs suivants, la conception de la nature attribuée à l'agent pathogène se modifie sensiblement.

J. K. Mitchell soutient, en 1849, que l'agent pathogène de la fièvre palustre est de *nature végétale*, qu'il est représenté par un *champignon microscopique* dont il a vu les *spores*, en grand nombre, dans les crachats. Ces spores sont très répandues dans l'air de certains marais et il a observé des individus qui avaient été frappés de fièvre en respirant cet air.

Muhry soutient la même opinion.

W. A. Hammond rapporte, en 1863, qu'il a contracté une fièvre palustre en inspectant une grande quantité de fourrages avariés et en respirant, ainsi, les produits qui en émanaient et qui se trouvaient répandus dans l'air ambiant.

Il conclut que les fièvres palustres doivent être attribuées aux *spores* qui se trouvent, en grande quantité, dans l'atmosphère des localités marécageuses.

J. Lemaire s'efforce, en 1864, de s'emparer de l'agent pathogène qu'il croit, comme ses prédécesseurs, exister dans l'air des marais. Pour cela, il condense, par un procédé spécial, la vapeur d'eau contenue dans l'atmosphère des localités les plus malsaines de la *Sologne* et en fait l'étude microscopique.

Ayant trouvé, dans cette vapeur d'eau condensée, une assez grande quantité de *Microphytes* et de *Microzoaires*, il est naturellement disposé à en faire les *agents paludéens*.

Le Dr *Massy* étudie, en 1865, l'atmosphère de *Jaffna*, pendant une période épidémique de fièvres. Il y trouve une quantité énorme de *champignons microscopiques* qu'il retrouve dans l'eau, ainsi que dans les crachats et dans les urines de la plupart des fébricitants, et il fait, de ces *champignons*, les agents pathogènes de l'épidémie.

J. H. Salisbury attribue, en 1866, la fièvre palustre à une espèce de *Palmelle* du genre *Algue* qu'il désigne sous le nom de *Gemiasma*. Il a trouvé ces *Palmelles* en grande quantité dans l'air des vallées de l'*Ohio*, du *Mississipi*, ainsi que dans les crachats, les urines, la sueur des malades atteints de fièvres palustres.

La sensation de *sécheresse* et de *chaleur* que l'on ressent, au fond de la gorge, en respirant l'air des localités palustres, et que *Salisbury* a souvent éprouvée, est un signe certain de la pénétration des *spores* dans les premières voies respiratoires.

Cette sensation est à rapprocher de celle que j'ai, moi-même, si souvent éprouvée, en respirant l'air de la chambre d'un malade atteint d'*influenza*, ainsi que les émanations de son corps ou de sa couche, etc., et que j'ai décrite dans le Mémoire que j'ai lu devant l'Académie de médecine de Paris, le 10 juillet 1894 (*Auto-observation et Auto-expérimentation tendant à démontrer la nature et le mode d'action de l'Agent pathogène de l'Influenza, ainsi qu'à établir un traitement curatif et préventif de cette maladie*. — In Revue de Médecine du 10 août 1895).

Van den Korput et *Hannon*, rapportent, en 1866, qu'ils ont contracté des accès de fièvre palustre en couchant à côté de vases où ils cultivaient des *Oscillariées*.

Hallier pense, en 1867, que la fièvre palustre doit être engendrée par une *Oscillariée* que l'on retrouve dans l'enduit verdâtre des égoûts.

Le Dr *Schürtz* a soigné, en 1868, un naturaliste qui avait été frappé de fièvre palustre en cultivant, dans sa chambre à coucher placée loin de toute localité marécageuse, 24 échantillons d'*Oscillariées*.

Le Dr *Balestra* tend à attribuer, en 1869, la fièvre palustre des marais Pontins aux *spores* ovoïdes jaune-verdâtre provenant d'une *algue* irrisée qui surnage, comme une tache d'huile, à la surface de l'eau de ces marais.

Il a retrouvé ces spores dans la vapeur d'eau condensée de l'atmosphère de ces marais.

Selmi, en 1869, a trouvé, dans la vapeur d'eau condensée de l'air des localités palustres des environs de Mantoue, une *Algue* qui se présente sous forme de dépôt blanc et dont il fait l'*agent palustre*.

Lichtenstein est porté, en 1874, à attribuer la fièvre à des *Infusoires* et à des *Bactéries*.

Le Dr *Corre*, en 1877, a trouvé, dans l'eau croupissante et dans l'air des localités palustres du Sénégal, des *Palmellées* et des *Oscillariées* qu'il est porté à considérer comme les agents palustres de ces régions.

Le Dr *Fr. Eklund* attribue nettement, en 1878, la fièvre palustre à un champignon spécial, le *Limnophysalis hyalina*, qu'il a trouvé dans la vapeur d'eau condensée provenant du limon marécageux et des amas de varechs placés sous cloche et exposés au soleil.

Obermeyer soutient que la fièvre reccurrente est due à une *Spirille* spéciale.

A. — Contrôle de l'Expérimentation.

Les auteurs précédents n'avaient basé leurs *Théories* que sur l'*Observation* et le *Raisonnement*. Les auteurs suivants s'efforcent de les établir, aussi, sur l'*Expérimentation*.

J. H. Salisbury fait placer, en 1866, des boîtes pleines de *terre marécageuse* très riches en *Palmelles* sur la fenêtre d'une chambre habitée par deux jeunes gens en excellente santé. La chambre est située dans un pays très salubre où la fièvre palustre est inconnue.

Une quinzaine de jours après, les deux jeunes gens étaient atteints de fièvre tierce parfaitement caractérisée.

L'expérience renouvelée sur trois autres personnes, dans des conditions analogues, donnent des résultats semblables.

Binz, en 1867, affirme qu'il est parvenu, en injectant des matières putrides d'origine végétale dans leurs veines, à produire les accidents du paludisme, chez des chiens, et qu'il les a guéris, ensuite, par le sulfate de quinine.

Il attribue la fièvre aux *Bactéries* contenues dans ces matières putrides, *Bactéries* qu'il a retrouvées dans le sang de l'homme fébricitant, comme dans celui de l'animal inoculé.

Le sulfate de quinine tue ces parasites.

Griffini prétend, en 1873, avoir déterminé le *Paludisme*, chez le chien et le lapin, en leur injectant de la rosée provenant de l'air des marais.

Lanzi et *Terrigi* rapportent, en 1876, qu'après avoir injecté de l'eau des marais d'Ostie dans les veines de lapins et de cobayes ou après leur avoir, simplement, fait respirer l'air de ces marais, ces animaux sont morts de fièvres et qu'ils ont trouvé, dans leurs rates, puis cultivé, un parasite qui se multiplie en *zoogléa* et qu'ils appellent *Bacteridium brunneum*.

Klebs et *Tommasi Crudeli* attribuent la fièvre palustre à un *Bacillus spécifique*, le *Bacillus malariœ*, qu'ils ont trouvé dans l'eau, l'air et la terre des marais Pontins, puis cultivé et injecté sous la peau de lapins qui ont présentés les accidents du *Paludisme*, *bacillus malariœ* qu'ils ont retrouvé, ensuite, dans le sang, la rate, la moelle des os, etc., des animaux inoculés.

Le bouillon de culture ou les autres liquides ne produisent aucun accident après filtration appropriée.

Perroncito, *Ceci*, *Cuboni*, *Marchiafava*, *Renzi*, *Valentini*, *Ferraresi*, *Picirilli*, etc., sont venus affirmer, dans la suite, avoir retrouvé le *Bacillus malariœ* dans le sang, la rate, etc., des animaux inoculés ou de l'homme atteint d'*Impaludisme spontané*.

B. — Travaux de M. Laveran.

L'exposé des opinions fait jusqu'ici montre que *deux Théories* bien différentes, quoique très proche parentes, se trouvaient en présence.

La première, dans l'ordre chronologique, fut la *Théorie Microzoaire* qui attribuait nettement ou tendait plus ou moins fortement à attribuer la *Nature animale* au parasite encore hypothétique auquel on attribuait les fièvres palustres.

Cette priorité chronologique n'a rien pour surprendre, si l'on réfléchit un peu aux raisons qui l'on fait surgir. En effet, on savait bien qu'il existait des parasites vraiment animaux, ayant tous les caractères les plus importants de l'*animalité*. On les avait vu et touché dans l'organisme animal. On les voyait forts petits, tout à fait minuscules, et, par un léger effort de pensée, on était naturellement porté à supposer qu'il devait en exister de beaucoup plus infimes, encore.

On n'avait aucune raison pour faire le même raisonnement sur les végétaux. La *Théorie Microphytaire* ne pouvait naître, logiquement, que beaucoup plus tard. Et c'est ce qui a eu lieu.

Si les opinions avaient été partagées, pendant quelques temps, il n'en n'était plus ainsi depuis plusieurs siècles. Tous ceux qui, dans cette dernière période, avaient étudié la question du *Paludisme*, étaient à peu près d'accord, pour admettre la *Nature végétale* de son agent pathogène. La *Théorie Microphytaire* des fièvres palustres règnait en maîtresse.

L'honneur d'engager la *Science* dans une nouvelle voie, ou pour mieux dire dans la première voie abandonnée, voie ou l'on avait, du reste, à peine mis le pied, devait échoir à un *Investigateur* français, Observateur aussi pénétrant, que dévoué au Progrès de la Science, à *M. Laveran*.

C'est le 6 novembre 1880 que *M. Laveran* découvrit, pour la première fois, dans le sang d'un malade atteint de fièvre intermittente qu'il traitait dans son service de l'hôpital militaire de Constantine, le *Microzoaire du Paludisme*.

Depuis, *M. Laveran* a toujours approfondi l'étude de cette grande question dont il a exposé les résultats dans les publications magistrales auxquelles je prie le lecteur de vouloir bien se reporter (1° *Communications à l'Académie de Médecine* des 23 novembre, 28 décembre et 25 octobre 1881 ; 2° *Communications à l'Académie des Sciences* des 24 octobre 1881 et 23 octobre 1882 ; 3° *Traité des Fièvres palustres avec la description des microbes du Paludisme*, 1 vol. in-8° de 548 p. Doin, édit. Paris, 1884 ; *Traité du Paludisme*, 1 vol. 1898) ; *etc*.

M. *Laveran* a examiné un très grand nombre de malades

atteints de fièvres intermittentes et il a trouvé dans leur sang les six éléments indiqués ci-après dont la *Nature parasitaire* ne saurait, dit-il, être mise en doute :

1° *Corps sphériques ;*

2° *Filaments mobiles* ou *Flagella* qui sont souvent disposés autour des *Corps sphériques* et comme implantés sur eux ;

3° *Corps en croissant ;*

4° *Corps hyalins pigmentés et irréguliers ;*

5° *Corps en rosace ;*

6° *Leucocytes mélanifères.*

Sur 432 malades atteints de fièvres palustres, l'Observateur a rencontré, 389 fois, les *Corps sphériques*, seuls ou associés aux autres éléments indiqués ci-dessus (*Des Hématozoaires du Paludisme*, In Annales de l'Institut Pasteur, t. 1, p. 265, 1887).

Ces *Corps sphériques* seraient donc les *véritables Agents pathogènes du Paludisme*, à l'état adulte. Les autres éléments seraient le même agent pathogène, mais à différents stades de son évolution, ou des parties de cet agent (*Traité des Fièvres palustres*).

Ces *Corps sphériques* peuvent se déformer comme des *Amibes* (Traité, p. 203). Il paraît probable qu'ils doivent être classés parmi les *Protistes* ou *Protozoaires* (p. 209). Ce sont là, les « *Hématozoaires du Paludisme* » de M. *Laveran*.

Quant au *Mécanisme* au moyens duquel ils engendrent la *Fièvre*, voici comment l'Auteur se l'explique :

« La présence de ces *Corps*, dont le volume est, parfois, « supérieur à celui des Hématies, doit immédiatement provo- « quer, notamment dans la moelle épinière, une irritation très « vive, et on conçoit sans peine, étant données les propriétés « physiologiques de la moelle, que cette irritation se traduise « par un accès de fièvre » (p. 470).

Comme on peut le remarquer la *Théorie hypothétique* ne fait allusion à l'action initiale d'aucune substance chimique, ni d'aucun processus chimique. Elle est purement mécanique et semble inspirée par l'Esprit du « *Physiologisme de Broussais* » (voir p. 272 du présent volume).

La découverte de M. *Laveran* vérifiée et adoptée, peu de temps après sa publication, successivement, par *Richard*,

Nepveu, *Verneuil*, *Sternberg*, *Councilman* et *Osler*, etc., s'imposa de plus en plus, dans la suite, même à un certain nombre de ceux qui avaient déjà attribué les fièvres palustres à des parasites différents.

C'est ainsi que l'on voit *Marchiafava* et *Celli* rejetter, en 1882, le *Bacillus malariœ* de *Klebs* et *Tommasi Crudeli*, *Bacillus* qui, jusque là, avait eu toutes leurs faveurs, pour adopter, comme véritables agents du Paludisme, les *Corps sphériques* de M. *Laveran*, en leur donnant, toutefois, le nom de *Plasmodes*.

Golgi décrit, en 1886, les *Corps hyalins* que M. *Laveran* avait déjà fait connaître, au début de 1880 et de 1881, sous le nom de « *Corps n° 2* ».

CHAPITRE II

THÉORIES CHIMIQUES DE LA FIÈVRE

§ 1. — Théorie chimique de la Fièvre basée sur l'action d'une Substance pyrétogène.

Ainsi que je l'ai fait remarquer plus haut, à propos de la Théorie de M. *Laveran* (p. 411), les Observateurs et les Expérimentateurs cités dans la présente Note ne considéraient, comme *Agents pathogènes directs*, que les parasites. De l'action des *substances chimiques*, qui, ce semble, devait se présenter forcément à l'esprit, il n'en était point question.

Cependant, les nombreuses observations de résorption purulentes et plus ou moins putrides prises, avec beaucoup de soin, et publiées, surtout au début du 19e siècle, par des cliniciens souvent fort estimés, tels que *Hodgson*, *Breschet*, *Dupré*, *Velpeau*, *Bouillaud*, *Ribes*, *Dance*, *Danyau*, *Maréchal*, *Legallois*, *Sédillot*, *Conté*, *d'Arcet*, etc., etc., qui tendaient, tous, plus ou moins, à attribuer un certain rôle, aux matières chimiques résorbées, dans la production de la fièvre et des autres symptômes de l'infection, auraient dû, ce semble, attirer particulièrement leur attention sur ce point.

Il aurait dû en être de même, surtout, pour différentes *hypothèses* qui avaient pour but d'expliquer tout spécialement la cause et la nature des *fièvres palustres*. Telles sont, par exemple :

1° L'*Hypothèse de Boudin* qui attribuait la fièvre palustre aux *Principes chimiques volatils* exhalés par certaines plantes des marais, le *Chara vulgaris* surtout, puis répandus dans l'atmosphère et absorbés par ceux qui y respiraient ;

2° L'*Hypothèse de Bouchardat* qui croyait que les accidents du *Paludisme* étaient engendrés par l'introduction dans l'organisme humain d'un *Venin* secrété par certains des *Animalcules microscopiques* qui pullulent dans les marais. Cet agent de la *Malaria* serait représenté par des débris organiques, sous forme de petits flocons que l'on peut voir, en examinant, au microscope, la rosée recueillie au dessus des marais.

D'autre part, la *fièvre de transfusion* si souvent observée, à la suite de l'injection intraveineuse d'un sang étranger provenant d'une espèce animale différente ou de même espèce, ou même, encore, de l'animal récepteur lui-même, *fièvre* bien décrite par *Glénard*, *Muller*, *Hayem*, *Liebreich*, etc., souvent typique et très intense, présentant une *hyperthermie* qui peut dépasser 41°, la *fièvre de transfusion*, dis-je, n'était-elle pas de nature à faire penser à l'action pyrétogène de quelque substance chimique formé par un certain degré d'altération du sang transfusé ?

Il en était de même, aussi, assurément, des expériences de MM. *Roux* et *Chamberland* qui, après avoir injecté, chez le mouton, 64 cc. d'extrait alcoolique de rate saine, ont vu sa température s'élever de 40°5 à 41°2, en trois heures, et à 42°2, en 7 heures, pour revenir, ensuite, à la normale.

Ces différents faits expérimentaux et ces vues hypothétiques rapprochés de la découverte de plusieurs variétés du *Poison putride* de *Panum*, de la *Sepsine* de *Schmiedeberg* et *Bergmann*, de la *Septicine* de *Hager*, des *matières Phlogogènes* de *Billroth*, des *Matières putrides pyrogènes* de *O. Weber*, de la *Mydaléïne* de *Brieger*, poisons chimiques putréfactifs dont l'introduction dans l'organisme animal avait fait surgir, entre autres troubles fonctionnels, une élévation plus ou moins grande de la température, rapprochés, aussi, de l'élévation thermique provoquée par différentes substances chimiques végétales, telles que la *Strychnine*, la *Cocaïne*, la *Caféïne*, la *Brucine*, l'*Igasurine*, la *Spartéïne*, etc., etc., tous ces faits et toutes ces vues hypothétiques plaidaient hautement en faveur de la *Théorie chimique de la fièvre*.

Quoi qu'il en fût, ces faits, plus ou moins épars dans la littérature scientifique, mal connus, généralement, et plus mal appréciés, encore, n'avaient point eu, sur l'esprit des partisans de la *Théorie microbienne* des maladies infectieuses et des fièvres palustres, l'influence qu'ils auraient dû exercer, et cela, malgré les justes remarques de MM. *A. Gautier*, *Chauveau*, *Bouchard*, *Briéger*, etc., qui, à maintes reprises, s'étaient efforcés de démontrer qu'il fallait, aussi, tenir grand compte du rôle joué par les *substances chimiques* dans la genèse des maladies microbiennes.

Mais, à partir des époques où je publiai *Microbes, Ptomaïnes* et *Maladies*, 1 vol. (mars 1886), puis, les 12 février et 12 mars 1889, devant l'Académie de Médecine de Paris, que j'étais parvenu à démontrer, méthodiquement et rigoureusement, après plusieurs années de recherches expérimentales, qu'il suffisait d'introduire, dans la circulation du chien, quelques dixièmes de milligramme d'une *substance chimique* purifiée que j'avais extraite de la *levure de bière* en *autophagie*, pour obtenir, très rapidement, un *accès de fièvre* violent et typique, tout à fait semblable à ceux du *Paludisme*, alors, il en fut tout autrement.

Et le revirement fut complet, à partir du jour, surtout, (12 mars 1889), où je publiai que cette très remarquable substance était une *Diastase*, une espèce d'*Invertine*, ayant une grande énergie chimique, c'est-à-dire, un *Ferment soluble* authentique et notoire.

Ce fait expérimental, nouveau et décisif, unique en son genre, modifia profondément la façon de concevoir la *Pathogénie de la fièvre*, de même que les *Fermentations* en général, morbides ou autres (1).

On vit, successivement :

---

(1) Voir :

1° *Pathogénie de la Fièvre*, premier Mémoire, p. 105 de ce

Hale-White attribuer nettement la fièvre à l'action d'une *Pyrétogénine* ;

Maragliano admettre que la fièvre peut être déterminée par une autre *Toxine* qui, pour lui, serait une *Protéïne;*

Baccelli professer que la fièvre palustre est engendrée par la *Nucléo-Albumine* et l'*Hématosine* qui se forment, dans le sang, sous l'action de l'*Amibe malarique* (l'*Hématozoaire* de M. *Laveran)* ;

Bordoni Uffreduzzi se ranger sous l'opinion de *Baccelli ;*

Golgi, *Centanni*, *Bruschetini*, *Koch*, *Albertoni*, et un grand nombre d'autres expérimentateurs de haute compétence, bien connus et tout à fait dignes de foi, venir démontrer, tour à tour, qu'il existe un grand nombre de *Toxines microbiennes pyrétogènes.*

§ 2 — Théorie chimique de la Fièvre basée sur l'élimination d'une Substance antipyrétogène.

Bence Jones et *Dupré* ont découvert, en 1866, dans le corps de l'homme et des animaux, une substance alcaloïdique nouvelle.

Cette substance s'obtient en épuisant les tissus animaux par l'acide sulfurique largement dilué, neutralisant cet acide jusqu'à réaction alcaline et traitant la liqueur par l'éther sulfurique.

Ces auteurs n'ont pu arriver à en isoler une quantité pondérable, mais, malgré cela, son existence n'est pas douteuse. Elle est reconnaissable, à la belle *fluorescence bleue* très intense, surtout en solution acidulée par l'acide sulfurique.

Cette fluorescence, qui est sa caractéristique, est tout à fait semblable à celle que présente le *bisulfate de quinine* dont il est extrêmement difficile de la différencier.

---

volume, et, notamment, § 4 et § 5 (p. 128 à 134 du chap. II (p. 120), § 1 (p. 135 à 146) et § 4 (p. 150) du chap. III ;

2° *Théorie générale sur les Diastases ou Ferments solubles*, deuxième Mémoire (p. 157) ;

3° § 1 et § 2 du chap. IV (p. 292 à 310) ;

4° Troisième section (p. 311), et, notamment, les chap. I et II.

C'est en raison de ces remarquables analogies que les auteurs de cette découverte ont proposé de donner, à cette substance, le nom de *Quinoïdine animale*, voulant indiquer, par ce nom, qu'elle serait une sorte de *Quinine animale*.

L'identité que présente la fluorescence de la *Quinoïdine* avec celle que présente la *Quinine* a porté *Bence Jones* à penser que la *Quinoïdine* devait avoir, aussi, les propriétés antipyrétogènes de cette dernière. Il a *supposé* que sa présence dans l'organisme animal, devait avoir pour effet de modérer la combustion de la matière vivante, soit directement, en *imprégnant le Protoplasma*, soit indirectement, en agissant sur les *Centres nerveux modérateurs* de cette combustion, et qu'elle devait maintenir, ainsi, dans la normale, la température animale.

Conséquemment, son élimination de l'organisme devait, inversement, avoir pour résultat l'*hyperthermie* et la *fièvre*.

C'est là, assurément, une *Théorie hypothétique* fort originale et même séduisante, mais elle a le tort grave de ne reposer que sur une simple identité de fluorescence.

Cependant, il est bien difficile de n'y point penser, quand on se rappelle que M. le prof. *Ch. Bouchard* a montré que l'injection, dans le sang, d'une certaine quantité d'urine normale, a pour effet d'abaisser la température et de diminuer la calorification de l'animal, fait qui a porté ce savant à admettre que ces urines doivent contenir des *substances hypothermisantes*.

Et l'on est d'autant plus porté à penser à tout cela que l'on constate, assez fréquemment, de l'*hypothermie*, quand le rein, peu perméable, retient, dans le sang, une grande partie des substances qu'il devrait laisser passer et au nombre desquelles peuvent se trouver les *substances hypothermisantes*, et, parmi elles, la *Quinoïdine*.

Il est bien difficile de n'y point penser, encore, quand on se rappelle que, moi aussi, j'ai rencontré une *substance hypothermisante*, que je n'ai pu isoler, dans des extraits putrides de tissus animaux (voir « *Gazette des Hôpitaux* » du 14 février 1889 et page 327 de ce volume), quand on se rappelle, enfin, que MM. *Laveran* et *Mesnil* ont trouvé, dans la *Sarcocystis*, une *Sarcosporidie*, parasite protozoaire du mouton, une substance chimique, la *Sarcocystine*, qui, à dose infime, abaisse la température animale de 5° à 6° (Voir p. 328).

Quoiqu'il en soit, on peut admettre aujourd'hui qu'il existe bien deux sortes de *substances chimiques* qui sont capables d'influencer profondément les processus de la *Thermogénèse animale* :

1° Les *Substances pyrétogènes* ou *hyperthermogènes* dont la *Pyrétogénine* parait être le type ;

2° Les *Substance kryogènes* ou *hypothermogènes* dont la *Sarcocystine* semble être le type opposé.

Ceci étant admis, on doit se demander, assurément, si les *Substances* du premier groupe n'agissent pas comme des *Poisons paralysants* des *Centres modérateurs* de la thermogénèse animale, tandis que les *Substances* du second groupe agiraient comme des *Poisons stimulants* ou *irritants* de ces mêmes *Centres modérateurs*.

Mais, on ne doit pas oublier de se demander, encore, si ces différents *Poisons* n'agiraient pas, aussi, directement, sur la *matière vivante* du Protoplasma, en *paralysant* ou en *irritant* l'un ou l'autre des innombrables organes qui constituent l'*Organisme cellulaire*.

Jusqu'à ce jour, peu de recherches expérimentales ont été faites pour déterminer, d'une façon *précise*, le mode d'action intime exercé par les *Substances pyrétogènes* dans la thermogénèse et les autres processus de la fièvre.

Parmi les plus intéressantes, il convient de citer, tout spécialement, celles qui ont été successivement publiées, devant l'Académie des Sciences ou la Société de Biologie, par MM. *Charrin* et *Gley* (1890, 1891, 1893), *Charrin* et *Langlois* (mai et octobre 1892), *Charrin* et *Bouchard* (1892), d'*Arsonval* et *Charrin* (1894, 1896, 1897).

Ces recherches tendent à démontrer que les produits sécrétés par les microbes agissent, dans les processus de l'émission calorique et les variations des températures centrale et périphérique, en actionnant directement les *Centres vaso-moteurs*.

Certains produits microbiens, comme la *Pyocyanine*, engendrent la constriction des capillaires périphériques, d'autres produisent leur dilatation, comme la *Tuberculine*.

CHAPITRE III

THÉORIE CORPUSCULAIRE DE LA FIÈVRE

§ 1. — Objections faites à la Théorie chimique de la Fièvre.

Malgré les très nombreux faits expérimentaux et les considérations d'ordre logique qui plaident si éloquemment en sa faveur, la *Théorie chimique de la Fièvre* ne pouvait satisfaire tout le monde. Mais, faut-il s'en étonner? Toute *Théorie* ne rencontre-t-elle pas des contradicteurs? Il ne faut point le regretter. Il faut même s'en féliciter, car la *Contradiction*, de même que la *Critique*, surtout quand elle est originale, sérieuse et profonde, ce qui, malheureusement est trop rarement le cas, est toujours fructueuse pour la Science, et le plus sur moyen de faire triompher la *Vérité*.

Donc, la *Théorie chimique de la Fièvre* a trouvé un contradicteur. Et le contradicteur est M. *G. B. Ughetti*, Professeur-Directeur de l'Institut de pathologie générale de l'Université de Catane.

« J'estime, dit-il, qu'il est nécessaire d'opposer une barrière « à l'envahissement de *fausses vues*, en attendant que l'on ait « démontré qu'elles sont bien fondées.

« Les *Toxines* sont admises partout. On le voit dans tous « les travaux

« On ne discute plus ni leur existence, ni leur rôle. On ne l'a « même jamais bien discuté. On admet que leur existence est « une vérité corrollaire des vérités fondamentales de la *Bacté-* « *riologie*.

« On admet bien que les *Bactéries* sont les principaux agents « des maladies infectieuses, mais qu'ils agissent par les *Toxi-* « *nes* qui déterminent les phénomènes de l'infection dont la « fièvre est le phénomène fondamental. Et cette fièvre serait « due, à son tour, à une substance spéciale : la *Pyrétogé-* « *nine*. » (*Sullu patogenesi della febbre*. In *Riforma medica*, 1894, vol. IV, p. 64, 86 et 99).

Ainsi, on le voit nettement, l'auteur reconnait franchement

que la *Théorie positive* que j'ai établie, en 1889, au moyen de nombreuses expériences méthodiques et rigoureuses, a reçu le meilleur acceuil dans le monde savant et qu'elle a été adoptée partout.

Mais M. *Ugetthi* regrette ce succès, parce qu'il ne le trouve pas absolument justifié.

Je dois faire remarquer, ici, que ce très estimable savant ne semble avoir fait son opinion sur mes recherches que par la lecture d'une petite *Note* ne contenant que *quelques lignes seulement* que j'ai publiée, en 1889, dans la *Gazette des Hôpitaux*. J'en juge ainsi, parce que cette *Note* est la seule de mes publications citée par le *Critique* dans l'*Index bibliographique* de son vol. sur « *La Febbre.* »

Je suis convaincu que si M. *Ughetti*, au lieu de ne lire que cette très courte Note qui ne donne qu'une idée fort imparfaite de l'étendue de mes recherches expérimentales, avait pris connaissance des *Deux Mémoires* qui constituent la *Deuxième Partie* du présent volume, il aurait, comme tout le monde, adopté la *Théorie chimique de la fièvre* qui y est exposée et justifiée par des expériences très nombreuses et très variées, après avoir vu tomber les quelques objections qu'il a formulées.

§ 2. — Bases de la Théorie Corpusculaire de la Fièvre

Quoiqu'il en soit, M. *Ughetti* trouve ma *Théorie* insuffisante et il propose, tout bonnement, de lui substituer sa propre « *Théorie corpusculaire* » dont voici, sommairement exposées, les raisons et la construction générale.

Ce savant est disposé à considérer, presque comme « deux vraies et propres lois de la *Pathologie générale* », les deux faits d'observation ci-après :

1° « Dans toutes les *fièvres*, à *peu près*, étudiées jusqu'ici, on a trouvé des *Bactéries* dans le sang ;

2° « Dans les infections apyrétiques, on ne trouve, presque « jamais, de *Bactéries* dans le sang. »

La *diphtérie*, le *tétanos*, la *septicémie*, la *fièvre traumatique*, la *tuberculose chronique* et même *aiguë*, l'*érisypèle*, la *fièvre typhoïde*, la *pneumonie*, etc., représentent bien, il est vrai, dit l'auteur, des exceptions aux règles ci-dessus, surtout à la première, mais il ajoute que même dans ces maladies, excepté le *tétanos* et l'*érisypèle*, quelques investigateurs ont rencontré, plus ou moins souvent, un certain nombre de microbes dans le sang.

Quant aux maladies fébriles non parasitaires, telles que la *fièvre chlorotique*, l'*anémie pernicieuse*, la *leucocythémie*, la *lymphadénie*, et surtout, l'*hémoglobinurie* de différentes origines, affection qui. ainsi que l'on bien fait ressortir *Mesnet*, *Murri*, *Copeman*, *Koehler* et *Obermeyer*, *Babinski*, *Millard*, *Brunelle*, *Hayem*, etc. est toujours accompagnée de fièvre, la fièvre observée est due à la présence, dans le sang, de *Corpuscules étrangers*, de débris variés, provenant de la destruction des globules rouges, et son *intensité* est proportionnée à la *quantité* de *Corpuscules*.

Il en est de même pour la fièvre observée après l'introduction, dans le sang, de *lait*, de *sang étranger*, d'*urate acide de soude*, de *lycopode*, d'*amidon*, de *carmin*, etc., en dilution. Elle est déterminée par les *Corpuscules étrangers* qui s'y trouvent plus ou moins délayés.

Il en est de même, aussi, pour le sang défibriné ou les extraits de muscles injectés dans la circulation par M. *Roger*, pour les extraits de poumon, de capsules surénales, de rate, du corps thyroïde et du foie, injectés par M. *Rouquès*, pour l'hémoglobine injectée sous la peau par *Benczur*, *Castellino* et *Laurenti*, pour l'extrait de rate injecté par MM. *Roux* et *Chamberland*, pour l'extrait de rein injecté par M. *Lépine*, etc. etc. Dans tous ces cas, la fièvre est due, pour M. *Ughetti*, aux *Corpuscules* que les liquides injectés tiennent en suspension ou dont ils déterminent la formation dans le sang.

Si la *Strychnine*, la *Cocaïne*, la *Caféïne*, la *Brucine*, l'*Igasurine*, la *Spartéine*, etc. déterminent une élévation de la température, c'est uniquement par les convulsions qu'elles engendrent.

J'engage le lecteur qui serait désireux de se faire une opinion sur cette question à lire les très remarquables études que M. le Prof. *Ch. Richet* a faites, seul ou avec la collaboration de M. *Langlois*, sur les différentes substances chimiques ci-dessus indiquées, ainsi que sur un certain nombre d'autres, et qu'il a consignée dans son ouvrage sur « *La Chaleur animale* » (chap. IX : *les poisons et la température*, p. 169 à 214), Alcan, édit., Paris, 1889).

En somme, pour M. *Ughetti*, à part ces derniers cas, toutes les fièvres sont uniquement dues, soit aux *Corpuscules* que l'on introduit, directement ou indirectement, dans le sang, soit aux *Corpuscules* que les matières injectées y font surgir, quand elles n'en contiennent pas déjà.

L'existence de *Toxines pyrétogènes* n'est point démontrée pour lui. Ces *Toxines* ne déterminent de la fièvre que par l'*état corpusculaire* dans lequel elles se trouvent dans les liquides injectés ou par les *Corpuscules* qu'elles engendrent dans les tissus ou le sang.

Il n'y a point là d'*action chimique*. Il n'existe pas de *substances chimiques* capables d'engendrer la fièvre par leurs propriétés et leurs actions chimiques.

M. *Ughetti* ne voit que le *Corpuscule* partout. Bien qu'il n'ose pas trop tenter l'explication de son action dans la genèse de la fièvre, il est néanmoins disposé à croire qu'elle est produite, comme cela doit se passer dans la *fièvre chlorotique* décrite par *Mollière*, par l'*irritation* que ce *Corpuscule* produit sur les centres nerveux thermogènes. Là, encore, nous voilà en présence du vieux *Principe* du *Physiologisme de Broussais*.

A côté de cet essai d'explication, l'auteur est disposé à en admettre un autre, ainsi que l'avait déjà fait, du reste, M. *Gamaleia*, c'est le *Phagocytisme* endo ou extra-vasculaire qui sert de base à la célèbre *Doctrine* de M. *Metchnikoff*, *Phagocytisme* dont le fameux *Corpuscule* est à la fois, l'élément provocateur et l'aliment.

Telle est la *Théorie corpusculaire* que M. *Ughetti* propose de substituer à la *Théorie chimique de la fièvre*.

§ 3. — La Théorie corpusculaire de la Fièvre est sapée par son Auteur.

Cependant, au-dessus de tous les arguments, souvent bien fragiles, au moyen desquels ce savant a édifié sa *Théorie corpusculaire*, et, conséquemment, au-dessus d'elle, plane un fait expérimental important qui ébranle singulièrement sa construction théorique. Ce fait bien mis en lumière par M. *Rouquès*, vérifié et revérifié par M. *Ughetti* lui-même assisté de son chef de Laboratoire, M. le Docteur *Alonzo*, consiste en ceci :

L'*urée*, parfaitement dissoute dans une solution aqueuse de chlorure de sodium à 0 gr. 80 pour 100 et injectée dans la circulation sanguine du lapin, détermine une hyperthermie considérable, et cela, sans la moindre destruction globulaire, sans la moindre hemolyse.

Ainsi, voilà donc une *substance purement chimique* qui, de l'aveu même de M. *Ughetti*, détermine de l'hyperthermie sans l'intermédiaire d'aucun *Corpuscule*.

Aussi, ce savant pathologiste, en présence de ce remarquable fait, séduit sans doute par lui et oubliant sa propre *Théorie corpusculaire*, écrit-il, en terminant (7ᵉ *conclusion*) son très curieux travail :

« *On est presque tenté de croire que l'augmentation de* « *de l'urée, durant la fièvre, serait, non un effet, mais une* « *cause de l'hyperthermie. Toute une nouvelle Théorie de la* « *fièvre surgirait, si ce rapport causal était bien démontré.* »

Cet aveu peut dispenser, je crois, d'insister plus longuement et achèvera d'éclairer le lecteur sur la valeur de la *Théorie corpusculaire de la fièvre*.

CHAPITRE IV

THÉORIE NERVEUSE DE LA FIÈVRE

§ 1. — Conditions pathogéniques de la Fièvre nerveuse.

Cette *Théorie* a été bien remise en relief, tout particulièrement, par *M. Ch. Bouchard*, prof. à la Faculté de médecine de Paris, en 1893 et 1894.

Ce maître fait remarquer, tout d'abord, que, chez les malades qui vienne d'entrer à l'hôpital, chez les convalescents, chez les sujets naturellement faibles, chez les hystériques particulièrement, ou plus ou moins affaiblis, débilités, épuisés, par les excès, les maladies chroniques ou aigues, chez ceux qui débutent, avec trop d'ardeur, dans un sport quelconque, chez ceux qui font de grand excès de travail musculaire, sans être suffisamment entraînés, dans tous ces cas et d'autres encore, plus ou moins analogues, les réflexions émouvantes et spontanées, une lecture, une méditation intense, les soucis pénibles, une simple conversation, une discussion, une colère, une grande joie et, surtout, une grande peur, une émotion vive quelconque, les premiers essais d'alimentation, les écarts du régime alimentaire, un doigt de vin quand on n'a pas l'habitude d'en boire, une promenade à pied, un travail musculaire quelconque, plus ou moins fatigant, etc., suffisent, suivant les cas, pour faire surgir un *accès de fièvre*, plus ou moins violent, alors que ces différentes causes n'engendrent aucun trouble fonctionnel ou simplement qu'une suractivité fonctionnelle furtive, chez les sujets sains et robustes.

M. *Ch. Bouchard*, rapprochant, avec raison, tous ces faits de l'*hyperthermie* de 42°5 obtenue par *Tscheschichin*, en sectionnant le bulbe et la protubérance, attribue les *accès de fièvre* ci-dessus indiqués, à la faiblesse nerveuse des sujets.

Ainsi, on le comprend facilement, l'une ou l'autre des causes indiquées ci-dessus agirait, plus ou moins, chez eux, comme si l'on sectionnait leur bulbe et leur protubérance. En d'autre termes, les *noyaux cellulaires* qui se trouvent dans ces régions du système nerveux sont, chez ces différents sujets et comme eux, sinon plus qu'eux, tellement affaiblis et peu résistants, qu'ils ne peuvent pas ou ne peuvent plus, dès que le travail qu'on leur impose dépasse un certain degré, du reste peu élevé, gouverner les processus de la thermogénèse, ni maintenir ou rétablir l'harmonie et l'équilibre des fonctions qui concourent, normalement, pour assurer la *constance* de la température de l'organisme. Leur dérèglement, la rupture de leur équilibre se produit beaucoup trop facilement.

§ 2. — Mécanisme de l'Autothermorégulation dans le Système humain sain et robuste.

Ici, il ne sera pas inutile de rappeler, très sommairement, la

Théorie classique de la régulation thermique de l'organisme humain.

On sait, surtout depuis les travaux de *Jürgensen*, que cet organisme est une sorte de *Thermostat vivant* réglé de façon à ne laisser varier sa température, dans l'état normal, que de 0°5, et à maintenir, automatiquement, la *Constance* de cette variation, malgré l'action des causes intra ou extra-corporelles qui tendent à reculer, plus ou moins, les deux limites extrêmes de cette variation.

L'organisme humain est, ainsi, pourrait-on dire, un *Autothermorégulateur* très sensible.

Examinons le mécanisme de cet *Autothermorégulation.*

Dans tout organisme animal il y a deux sources fondamentales de chaleur :

1° Les processus de la *vie anaérobie* des cellules qui en constituent les tissus et les organes ;

2° L'oxydation intra-cellulaire et, surtout, extra-cellulaire et intra-capillaire des nombreuses molécules très variées, toutes fortement carbonées et hydrogénées, qui sont engendrées, au cours des processus de dislocation des molécules protéiques et hydro-carbonées très grosses et très complexes, par la vie anaérobie de ces cellules.

Or, le système nerveux exerce, directement ou indirectement, une influence sur la nutrition cellulaire, il a, comme on dit, une *action trophique*. Cette action est, surtout, une *action modératrice*. Elle est une sorte de *frein* qui règle l'activité de la vie anaérobie des cellules.

Supposons donc, un instant, que ce *frein* vienne à s'affaiblir, à se relâcher, immédiatement, l'activité de la vie anaérobie des cellules s'accroit et aussi, naturellement, la production de chaleur qui est inhérente à ce genre de vie.

Le sang devenu, ainsi, plus chaud, surchauffe tous les organes qu'il arrose. Les noyaux de cellules nerveuses qui gouvernent les inspirations du thorax et les contractions du cœur étant surexcités par ce surchauffage, le nombre, l'amplitude et l'énergie des inspirations et des contractions sont proportionnellement augmentés.

Conséquemment, on voit que, dans l'unité de temps :

Une plus grande quantité d'air est introduite dans les poumons ;

Le sang y prend et transporte, autour des cellules, une plus grande quantité d'oxygène qui *brûle* une plus grande quantité de molécules fortement carbonées et hydrogénées, combustion qui engendre une quantité de chaleur proportionnellement croissante ;

D'autre part, la suractivité de la circulation sanguine répartit une plus grande quantité de chaleur dans toutes les parties du corps qui devient, ainsi, de plus en plus chaud.

La surexcitation produites sur les terminaisons nerveuses de la peau par cette hyperthermie détermine une sensation désagréable, pénible, et l'organisme se défend, tout d'abord, en se dépouillant de ses vêtements. La peau hyperhémiée par la dilatation des capillaires sanguins présente une large surface ou le sang vient se refroidir presque au contact de l'air qui lui soustrait du calorique, si il est moins chaud.

L'hyperhémie de la peau excite, aussi, l'activité sécrétoire des innombrables glandes sudoripares qui arrosent toute la surface du corps de sueur dont l'évaporation produit un refroidissement proportionnel à son intensité et qui vient s'ajouter au précédent.

Les mêmes phénomènes, à peu près, se passent dans toute l'étendue des voies respiratoires qui constituent une deuxième surface de refroidissement.

Le sang, ainsi refroidi sur ces deux vastes surfaces, circulant sans cesse de ces surfaces vers les tissus les plus profonds, tend à les refroidir directement et indirectement par le refroidissement des noyaux cellulaires nerveux, trophiques, respiratoire et circulatoire, indiqués plus haut. La combustion tend à se modérer.

Si le surchauffement a été trop accentué, l'organisme incommodé, affaibli, ne pouvant plus travailler tend au repos qu'il prend de préférence dans l'attitude horizontale qui exige le moins de travail musculaire et, conséquemment, engendre le moins de chaleur.

Enfin, il active encore son refroidissement en soustrayant une partie de son excès de calorique par l'ingestion de boissons fraîches ou froides, ainsi que par des ablutions, la douche ou le bain d'eau froide.

L'organisme surchauffé tend, ainsi, à récupérer automatiquement sa température normale.

Que l'hyperthermie soit due à une cause interne, à un excès de travail musculaire ou cérébral, par exemple, ou qu'elle soit externe, telle que l'élévation de la température atmosphérique, le mécanisme fondamental de l'*Autothermorégulation* est toujours le même.

Ajoutons rapidement, en passant, que, inversement, si l'organisme tend à se refroidir, soit sous l'action d'une cause interne, soit sous l'influence d'une cause externe, telle que le froid de l'atmosphère, par exemple, le jeu des organes et des appareils de régulation se fait en sens opposé.

Ainsi, tout d'abord, les capillaires périphériques se rétrécissent ou se ferment de façon à empêcher le refroidissement du sang. L'irritation des terminaisons nerveuses engendre une sensation désagréable, plus ou moins pénible, de froid. Des horripilations locales ou générales se produisent. Tous les poils se hérissent par la contraction des faisceaux de fibres musculaires qui relient leurs bulbes au derme cutané.

Un degré de plus d'irritation des terminaisons nerveuses sensitives engendre une surexcitation dans les *noyaux de cellules nerveuses*, dans les *centres trophiques*, qui gouvernent la vie anaérobie des cellules de l'organisme. Cette surexcitation des centres trophiques est réfléchie sur les fibres musculaires des différents muscles qui entrent, alors, successivement, en trémulation, en frissonnement et en tremblement plus ou moins accentué.

La même surexcitation des noyaux nerveux est réfléchie sur tous les autres groupements cellulaires de l'organisme qui réagissent chacun suivant la nature de sa fonction.

Toutes les cellules, ainsi surexcitées, accomplissent des travaux qui exigent un accroissement de consommation de la matière vivante qui engendre, simultanément, par la dislocation des grosses molécules protéiques et hydrocarbonées, et une grande quantité de chaleur, et une grande quantité de matériaux de combustion composés de molécules fortement carbonées et hydrogénées, et, par conséquent, très oxydables.

Pendant ce temps, l'organisme se couvre le mieux qu'il peut pour se défendre contre la soustraction de sa chaleur que le milieu exerce sur lui. Il cherche à se placer dans un milieu moins exigeant qui lui permettra de conserver sa chaleur ou même d'en acquérir de lui. Il ingère des boissons chaudes et stimulantes, ainsi qu'une plus grande quantité d'aliments solides et très combustibles.

Enfin, pour développer encore une plus grande quantité de chaleur dans ses tissus, l'organisme exécute des travaux musculaires variés et plus ou moins violents.

La chaleur, ainsi successivement produite, par ces différents processus, rend le sang plus chaud qui la répartit dans tout le corps.

L'augmentation du calorique dans le sang excite toutes les cellules qui travaillent davantage et particulièrement les *noyaux de cellules nerveuses* qui commandent la circulation et la respiration.

La suractivité de la respiration introduit plus d'oxygène qui brûle une plus grande quantité des molécules oxydables indiquées plus haut et produit encore plus de chaleur. La suractivité de la circulation répartit encore mieux cette chaleur dans toutes les parties du corps.

Finalement, l'organisme réussit, ainsi, à assurer la *Constance de la température* qui convient le mieux au maintien de l'équilibre et de la bonne harmonie de ses fonctions.

§ 3. — Application de la Théorie de l'Autothermorégulation à la Théorie de la Fièvre nerveuse.

Voilà comment se passent les choses, d'après la Théorie expérimentale et logique, dans l'*Autothermorégulation* de l'organisme humain *sain* et *robuste*. Comme on le voit, le *système nerveux* et spécialement certains de ses *noyaux cellulaires* jouent un rôle tout à fait capital dans cette *autothermorégulation*. C'est lui qui en gouverne tout le mécanisme.

Si donc ce système nerveux est malade, lésé, affaibli, plus ou moins épuisé, ainsi qu'on l'observe chez les différentes variétés de sujets indiqués au début de ce chapitre, alors, le moindre travail, le moindre effort, suffit pour supprimer, plus ou moins complètement, son action modératrice, dans l'*Autothermorégulation*, et celle-ci n'est plus réalisable.

Tous les groupes cellulaires, abandonnés à leur propre autonomie, sans direction et sans frein, se consument d'une façon plus ou moins rapide et désordonnée, engendrant, ainsi, des excès de chaleur inutiles et nuisibles.

Tel serait, d'après M. le professeur *Ch. Bouchard*, le mécanisme de la *fièvre nerveuse*.

CONCLUSIONS

Au point où nous en sommes, nous voilà donc en présence, sans compter les *Théories secondaires*, de *quatre grandes Théories*, pour expliquer la *Pathogénie de la fièvre* :

1° La *Théorie parasitaire* ;
2° La *Théorie chimique* ;
3° La *Théorie corpusculaire* ;
4° La *Théorie nerveuse*.

Laquelle choisir, se demandera-t-on, sans doute. Le choix peut paraître délicat et embarassant. Mon intention n'est point de faire, ici, la critique de chacune de ces Théories.

Je me bornerai à reconnaître, pour achever le présent travail, tout simplement, que chacune de ces quatre Théories me paraît contenir une part de la vérité. Je me propose de rechercher, ailleurs, quelle est celle qui contient la plus grande part de vérité et si il ne serait pas possible de ramener toutes les Théories actuellement connues à une seule *Théorie générale* (1).

(1) Dans un ouvrage plus étendu, que j'espère faire plus tard, sur les différentes matières contenues dans le présent volume, je me propose de donner toutes les *Indications bibliographiques* qui s'y rapportent et qui auraient pris trop de place dans un simple *Aperçu historique*.

ERRATA

Page 117, ligne 26 (*Note*), 26 février, *lire* : 26 *janvier*.
— 327, — 18 1899, — 1889.

PARTHENAY. — IMPRIMERIE A. RAYMOND